医事法講座 第4巻

終末期医療と医事法

A Series of Medical Law VOL.4

医事法講座
第4巻

終末期医療と医事法

甲斐克則 編
Katsunori Kai (Ed.)

Terminal Care and Medical Law

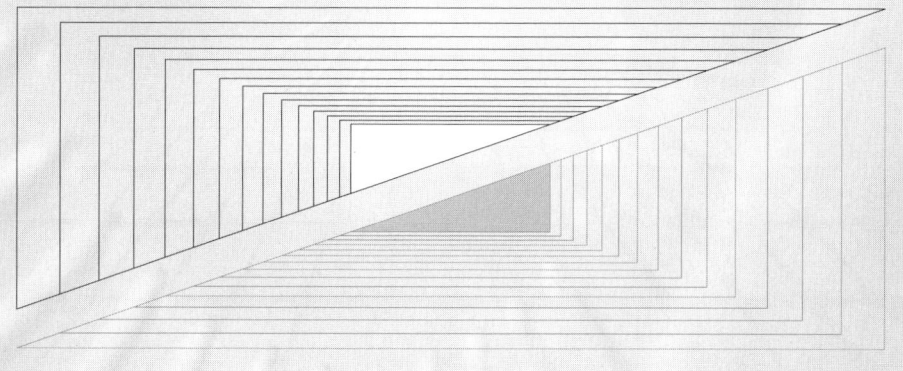

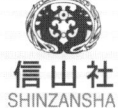

信山社
SHINZANSHA

『医事法講座』発刊にあたって

企画責任者　甲 斐 克 則

　人間が生きていくうえで，医療を抜きにしては語れない時代になっている。同時に，歴史的にみても，医療は，利用を誤ると人権侵害をもたらす可能性を内在している。そこには，一定限度で適正な法的・倫理的ルールが求められる。とりわけ21世紀になり，バイオテクノロジー社会ないしポスト・ゲノム社会を迎えて，医療と法をめぐる諸問題が多様な展開を見せているだけに，医事法学に課せられた任務は，今後ますます増大するものと思われる。医と法は，人間社会を支える両輪である。

　欧米では，それに対応すべく，医療と法に関する研究書が長年にわたりシリーズで刊行されている。しかし，日本では，学問的蓄積は相当に増えたものの，学会誌『年報医事法学』を除けば，まだそのような試みはない。そこで，この度，信山社より『医事法講座』を刊行することになった。医事法学自体，民法や刑法のように実定法として体系が完結しているわけではないので，「何巻で完結」というスタイルをとらないことにした。いわば開かれた学問として，ある程度の体系性を考慮しつつも，随時，医療と法に関する重要問題を取り上げて，医事法学の深化を図りつつ，その成果を社会に還元して適正な医療を確保する一助となることが，本講座の企画趣旨である。本講座が末長く続き，日本の医事法学がさらに発展することを切に祈念する次第である。

2009年　秋

《巻頭言》

『医事法講座 第4巻 終末期医療と医事法』の企画趣旨

甲 斐 克 則

　『医事法講座　第4巻　終末期医療と医事法』を刊行することができることは，大きな意義がある。なぜなら，終末期医療ほど，難解にしてかつ身近な医事法上の問題はないからである。この問題が「難解である」というのは，問題領域が，刑法，家族法，憲法といった基本法に関わるばかりか，終末期の意思決定という医療倫理上の問題や生命倫理上の問題とも関わる奥行きの深い問題であり，人の生死をめぐる問題が正面から問われることになるからである。私自身，長年に亘りこの問題を研究してきたが，まさに苦悩の連続であり，「ためらい」の部分が絶えず付きまとっている。以前は，法学の観点からのみ考え，比較法的考察を踏まえて，それなりに，自分の考えをまとめてはきたが（例えば，甲斐克則『安楽死と刑法』（成文堂，2003年），同『尊厳死と刑法』（成文堂，2004年）参照），なお満足することはできなかった。そこで，最近10年間は，医療関係者や倫理学者等との共同研究に力を入れてきた。そうすると，それまで見えてこなかった点が見えてくるようになった（例えば，飯田亘之＝甲斐克則編『終末期医療と生命倫理』（太陽出版，2008年），甲斐克則＝谷田憲俊編『シリーズ生命倫理学第5巻　安楽死・尊厳死』（丸善，2012年）参照）。それによって，法律が終末期医療で果たすべき役割とその限界も見えてきた。それでもなお，やはり法律がこの分野でも大きな影響力を有していることが再確認された。そこで，「医事法」という学問分野の中で終末期医療を本格的に多方面から検討する必要性を感じていた。特に21世紀になって，世界中で終末期医療をめぐる問題が大きく揺れ動いていることから，それも射程に入れて問題点を明示し，解決策をさらに深めようとするのが，本巻の企画趣旨である。

　本巻では，13本の論文において，こうした課題に応えるべく力作が寄せられた。第1章の前田論文では，地道に終末期医療の臨床の現状を分析・検討している専門家ならではの貴重な考察がなされている。第2章の加藤論文

では，安楽死の意義と限界が刑法的観点から丁寧に考察されている。第3章の平野論文では，安楽死の「先進国」であるオランダの安楽死法の制度や運用について詳細な分析がなされている。第4章の神馬論文では，最近欧米で注目を集めている「医師による自殺幇助」について，比較法的観点からの興味深い分析・考察がなされている。第5章の秋葉論文では，人工延命措置の差控え・中止（尊厳死）論議の意義と限界について深い思索に基づいた考察がなされている。第6章の新谷論文では，尊厳死問題の先進国であるアメリカにおける「代行判断」等をめぐる判例や議論の近年の動向が詳細に分析されている。第7章の甲斐論文では，「患者の最善の利益」を基軸に据えた独自のモデルを展開するイギリスの動向が詳細に分析されている。第8章の本田論文では，フランス法に造詣の深い専門家の立場から，フランスの尊厳死法の成立経緯とその内容および運用について最新の情報も含めて論じられている。第9章の武藤論文では，ドイツの尊厳死論議の近年の動向が，判例および世話法改正に伴うドイツ民法の事前指示の刑法上の意義に言及しつつ分析・検討されている。第10章の辰井論文では，錯綜する終末期医療のルール化についてどのように考えるべきかが，刑法学の立場を踏まえて鋭い視点から考察されている。第11章の神野論文では，成年後見法の専門家の観点から，ドイツの成年後見制度にも言及しつつ，終末期医療における成年後見制度の関わりについて論じられている。第12章の箕岡論文では，本巻で唯一医師の立場から，認知症患者の終末期医療をめぐる生命倫理に造詣の深い知見を活かして，難問の1つである認知症患者に対する終末期医療のあり方について興味深く論じられている。第13章の甲斐論文では，これまた難問である小児の終末期医療について，アメリカ，ドイツ，イギリス，オランダの議論を紹介しつつ，日本におけるルールのあり方について検討が加えられている。ご多忙な中，力作を寄せていただいた執筆者各位に謝意を表したい。

　以上のように，本書は，終末期医療と医事法の諸問題について多角的観点から論じており，今後の日本における議論の糧となり，有益な情報源となるであろう。本書が多くの読者を得ることを祈念してやまない。

2012年12月

医事法講座 第4巻
終末期医療と医事法

【目　次】

◆◆◆ 『医事法講座』発刊にあたって ◆◆◆

〈巻頭言〉
『医事法講座 第4巻 終末期医療と医事法』の企画趣旨 (vii)

1　終末期医療における患者の意思と医療方針の決定──医師の行為が法的・社会的に問題にされた事例を踏まえて──
　　　　　　　　　　　　　　　　　　　　　　　前田正一… 3
2　安楽死の意義と限界 …………………………… 加藤摩耶… 29
3　オランダにおける安楽死論議 ………………… 平野美紀… 47
4　医師による自殺幇助（医師介助自殺）………… 神馬幸一… 77
5　人工延命処置の差控え・中止（尊厳死）論議の意義と限界
　　　　　　　　　　　　　　　　　　　　　　　秋葉悦子…105
6　アメリカにおける人工延命処置の差控え・中止（尊厳死）論議
　　　　　　　　　　　　　　　　　　　　　　　新谷一朗…125
7　イギリスにおける人工延命措置の差控え・中止（尊厳死）論議
　　　　　　　　　　　　　　　　　　　　　　　甲斐克則…147
8　フランスにおける人工延命処置の差控え・中止（尊厳死）論議
　　　　　　　　　　　　　　　　　　　　　　　本田まり…165
9　ドイツにおける治療中止──ドイツにおける世話法改正と連邦通常裁判所判例をめぐって── ……………… 武藤眞朗…185
10　終末期医療とルールの在り方 ………………… 辰井聡子…215
11　成年後見制度と終末期医療 …………………… 神野礼斉…235
12　認知症の終末期医療ケア──"認知症ケアの倫理"の視点から──
　　　　　　　　　　　　　　　　　　　　　　　箕岡真子…257
13　小児の終末期医療 ……………………………… 甲斐克則…281

医事法講座 第4巻『終末期医療と医事法』

〈執筆者紹介〉（執筆順）

甲斐克則（かい　かつのり）	早稲田大学大学院法務研究科教授
前田正一（まえだ　しょういち）	慶應義塾大学大学院健康マネジメント研究科准教授
加藤摩耶（かとう　まや）	岡山商科大学法学部専任講師
平野美紀（ひらの　みき）	香川大学法学部教授
神馬幸一（じんば　こういち）	静岡大学人文社会科学部准教授
秋葉悦子（あきば　えつこ）	富山大学経済学部教授
新谷一朗（しんたに　かずあき）	海上保安大学校専任講師
本田まり（ほんだ　まり）	芝浦工業大学工学部准教授
武藤眞朗（むとう　まさあき）	東洋大学法学部教授
辰井聡子（たつい　さとこ）	立教大学法務研究科教授
神野礼斉（じんの　れいせい）	広島大学法科大学院教授
箕岡真子（みのおか　まさこ）	東京大学大学院医学系研究科医療倫理学分野客員研究員　兼　箕岡医院内科医師

医事法講座 第4巻

終末期医療と医事法

1　終末期医療における患者の意思と医療方針の決定
―医師の行為が法的・社会的に問題にされた事例を踏まえて―

前 田 正 一

医事法講座 第4巻　終末期医療と医事法

Ⅰ　はじめに
Ⅱ　終末期医療における医師の行為が法的・社会的に問題にされたケース
Ⅲ　終末期医療における医師の行為の適否が刑事裁判を通じて判断されたケース
Ⅳ　終末期医療における患者の意思と医療方針の決定
Ⅴ　まとめ

1 終末期医療における患者の意思と医療方針の決定［前田正一］

I はじめに

　終末期医療の方針を含め，医療の方針は，基本的には，患者の意思に基づき決定されるべきである。インフォームド・コンセントに関する教育が医療従事者や医療系学生に対してこれまで以上に行われるようになった現在，このことは，わが国の医療従事者にも広く理解されているといえる。

　しかし，終末期医療の現場では，患者に意識がないか，意識があっても判断能力がない場合も多い。また，そのような場合，患者が，終末期医療の進め方について，文書や口頭によって，事前に自らの希望を示している場合もあるが，そうではない場合もある。判断能力を欠く終末期患者全体を対象とすると，自らの希望を事前に示している患者の方が少ないであろう[1]。

　患者が自らの希望を示していない場合，医療従事者は，どのようにして終末期医療の方針を決定するべきか，判断に苦慮する。生命を維持するための治療を差し控えたり，中止したりすることを検討する場合においては，その程度は大きい。というのは，わが国においては，医師が生命維持治療を中止し患者が死亡したケースについて，これまで，警察が捜査を開始したり，報道機関が大きく報道したりすることがあったからである。

　そこで，本章では，終末期医療における患者の意思と医療方針の決定の問題について記述する。第Ⅱ節では，本章が本書における最初の章であることから，わが国において，これまでに法的・社会的に問題とされた終末期医療のケースを整理する。続く第Ⅲ節では，終末期医療における医師の行為の適否が刑事裁判を通じて判断された，東海大学医学部付属病院事件と川崎協同病院事件を取り上げ，事案の内容をやや丁寧に紹介したうえで，治療行為の中止の許容性についての裁判所の判断と，そこでの患者の意思の位置づけを

（1）　患者が終末期状態に至るまでの経緯には様々な場合がある。例えば，交通事故による外傷や脳血管疾患により，疾病の罹患から終末期状態に至るまでに短い時間しかない場合と，がんに罹患し，疾病の罹患から終末期状態に至るまでに一定の時間がある場合がある。後者の患者については，疾病に罹患した後に意思表示をすることも可能である。しかし，前者の患者についてはそうではないことが多い。このため，前者の患者については，特に事前に意思表示をしていることは少ないであろう。

5

確認する。そして第Ⅳ節では、終末期医療における患者の意思と医療方針の決定の現状を確認し、方針決定のあり方を検討する。ここでは、まず、終末期医療の進め方に関するガイドライン等が、近年、厚生労働省や医学系学会によって策定されていることから、このことを確認し、これらのガイドラインのうち厚生労働省によるガイドラインについて、その内容を簡単に検討する。その上で、ガイドラインの活用状況を確認する。次に、終末期医療における医療方針の決定との関係でも、近年、臨床倫理コンサルテーションの重要性が認識されてきたことから、医療方針の決定のあり方に関する今後の議論の参考として(も)、筆者の現場での体験等をもとに、臨床倫理コンサルテーションの意義や実状を記述する。

Ⅱ 終末期医療における医師の行為が法的・社会的に問題にされたケース

まず、上記のように終末期医療における医師の行為が、法的・社会的に問題にされたケースがあるため、これらについて確認する。

1 法的に問題にされたケース

終末期医療における医師の行為が、書類送検や刑事訴追など、法的に問題にされたケースは、わが国では、これまでに、複数存在する。それらの概要は、表1に示すとおりである。同表を見てもわかるように、いわゆる積極的安楽死のケースについてだけではなく、治療行為の中止のケースについても医師の行為が問題とされてきたことがわかる。なお、治療行為の中止のケースについては、患者の意思が存在していないにもかかわらず、不起訴処分にとどまっている。この理由は、医師の行為と患者の死亡との間に因果関係があることが証明できないことにあるとされている[2]。

（2） この点について、東京大学の佐伯仁志教授は、現代刑事法研究会（第1回）「終末期医療と刑法」ジュリスト No.1377（2009年）において「不起訴の理由は、呼吸器を止めたことと患者が死亡したこととの間の因果関係が証明できないということのようですけれども、おそらく少しは死期が早くなっているのだと思うのです。検察は、末期患者の死期をそんな少し早くしただけでは殺人罪の因果関係を認めることはできないと考

1　終末期医療における患者の意思と医療方針の決定［前田正一］

2　法的に問題にされてはいないが，社会的に問題にされたケース

医師が書類送検されるという事態にまでは発展しなくても，治療行為の中止に関して，報道機関が全国的に報道したケースは表1に示すケース以外にも存在する。

平成17年3月には，広島県福山市の医療機関におけるケースが報道された。肺炎などの症状で入院し，死期が迫った患者（70歳代，女性）について，医師が，家族の要望に基づき患者から人工呼吸器を外し，患者が死亡したというものである[3]。このケースにおいては，治療行為の中止を求める患者の意思はなかった。新聞報道に基づく限りではあるが，患者の状態や患者の意思との関係からみれば，このケースは，表1で示した射水市民病院ケース（不起訴処分）に近いものといえよう。

また，平成19年には，岐阜県多治見市の医療機関におけるケースが報道された。回復の見込みのない患者（80歳代，男性）について，本人の事前に作成していた「重病になり，将来，再起（の可能性が）ないとすれば延命処置をしないでほしい」との文書に基づき，病院の倫理委員会が患者から人工呼吸器を外すことを認めたが，院長が，倫理委員会の決定を認めず，治療の継続を指示したというものである[4]。本件においては，人工呼吸器を外すことについて，患者は，口頭ではなく文書により意思表示をしていた。しかし，結果だけみれば，患者の意思は尊重されなかったことになる。倫理委員会の審議結果に従わなかった医療機関の行動については，その当否が，そうせざるを得なかった事情があるとすればそのことも含めて，検討されるべきであろう。

さらに，平成20年10月には，千葉県鴨川市の医療機関におけるケースが報道された。筋萎縮性側索硬化症（ALS）の患者（68歳，男性）について，病院の倫理問題検討委員会が，本人による，周囲の人と意思疎通できなくなったら人工呼吸器を外してほしいという要望に対して，「倫理的には問題はない」などとする見解をまとめたが[5]，院長が呼吸器を外すことを認めな

えているのかもしれません」と述べている。
(3)　朝日新聞平成17年3月26日。
(4)　朝日新聞平成19年1月9日。

7

かったというものである[6]。本件においては，上記のように人工呼吸器を外すことについて患者の意思が存在した。この点においては，前事例と共通する。ただし，患者の病態が前事例とは異なる。

　続く，平成21年には，福岡県福岡市の医療機関におけるケースが報道された。呼吸不全で入院し余命が1日ほどと判断された患者（60歳代，男性）について，医師が，人工心肺装置を止め，患者が死亡したというものである。このケースでは，患者は，事前に延命治療を望まないことを家族に話しており，家族も治療の中止を求めていた。また，病院は，医師や看護師など約25人で方針を検討していた[7]。本ケースは，それでも大きく報道がなされた。医師や倫理委員会の関係者の中には，治療行為を中止すると，その行為が，法的には問題にされないにしても，報道機関による取材・報道等，社会的に問題にされる可能性がある，として治療行為の中止をためらう者がいる。彼らがこうした態度を示すことも理解できるように思われる[8]。

---

(5)　朝日新聞平成20年10月8日。
(6)　朝日新聞平成21年12月23日。
(7)　朝日新聞平成21年2月28日。
(8)　もっとも，このケースは，日本救急医学会が下記のガイドラインを策定した直後に生じたものであり，同ガイドラインに即して治療行為が中止されていた。このため，報道機関には，治療行為を中止したことを問題とするのではなく，上記のガイドラインに即して治療行為の中止がなされたことを報道する目的があったのかもしれない。
(9)　朝日新聞平成9年12月13日（大阪）。
(10)　朝日新聞平成9年4月24日（夕刊）。
(11)　朝日新聞平成9年12月13日（大阪）。
(12)　朝日新聞（北海道総合）平成18年4月28日。
(13)　朝日新聞平成17年5月19日。
(14)　朝日新聞平成18年8月4日。
(15)　朝日新聞平成18年3月26日。
(16)　朝日新聞平成20年7月24日。
(17)　朝日新聞平成21年12月22日。
(18)　朝日新聞平成19年5月23日。
(19)　朝日新聞平成19年5月23日（夕刊）。
(20)　朝日新聞平成19年12月7日。

1 終末期医療における患者の意思と医療方針の決定 ［前田正一］

表1：終末期医療における医師の行為が法的に問題にされたケース

事案の発生場所	医師の行為(積極的安楽死,治療行為の中止の別)	事案の発生日	事案の概要	患者の意思	刑事責任の追及の有無
東海大学医学部付属病院(神奈川県)	(治療行為の中止)積極的安楽死	平成3年4月13日	多発性骨髄腫で入院中の末期患者(58歳,男性)について,医師は,点滴,フォーリーカテーテル,エアウェイを外す等した。さらに,ワソランを2アンプル,KCLを1アンプル注射し,その11分後,患者が死亡した。	なし【家族の要請】	医師：殺人 横浜地方裁判所平成7年3月28日判決 懲役2年,執行猶予2年(確定)
国保京北病院(京都府)	積極的安楽死	平成8年4月27日	入院中の末期がん患者(48歳,男性)について,医師は,筋弛緩剤「レラキシン」200ミリグラムを生理食塩水100ミリリットルに溶かして点滴で投与し,その約6分後,患者が死亡した(9)。	なし【家族同意なし】	●平成9年4月 京都府警は殺人容疑で医師を京都地検に書類送検(10)。 ●平成9年12月 京都地検が不起訴処分。(理由)体内に入った筋弛緩剤が男性の致死量を大幅に下回っていた(11)。
川崎協同病院(神奈川県)	治療行為の中止,積極的安楽死	平成10年11月16日	気管支ぜん息の重積発作を起こし,こん睡状態が続いていた患者(58歳,男性)について,医師は,気管内チューブを抜き取った。しかし患者が苦もん様呼吸を始めたため,ミオブロック3アンプルを投与し,その11分後,患者が死亡した。	なし【チューブの抜管につき家族の要請】	医師：殺人 横浜地方裁判所平成17年3月25日判決 懲役3年,執行猶予5年 東京高等裁判所平成19年2月28日判決 懲役1年6月,執行猶予3年 最高裁判所平成21年12月7日決定 上告棄却
道立羽幌病院(北海道)	治療行為の中止	平成16年2月14日	食事をのどに詰まらせて心肺停止状態で病院に搬送された患者(90歳,男性)について,医師は,患者が脳死状態と判断した上,人工呼吸器を外し,患者が死亡した(12)。	なし【家族の同意】	●平成17年5月 北海道警は殺人容疑で医師を旭川地検に書類送検(13)。 ●平成18年8月 旭川地検が不起訴処分(14)。
射水市民病院(富山県)	治療行為の中止	平成12年9月~平成17年10月(平成18年3月報道)	がん等で末期状態の患者7人(50~90歳代,男性4人・女性3人)について,外科部長らは,人工呼吸器を外し,患者が死亡した(15)。	なし【家族の希望】	●平成20年7月 富山県警は殺人容疑で二人の医師を富山地検に書類送検。＊書類送検した際の記者会見で,県警は「厳重な処罰を求めるものではない」と表明(16)。 ●平成21年12月 富山地検が不起訴処分(17)。
和歌山県立医科大学附属病院紀北分院(和歌山県)	治療行為の中止	平成18年2月28日	脳出血で救急搬送された患者(88歳,女性)について,医師は,脳死状態と判断の上,人工呼吸器を外し,患者が死亡した(18)。	なし【家族の希望】	●平成19年1月 和歌山県警は殺人容疑で医師を和歌山地検に書類送検。＊県警は,送検時に,刑事処分を求めない意見書を付す(19)。 ●平成19年12月 和歌山地検が不起訴処分(20)。

Ⅲ　終末期医療における医師の行為の適否が刑事裁判を通じて判断されたケース

　表1で示したケースのうち，東海大学医学部付属病院のケースと川崎協同病院のケースは，検察官が，殺人罪で医師を起訴し，刑事裁判を通じて，医師の行為の適否が判断された。以下では，この二つのケースについて，事案の概要と，治療行為の中止の許容性に関する裁判所の判断を示したうえで，そこでの患者の意思の位置付けを簡単に確認する。

1　東海大学医学部付属病院事件──横浜地方裁判所平成7年3月28日判決（懲役2年，執行猶予2年（確定））

（1）事案の概要

　患者（58歳，男性）は，平成2年に多発性骨髄腫と診断され，東海大学医学部付属病院に入院して治療を受けていたが，平成3年4月12日には呼びかけに反応しない状態となった。

　同年4月13日，医師は，患者の妻と息子から，患者が嫌がっていた点滴やフォーリーカテーテルを抜くことを強く要請された。医師は，治療を継続するよう説得したが，妻と息子は，説得を聞き入れなかった。このため，医師の指示を受けた看護婦（当時の名称）が，午後0時頃フォーリーカテーテルを，同0時半頃点滴を患者から外した。

　午後3時頃，医師は，患者の様子を診ると，口にエアウェイが付けられ，心電図モニターの発信器が取り付けられており，意識レベルを試すと，患者は疼痛刺激に対して反応がなく，意識もなく，意識レベル6と判断され，いびきをかくような深い大きな呼吸をし，脈拍は頻脈であり，今日か明日の命ではないかと考えた。医師は，長男から「苦しそうなのでエアウェイを取ってほしい」などと，エアウェイを取り外すことを何度も要求されたことから，午後5時45分頃エアウェイを患者から外した。

　長男は，患者の苦しそうな呼吸が続くことから，「いびきを聞いているのがつらい，苦しそうで見ているのがつらい。楽にしてやって下さい。早く家

に連れて帰りたいのです」などと強く言った。医師は，いびきを抑えるため，午後6時15分ころ，呼吸抑制の副作用があるホリゾンを患者に静脈注射した。その後も長男が，強い口調で「いびきが止まらない。早く家に連れて帰りたい」と言うことから，いびきを抑えるため，午後7時ころ，ホリゾンと同じような呼吸抑制の副作用のあるセレネースを患者に静脈注射した。

しかし患者が相変わらずいびきをかくような荒い苦しそうな呼吸をしていたことから，長男は，「……まだ息をしているじゃないですか。早く父を家に連れて帰りたい。どうしても今日中に家に連れて帰りたい。何とかして下さい」と，激しい調子で医師に迫った。医師は，どうしたらよいだろうかとあれこれ悩むうち，長男の要求どおり患者にすぐに息を引き取らせてやろうと考え，午後8時35分頃，徐脈，一過性心停止等の副作用のある塩酸ベラパミル製剤ワソラン注射液2アンプルを患者の左腕に静脈注射をし，続いて，心臓伝導障害の副作用があり，希釈しないで使用すれば心停止を引き起こす作用のある塩化カリウム製剤KCL注射液1アンプルを，希釈することなく患者の左腕に静脈注射をした。患者は，急性高カリウム血症に基づく心停止により死亡した。

医師は，患者にワソランやKCLを注射し患者を死亡させた行為（積極的安楽死）について，殺人罪で起訴された。

（2）裁判所の判断

本件では，裁判所は，ワソランやKCLを注射し患者を死亡させた行為について，積極的安楽死として許容されるものではないとした（懲役2年，執行猶予2年）。

判決の際，裁判所は，起訴の対象となった積極的安楽死だけではなく，起訴の対象となっていない治療行為の中止についても，それが許容される要件を示した。

裁判所は，「治療行為の中止は，意味のない治療を打ち切って人間としての尊厳性を保って自然な死を迎えたいという，患者の自己決定を尊重すべきであるとの患者の自己決定権の理論と，そうした意味のない治療行為までを行うことはもはや義務ではないとの医師の治療義務の限界を根拠[21][22]に，一定の要件の下に許容される」と述べた上で，治療行為の中止が許容されるた

表2：治療行為の中止が許容されるための要件[22]

要件1	患者が治癒不可能な病気に冒され，回復の見込みがなく死が避けられない末期状態にあること
要件2	治療行為の中止を求める患者の意思表示が存在し，それは治療行為の中止を行う時点で存在すること
要件3	治療行為の中止の対象となる措置は，薬物投与，化学療法，人工透析，人工呼吸器，輸血，栄養・水分補給など，疾病を治療するための治療措置及び対症療法である治療措置，さらには生命維持のための治療措置など，すべてが対象となってよい。

めの要件として，表2で示すものをあげた。

なお，本章の目的との関係から，上記の要件2について付記する。

裁判所は，中止を検討する段階で患者の明確な意思表示が存在しないときには，患者の推定的意思によることを是認してよい，と述べた。ただし，本章の冒頭で示したように，終末期医療の現場では，患者の事前の意思表示が存在する場合と存在しない場合の双方の場合がある。このため，裁判所は，それぞれの場合の対応について，次のように示した。

すなわち，患者自身の事前の意思表示がある場合については，「それが治療行為の中止が検討される段階での患者の推定的意思を認定するのに有力な証拠となる。事前の文書による意思表示（リビング・ウィル等）あるいは口頭による意思表示は，患者の推定的意思を認定する有力な証拠となる」と述べた。リビング・ウィルなど，事前の意思表示があれば，それだけで直ちに，治療行為を中止する段階での患者の推定的意思を認定できるわけではないが，リビング・ウィルをはじめとする，事前の意思表示が存在することは，治療行為の中止についての方針決定にあたり，重要となることがわかる。

また，患者の事前の意思表示が存在しない場合については，家族の意思表示から患者の意思を推定することが許されることを示した。すなわち，裁判

---

(21) 治療行為の中止を許容するための根拠とされている，患者の自己決定権の理論と治療義務の限界については，この二つの関係をどのように解するべきか，判決文からは必ずしも明確にはならない。この点については，たとえば，現代刑事法研究会「終末期医療と刑法」ジュリストNo.1377 102頁以下（2009年）においても検討されている。

(22) 要件1と要件2を取り上げ，治療行為中止の二要件などと呼ばれることがある。また，要件1と要件2，要件3を取り上げ，治療行為中止の三要件などと呼ばれることがある。

所は,「先の患者の推定的意思によることを是認した際に指摘した医療の現場での現実や,今日国民の大多数の人が延命医療の中止を容認する意見を有していながら,具体的には事前といえども患者の実際の意思表示がある場合が圧倒的に少ないという現実間のギャップがあること,並びに,具体的に当該措置を中止すべきか否かについては,医師による医学的観点からの適正さの判断がなされ,家族の意思表示があったからといって全ての措置が中止されるわけではないこと,さらに,患者の過去の日常生活上の断片的あるいはエピソード的言動から患者の推定的意思を探ろうとするよりも,むしろ家族の意思表示による方が,はるかに治療行為の中止を検討する段階での患者の意思を推定できるのではないかと思われることなどを考慮すると,家族の意思表示から患者の意思を推定することが許されると考える」と述べた。なお,上記のように裁判所は,「患者の過去の日常生活上の断片的あるいはエピソード的言動から患者の推定的意思を探ろうとするよりも,むしろ家族の意思表示による方が,はるかに治療行為の中止を検討する段階での患者の意思を推定できるのではないかと思われる」と述べたが,ここでいう,「過去の日常生活上の断片的あるいはエピソード的言動」とは,たとえば,程度にもよるが,テレビドラマの中の終末期患者の姿をみて,「自分だったら死んだ方がよい」と語ったことなど,リビング・ウィル等,上記でいうところの事前の意思表示とは,質的に異なったものを意味しているものと考えられる。

2 川崎協同病院事件

(1) 事案の概要

患者(58歳,男性)は,平成10年11月2日,気管支ぜん息の重積発作を起こし,心肺停止状態で上記の医療機関に運ばれた。脳幹機能にも重い後遺症が残り,こん睡状態が続いていた。医師は,11月4日,患者の妻や子らと会い,患者の意識の回復は難しく植物状態となる可能性が高いことなど,その病状を説明した。その後,患者に自発呼吸が見られたため,11月6日,人工呼吸器が取り外されたが,舌根沈下を防止し,痰を吸引するために,気管内チューブは残された。同月8日,医師は,脳の回復は期待できないと判断するとともに,妻や子らに病状を説明し,呼吸状態が悪化した場合にも人

工呼吸器を付けることはしない旨を伝え，同人らの了解を得るとともに，気管内チューブについては，これを抜管すると窒息の危険性があることからすぐには抜けないことなどを伝えた。また，11月13日，医師は，妻に対し，急変時に心肺蘇生措置を行わないことなどを確認した。終末期における治療の受け方について，患者自身の考え方は明らかではない。

11月16日の午後，医師は，患者の妻から，「みんなで考えたことなので抜管してほしい」などと言われて，抜管を決意した。医師は，同日午後6時ころ，家族が集まっていることを確認し，家族からの要請に基づき，鼻から気管内に挿入されていたチューブを抜き取るとともに，呼吸確保の措置も採らなかった。

ところが，患者が身体をのけぞらせるなどして苦もん様呼吸を始めたため，医師は，鎮静剤のセルシンやドルミカムを静脈注射するなどしたが，これを鎮めることができなかった。そこで，医師は，同僚医師に助言を求め，同日午後7時ころ，准看護婦（当時の名称）に指示して患者に対しミオブロック3アンプルを静脈注射の方法により投与した。患者の呼吸は，午後7時3分ころに停止し，午後7時11分ころに心臓が停止した。

医師は，心臓の停止に直結した，最終行為である薬物の投与（積極的安楽死）だけではなく，抜管（治療行為の中止）から始まる，上記の一連の行為について，殺人罪で起訴された。

（2）判決の概要

① 横浜地方裁判所平成17年3月25日判決（懲役3年・執行猶予5年）

本件では，裁判所は，上記の一連の行為について，許容されるものではないとした（懲役3年・執行猶予5年）。

判決の際，裁判所は，「末期医療において患者の死に直結し得る治療中止の許容性について検討してみると，このような治療中止は，患者の自己決定の尊重と医学的判断に基づく治療義務の限界を根拠として認められる」としたうえで，治療行為の中止が許容されるための要件（表3）を示した。本判決においても，治療行為の中止の許容性を検討するにあたり，患者の意思が重要であることが示されている。

表3の②に示すように，患者の自己決定の尊重を根拠とする場合について，

表3：治療行為の中止が許容される要件

- 患者の自己決定の尊重を根拠とする場合
  ① 回復の見込みがなく死が目前に迫っていること，それを患者が正確に理解し判断能力を保持していること。
  ② 自己決定の前提として十分な情報（病状，考えられる治療・対処法，死期の見通し等）が提供され，それについての十分な説明がなされていること，患者の任意かつ真意に基づいた意思の表明がなされていること。
- 治療義務の限界を根拠とする場合
  医師が可能な限りの適切な治療を尽くし医学的に有効な治療が限界に達していること。（このような状況に至れば，患者が望んでいる場合であっても，それが医学的にみて有害あるいは意味がないと判断される治療については，医師においてその治療を続ける義務，あるいは，それを行う義務は法的にはないというべきであり，この場合にもその限度での治療の中止が許容される（実際には，医師が，患者や家族の納得などのためそのような治療を続ける場合もあり得るがそれは法的義務ではない。））

裁判所は，「患者の任意かつ真意に基づいた意思の表明がなされていること」と示している。しかし，冒頭で示したように，終末期医療の現場では，患者の事前の意思表示が存在しないことも多い。このため，裁判所は，「このような場合には，前記自己決定の趣旨にできるだけ沿い，これを尊重できるように，患者の真意を探求していくほかない」としている。その上で，「真意探求に当たっては，本人の事前の意思が記録化されているもの（リビング・ウィル等）や同居している家族等，患者の生き方・考え方等を良く知る者による患者の意思の推測等もその確認の有力な手がかりとなると思われる。そして，その探求にもかかわらず真意が不明であれば，『疑わしきは生命の利益に』医師は患者の生命保護を優先させ，医学的に最も適応した諸措置を継続すべきである」と述べている。

② 東京高等裁判所平成19年2月28日判決（懲役1年6月・執行猶予3年）
　東京高等裁判所は，殺人罪の成立については，原判決を正当とし，量刑については，原判決を破棄し，上記のとおり，懲役1年6月・執行猶予3年とした。
　判決の際，裁判所は，「治療中止を適法とする根拠としては，患者の自己決定権と医師の治療義務の限界が挙げられる」と述べるものの，上記の二つの判決とは異なり，治療行為の中止が許容されるための具体的な要件を示さ

なかった。また，判決の際，裁判所は，患者の自己決定権からのアプローチの場合にも，医師の治療義務の限界からのアプローチの場合にも解釈上の限界があるとの考えを示し，「尊厳死の問題を抜本的に解決するには，尊厳死法の制定ないしこれに代わり得るガイドラインの策定が必要であろう」と述べた。

　なお，本章の目的との関係から付記する。治療行為の中止の許容性を検討するにあたり，患者の意思の重要性を否定しているわけでは当然ないが，裁判所は，現行法の解釈との関係上，「自己決定権による解釈だけで，治療中止を適法とすることには限界がある」ことを指摘している。すなわち，終末期医療の中止について患者が自己決定する権利があるかどうかという権利性に関しても議論した上で，自己決定のフィクション性など，終末期医療における自己決定に係わる問題について説示した。裁判所は，「現実的な意思（現在の推定的意思）の確認といってもフィクションにならざるを得ない面がある。患者の生前の片言隻句を根拠にするのはおかしいともいえる。意識を失う前の日常生活上の発言等は，そのような状況に至っていない段階での気楽なものととる余地が十分ある。本件のように被告人である医師が患者の長い期間にわたる主治医であるような場合ですら，急に訪れた終末期状態において，果たして患者が本当に死を望んでいたかは不明というのが正直なところであろう」と述べたのである。

　③最高裁判所平成21年12月7日決定（上告棄却）
　最高裁判所は，上告を棄却した。その際，裁判所は，治療行為の中止が許容されるための具体的な要件を示すことはせず，本件事実を述べたうえで，気管内チューブの抜管行為の違法性に関して，職権で判断した。すなわち，「発症からいまだ2週間の時点でもあり，その回復可能性や余命について的確な判断を下せる状況にはなかったものと認められる。そして，被害者は，本件時，こん睡状態にあったものであるところ，本件気管内チューブの抜管は，被害者の回復をあきらめた家族からの要請に基づき行われたものであるが，その要請は上記の状況から認められるとおり被害者の病状等について適切な情報が伝えられた上でされたものではなく，上記抜管行為が被害者の推定的意思に基づくということもできない」と述べ，本件抜管行為が，法律上

許容される治療中止には当たらないと結論づけた。なお，判決において，裁判所は，抜管行為が許容されるための根拠を明示的に示してはいないが，上記の記述からは，下級審判決が示してきた患者の自己決定権の理論と治療義務の限界を意識していることが推察される。

Ⅳ　終末期医療における患者の意思と医療方針の決定

本項では，まず，厚生労働省や医学系学会によって策定された終末期医療の進め方に関する代表的なガイドライン・勧告の一覧を示し，患者の意思と医療方針の決定をめぐる医学会等の考え方をみた上で，ガイドライン等の意義を簡単に検討する。また，「終末期医療の決定プロセスに関するガイドライン」（厚生労働省）については，それが行政機関により策定されているため[23]，その内容を簡単に紹介する。そして，各種ガイドラインの活用状況について考察する。

次に，近年，終末期医療における医療方針の決定との関係でも，臨床倫理コンサルテーションの重要性が認識されはじめたことから，今後の方針決定の議論の参考のために（も），筆者の現場での体験等をもとに，臨床倫理コンサルテーションの意義や実際について記述する。

1　終末期医療の進め方に関するガイドライン

積極的安楽死だけではなく，終末期医療における治療行為の中止についても，医師の行為が法的・社会的に問題にされてきた（されはじめた）ことから，特に現場の医師の間で，治療行為の差し控え・中止につき，それが許容されるための具体的な要件を示した法律やガイドラインが整備されるべきとの声が高まった[24]。先の川崎協同病院事件における東京高等裁判所判決も，「尊厳死の問題を抜本的に解決するには，尊厳死法の制定ないしこれに代わ

---

(23) 適応範囲の広範性やルールの実効性の観点から，ガイドラインは，最終的には，行政機関によって策定されることが望ましいといえよう。
(24) たとえば，「座談会　終末期における延命医療のあり方（有賀徹＝垣添忠生＝町野朔＝池上直己）」の中（「望まれる体制の整備」）でも，この点について意見が示されている（病院70巻10号734-741頁〔2011年〕）。

表4：終末期医療の進め方に関する近年の代表的なガイドライン・勧告

策定機関	名称	策定時期
日本集中医療学会[28]	集中医療における重症患者の末期医療のあり方についての勧告	平成18年8月
厚生労働省[29]	終末期医療の決定プロセスに関するガイドライン	平成19年5月
日本救急医学会[30]	救急医療における終末期医療に関する提言（ガイドライン）	平成19年11月
日本医師会第Ⅹ次生命倫理懇談会[31]	終末期医療に関するガイドライン	平成20年2月
日本学術会議[32]	終末期医療のあり方について	平成20年2月
全日本病院協会[33]	終末期医療に関するガイドライン	平成21年5月
日本老年医学会[34]	「高齢者の終末期の医療およびケア」に関する日本老年医学会の「立場表明」2012	平成24年1月

り得るガイドラインの策定が必要であろう」と述べたところである[25]。

（1）代表的なガイドライン・勧告とそれらの意義

　近年策定された代表的なガイドライン等を表4に示す。紙幅の関係から内容の分析は他稿に譲るが，いずれのガイドラインも終末期医療の進め方については，患者の意思を尊重して，決定することが最重要な原則であることを確認している。

　ここで，ガイドライン等の意義を記述しておく。ガイドライン等が策定されることは，医療方針の決定との関係で，医療側・患者側の双方にメリットがあるといえる。

　医療側のメリットとしては，いくつかのことが考えられる。ガイドライン等が策定されることにより，現場の医療従事者は，自分の行おうとしている行為が実際に許されるか否かの判断を容易に行うことができるようになる。また，これまで刑事訴追や報道機関による報道を恐れて思いとどまっていた行為[26]であっても，明確なルールが策定されることにより，それに従って当

---

(25) 甲斐克則「終末期医療・尊厳死と医師の刑事責任」ジュリストNo.1293 98-106頁（2005年）には，早稲田大学 甲斐克則教授によるガイドライン要綱の私案が示されている。

該行為を実施することができるようになる。

　患者側のメリットとしても，いくつかのことが考えらえる。上記の点にも関係するが，ガイドライン等が策定されることにより，患者の意向は適時適切に尊重されることになる。倫理審査委員会での審議の意義を否定するわけでは当然ないが，基準が明瞭であれば，倫理審査委員会での審議といった手続きを踏襲することなく[27]，医師は迅速に行動することができるようになる。さらに，医師の生命観に基づき，秘密裏に治療行為が中止されるといった事

---

(26) 筆者らは，2008年，全国の救命救急センター（209施設）のセンター長を対象とし，末期医療に関する質問紙調査を行った（回答率：58.9％）。この調査において，これまでの末期医療に関する警察捜査・報道等が，その後の医療方針に影響があったかを尋ねたところ，影響があったと答えた者が，回答者の約4割いた。また，影響があったと答えた者を対象として，その内容について尋ねたところ，以下の表に示す結果が得られた（複数回答可）。

表5：報道等の影響の内容

	(％)
いったん呼吸器を装着すると外せなくなると考え，これまでよりも装着しなくなった	28.0
いったん装着した人工呼吸器は，これまでよりも外さないようになった	36.0
今までは一人で方針を決定していたが，複数で決定するようになった	36.0
患者の病態や意向の記載など，これまで以上にカルテ記載に注意するようになった	74.0
その他	14.0

(27) もちろん，あらゆる行為が審査の対象から除外されるということではなく，判断基準が明確化されることにより，審査の対象から除外される行為が生じるということである。

(28) http://www.jsicm.org/kankoku_terminal.html
(29) http://www.mhlw.go.jp/shingi/2007/05/dl/s0521-11a.pdf#search='終末期医療の決定プロセスに関するガイドライン'
(30) http://www.jaam.jp/html/info/info-20071116.pdf
(31) http://dl.med.or.jp/dl-med/teireikaiken/20080227_1.pdf#search='日本医師会生命倫理懇談会%20終末期'
(32) http://www.scj.go.jp/ja/info/kohyo/pdf/kohyo-20-t51-2.pdf#search
(33) http://www.ajha.or.jp/topics/info/pdf/2009/090618.pdf#search='全日本病院協会%20終末期医療に関するガイドライン'
(34) http://www.jpn-geriat-soc.or.jp/tachiba/jgs-tachiba2012.pdf#search='「高齢者の終末期の医療およびケア」に関する日本老年医学会の「立場表明」2012'

態も回避することができるであろう。

（2）厚生労働省「終末期医療の決定プロセスに関するガイドライン」
（平成 19 年 5 月）

　厚生労働省は，先の東京高等裁判所の指摘をも受けて[35]，平成 19 年 5 月，上記のガイドラインを策定した[36]。このガイドラインは，その冒頭で，終末期医療における患者の意思の重要性を示し，「医師等の医療従事者から適切な情報の提供と説明がなされ，それに基づいて患者が医療従事者と話し合いを行い，患者本人による決定を基本としたうえで，終末期医療を進めることが最も重要な原則である」と述べた。その上で，患者の意思の確認ができる場合と患者の意思の確認ができない場合に区別して対応方針を示した。
　前者の場合については，「専門的な医学的検討を踏まえたうえでインフォームド・コンセントに基づく患者の意思決定を基本とし，多専門職種の医療従事者から構成される医療・ケアチームとして行う」としている。また，後者の場合については，「① 家族が患者の意思を推定できる場合には，その推定意思を尊重し，患者にとっての最善の治療方針をとることを基本とする。② 家族が患者の意思を推定できない場合には，患者にとって何が最善であるかについて家族と十分に話し合い，患者にとっての最善の治療方針をとることを基本とする。③ 家族がいない場合及び家族が判断を医療・ケアチームに委ねる場合には，患者にとっての最善の治療方針をとることを基本とする」としている。
　なお，本ガイドラインは，その名称が示すように，医療の決定プロセスについてルールを定めたものである[37][38]。すなわち，治療行為を中止する際に

---

(35) 現代刑事法研究会「終末期医療と刑法」ジュリスト No.1377 95 頁以下（2009 年）。
(36) 本ガイドラインの意義等については，樋口範雄「終末期医療とプロセス・ガイドライン」法学教室 No.323 144-155 頁（2007 年）に記述されている。
(37) 終末期医療の決定プロセスに関するガイドライン解説編（終末期医療の決定プロセスのあり方に関する検討会，平成 19 年 5 月）では，基本的な考え方として，「このガイドラインは，終末期を迎えた患者及び家族と医師をはじめとする医療従事者が，最善の医療とケアを作り上げるプロセスを示すガイドラインです」と示されている。(http://www.mhlw.go.jp/shingi/2007/05/dl/s0521-11b.pdf#search='厚生労働省% 20 終末

はどのような要件が満たされるべきか，といった実体的な要件は示されていない。このことについて，医学界から不満の声が生じている。具体的な要件が示されなければ，どのような場合に治療行為を中止でき，どのような場合に中止できないのか，現場では安心して判断することができない，とのことである[39][40]。

（3）方針決定の際のガイドラインの活用状況

上記のような各種ガイドラインは，終末期医療の方針が決定される際，どの程度活用されているのであろうか。

筆者の聞き取り調査の中では，厚生労働省によるガイドラインについては，行政機関によって作成されたものであるという理由で，同ガイドラインを院内方針としているという医療機関があった。また，行政機関以外によって策定されたガイドラインについても，公的なガイドラインではないとしても基準として活用できる内容である，といった理由で，院内方針としているという医療機関があった。その際，たとえば，日本救急医学会が策定したガイドラインについていえば，救急医療の現場でのみ使用することが認められるといった懸念が生じる可能性があるとして，あらかじめ，救急医療以外の場面

期医療%20ガイドライン'）
(38) ガイドラインや法律における規定は，一般には，実体的な規定と手続的な規定がある。
(39) なお，この点については，東京大学法学部の佐伯仁志教授は，「これは事実上のことですが，プロセス・ガイドラインに従って判断がなされれば，そこに警察が介入することは考えられないのではないかと私は考えていました。実体的ルールを決めてもらわなければ，刑事責任が心配であるという声が強かったわけですが，私としては，ガイドラインに従えば，それで事実上の問題として刑事責任から解放できて，刑事とは離れた場で，終末期医療がどうあるべきかを議論することができるようになるのではないかと考えていたわけです」と述べている。
(40) こうした意見については，筆者の臨床倫理コンサルテーションの経験からも理解できる。たとえば，治療行為の中止の可否を検討する勉強会の場においても，必ずと言ってよいほど，現場の医師から，「100％の確率で警察が捜査しないといえるか」という趣旨の質問がなされる。その場合，「私は警察ではないのでわからないが……」という回答にならざるを得ないことも多い。仮に警察捜査等がなされる場合，その対象は，他の誰でもなく，医師自身であるため，上記の質問がなされることも，よく理解することができる。

も含めて，適用できる範囲について議論し，その範囲内で院内方針としているという医療機関もあった。もちろん，院内の方針づくり自体が進んでいないという医療機関もあれば，何らかの形で方針作りは行っているものの上記のガイドラインの活用については議論が進んでいないという医療機関もあった。

もっとも，院内方針として採用されてはいなくても，個別の医師がガイドラインを活用している場合もあろう。しかし，個別の医師の活用状況についても，さまざまな状況であった。

いずれにしても，各種ガイドラインが，組織や個人のレベルでどの程度活用されているかについて明確になれば，そのことから，医療方針の決定の現状を推察することができるであろう。このため，活用状況について調査研究を行うことは意義があろう[41]。なお，日本救急医学会は，同会が策定したガイドラインについて，活用状況等に関する調査を行っている。この調査については回収率が高くないため，この結果だけで現状を把握することはできないが，調査報告書の中では，「本ガイドラインを終末期の診療に取り入れているのは，155名（21.7％）であり，必要性が認識されている一方で，必ずしもガイドラインに則った実践には至っていないと思われた」との考察がなされている[42]。

2 終末期医療における医療方針の決定
――臨床倫理コンサルテーションとその意義・実際

これまで示してきたように，終末期医療の方針は，患者の意思を基軸とし，適切に決定されるべきである。このため，本章Ⅱで示したようなケースをみると，ガイドラインや院内方針が策定されることは意味があるといえる。

---

(41) 調査研究について言えば，データベースを用いて研究論文等を検索すると，関連する研究が数多く行われていることがわかる。しかし，それらの中には，研究対象の設定の点や質問項目の内容の点など，方法論的に問題があると思われる研究も少なくない。わが国は，正確な実態調査のために，先行研究が多くないことを把握したうえで，新たな取り組みを行う必要があろう。

(42) 救急医療における終末期医療のあり方に関する特別委員会「『救急医療における終末期医療に関する提言（ガイドライン）』に関するアンケート結果報告」日本救急医学会雑誌 Vol.19 No.12 1116-1122頁（2008年）。

ただし，実際に生じるケースをみれば，その内容は様々である。すなわち，現場の医療従事者がガイドラインや院内方針の内容を把握していれば直ちに結論を導きだせるかといえば，そうではないケースも実際には多い。そもそも，終末期患者の診療に日常的に従事している医療従事者の数は，医療従事者全体からみれば少ないであろう。つまり，すべての医療従事者が，常日頃から，ガイドラインや院内方針の内容を正確に理解しているかと言えば，そうではないのである。日本救急医学会が実施した先の調査においても，同会の策定したガイドラインについて，回答者の3.5％が知らなかったと回答し，回答者の22.9％が聞いたことはあるが内容は知らないと回答しているのである。

　こうした現場の状況を見たとき，治療行為の中止についての方針決定等，現場の医師が，終末期医療の方針を決定する際，法的・倫理的問題等について相談し，迅速に助言を得ることができる体制が医療機関内等に整備されていることは，適時適切に医療方針を決定する上で，重要な意義があるといえる。

　また，患者・家族についても，終末期医療の方針をどのようにするべきか，苦悩がある。特に生命維持治療の差し控え・中止についてはその程度は大きい。その後の医療方針について，家族間で熟慮の上，その結果を担当医に伝えたところで，担当医からは，それに応じられない旨の説明がなされることもあろう。そうした場合，患者や家族の中には，担当医といった直接の当事者ではない者から，また，法や倫理の知識を備えている者から，家族間での話し合いの結果の適否について，助言を得たいと考える人もいるだろう。実際，筆者も，そうした家族に遭遇することがあった。もちろん，家族間での相談の前に，終末期医療における法的・倫理的な問題について情報を得ておきたいと考える者もいるだろう。こうした場合，上記のような相談体制は，患者・家族にとっても重要な意義があるといえる。

　上記の相談体制については，以前は，わが国の医療機関は，十分な対応ができてはいなかったものと思われる。しかし，近年では，病院倫理委員会を設置し，同委員会が問題対応をするという医療機関も多くなってきている──わが国の医療機関（診療所・病院）のうち，病院のみを対象として割合を算出しても，臨床倫理委員会が設置されている割合は小さいと考えられはす

るが——。さらに，近年では，倫理委員会本体による対応では，対応の機動性・迅速性を確保できないとして，少人数による対応を試みる医療機関もみられるようになってきた。

なお，上記の助言は，次に示すように「臨床倫理コンサルテーション」という名称で示されている。

（1）臨床倫理コンサルテーション[43]

臨床倫理コンサルテーションとは，『生命倫理百科事典』では，「患者，家族，代理人，保健医療従事者，他の関係者が，保健医療の中で生じた価値問題に関する不安や対立を解消するのを助ける，個人や集団のサービス」[44]と定義されている。すなわち，臨床倫理コンサルテーションとは，臨床倫理問題が発生した場合，病院倫理委員会や，委員会から委託されたグループや個人が，医療従事者から相談を受け，倫理的問題の所在を確認し，対応方法について助言することである。上記の相談は，多くの場合，医療従事者からなされるが，時には，患者からなされることもある。

なお，ある記述が示すように，「倫理コンサルテーションは米国の病院では当たり前のものとして実践され，広く受け入れられている」[45]。例えば，平成11年9月から平成12年5月にかけて行われたFox Eらの調査[46]によれば，米国では，400床以上の医療機関の100％，300床以上399床以下の医療機関の97％，200床以上299床以下の医療機関の97％，100床以上199床以下の医療機関の92％，99床以下の医療機関の65％において，臨床倫理コンサルテーションが行われていた。

一方，日本の医療機関においては，近年，取り組みが行われつつあるものの，米国と同様の状況にはない。詳細は割愛するが，長尾らは，平成16年12月から平成17年1月にかけて，現状調査を行っている[47]。

---

(43) 前田正一「臨床倫理の基礎」ICUとCCU 36巻8号611頁（2009年）に初出。
(44) 生命倫理百科事典 翻訳刊行委員会編『生命倫理百科事典』（丸善，2007年）。
(45) 前田正一＝児玉聡（監訳）『病院倫理委員会と倫理コンサルテーション』55頁（勁草書房，2009年）。
(46) Ellen Fox, Sarah Myers, Robert A. Pearlman. Ethics Consultation in United States Hospitals: A National Survey. The American Journal of Bioethics. 2007; 7:2 13-25.
(47) 長尾式子＝瀧本禎之＝赤林明「日本における病院倫理コンサルテーションの現状に

（2）臨床倫理コンサルテーションの形式[48]

　臨床倫理コンサルテーションの形式は，一つには，上記のように，病院倫理委員会（本体）により行われる方式がある。もう一つには，倫理委員会から付託された，小グループや個人により行われる方式がある。

　前者においては，事案の多面的検討・助言が可能となるが，その反面，検討の過程で機動性を欠いたり，助言までに時間を要したりする可能性がある。というのは，検討の過程では，委員会が，患者側，医療側の双方とあって，それぞれから詳しく事情を聴くことが望ましい場合も少なくない。しかし，委員会形式のコンサルテーションの場合，委員会が多人数から構成されているという事情から，先の活動が限定的となる。また，委員会を開催するにしても，委員の時間調整に手間取ったりし，委員会の迅速な開催ができず，助言までに時間を要する場合もある。

　後者においては，上記の機動性や迅速性は確保されるものの，事案の検討・助言を少人数ないしは個人で行うため，限られた範囲での検討・助言にとどまる可能性がある。

　それぞれにおいて，利点，欠点があるものの，臨床倫理問題の検討については，時間的余裕がない場合が少なくない。また，助言する者は，先に示したように，検討の過程において，医療側の当事者だけではなく，患者側の当事者とも接触しなければならないことがある。この意味で，一般的には，臨床倫理コンサルテーションは，倫理委員会（本体）が行うよりは，本体から付託された小グループや個人（この者を「倫理コンサルタント」などの言葉で呼んでいる）が行うほうが望ましいといえる。もちろん，助言までに時間的余裕がある場合や事案の特性等から，倫理委員会（本体）によるほうが望ましい場合があることは示すまでもない。

　　関する調査」生命倫理 15 巻 1 号 101-106 頁（2005 年）。
(48)　前田正一＝上白木悦子「治療行為の差し控え・中止の許容性と臨床倫理コンサルテーションの意義」ICU と CCU 33 巻 11 号 825-831 頁（2009 年）に初出。

医事法講座 第4巻 終末期医療と医事法

（3）臨床倫理コンサルテーションについての新しい取り組み‐東京大学医学部附属病院の例

　最後に，適切な医療方針の決定にむけた，東京大学医学部附属病院の取り組みを紹介する。東京大学医学部附属病院は，平成 19 年 1 月，臨床倫理コンサルテーション等を行う，「患者相談・臨床倫理センター」を設置した[49]。当センターは，現在，センター長を含め，10 名の常勤・非常勤のスタッフ（病院の医師，看護師，事務職員のほか，法学・倫理学分野の研究者）で運営されている。

　当センターには，終末期医療の進め方に関する相談を含め，インフォームド・コンセントに関する相談や，守秘義務に関する相談など，日々，法的・倫理的問題に関する相談が寄せられている。こうした相談が寄せられた場合，センターの対応としては，一人の担当者が対応し，相談者に助言をする場合から，専門を異にする複数の担当者が現場の医療従事者と話し合いを持ち，より正確な情報を収集しながら，助言をする場合まである。

　担当者には，患者や医療従事者といった相談者と十分にコミュニケーションをとることが求められる。それだけではなく，法や倫理の基礎知識も含めて，自身の専門とは異なる分野の基礎知識を備えておくことが求められる。というのは，相談が寄せられた場合，はじめに担当したスタッフには，一人で対応・助言を続けてもよいか，それとも複数人で対応・助言したほうがよいかといった判断や，複数人で対応したほうが良い場合には，どの専門分野のスタッフに協力を求めたほうがよいかといった判断が求められるからである。なお，寄せられた相談の内容や，助言の内容については，毎日，センターのスタッフ間で共有し，対応が不適切にならないように努めているほか，日報として，病院の幹部職員へ上記の内容が伝えられている。

　個人の医療従事者が単独で重大な方針決定をするという事態を回避するためにも，今後，他の医療機関においても，同様の取り組みが進むことが望まれる。

---

(49) なお，筆者は，当センターの設立準備を行ったが，その際には，今日ほど，臨床倫理に関する相談がなされるようになるとは考えていなかった。こうした部門の設置と関連教育の実施は，現場の医療従事者の臨床倫理問題についての認識を高めることにもなるのではないかと思われる。

V　ま と め

　本稿では，まず，終末期医療において医師の行為が法的・社会的に問題にされた事例を整理した。また，そのうち，刑事裁判を通じて医師の行為の適否が判断されたケースを取り上げ，治療行為の中止の許容性について，裁判所の考え方を分析した。その上で，厚生労働省等により策定された，終末期医療の進め方に関するガイドラインを確認し，患者の意思と医療方針の決定の問題について検討した。各種報道，裁判例，関連ガイドラインのいずれも，治療行為の中止についての方針決定等，終末期医療の方針決定は，患者の意思を基軸とし，行うべきであることを示していた。

　ただし，終末期医療の現場における患者の意思の実体は必ずしも明確にはなっていない。すなわち，患者が明示の意思を表示できる場合が少ないことは幾度と指摘されてきたが，その割合はどれくらいか，また，リビング・ウィルの作成など，患者が終末期医療の方針について事前に意思表示をしている場合があるとして，その割合はどれくらいか，さらには，事前の意思表示がある場合，それは，家族や医療機関によってどのように取り扱われているかなど，不明な点も多い。わが国は，今後，正確な調査をする必要があろう。

　また，本文中でも言及したように，近年，終末期医療の進め方に関するガイドラインが策定されているが，それらのなかでは，具体的な要件は必ずしも示されていない。ガイドラインの内容を今後どのようにしていくべきか，この点について検討していく必要があるだろう。具体的な要件が示されていないことで現場の医療従事者に不安が生じている，という指摘が多いからには，その不安を解消するために，わが国はどのように取り組むのか，この点についても考えていく必要があるように思われる。

　さらに，終末期医療の現場において，医療従事者と患者・家族との間に医療方針の決定をめぐる対立が生じることがないように，また，適切に医療方針が決定されるように，現場の医療従事者や患者・家族が迅速に助言を得ることができる体制を整備するなど，医療機関としても，そのための取り組みについて検討していくべきであろう。例えば，アメリカにおいては，少人数

による臨床倫理コンサルテーションの取り組みが早くから進められてきたのである。また，真に実効性のあるコンサルテーションが行われるためには，体制の整備だけではなく，関係者に対する関連教育も重要である。わが国は，教育者の育成を含めて，教育体制の整備を急ぐべきであるように思われる。

2 安楽死の意義と限界

加 藤 摩 耶

医事法講座 第4巻　終末期医療と医事法

Ⅰ　はじめに
Ⅱ　自殺幇助容認をめぐる議論と安楽死
Ⅲ　間接的安楽死と治療中止
Ⅳ　おわりに

I　はじめに

　近年我が国において，尊厳死の許容要件が問題となった川崎協同病院事件[1]を契機として，終末期医療の問題が盛んに議論されている。しかしそれに比すれば，患者の苦痛を除去することを意図して積極的殺害行為を行うことを正当化しようとする安楽死に関する議論は，あまりなされていないように思われる。その理由として，東海大学安楽死事件判決において安楽死の正当化要件のひとつとして，「患者の明示の意思表示」が挙げられたが[2]，緩和ケアの発達により，鎮静による疼痛コントロールがなされる場合などを考えると明示の意思表示ができるケースはほとんど考えられず，事実上積極的安楽死は認められなくなること[3]や，疼痛治療により目に見えて生命が短縮されるケースがきわめて少なくなってきたこと[4]，安楽死の前段階に治療中止があるべきものとして想定され，治療中止が一定の場合で正当化されれば，積極的安楽死はもはや論じる必然性がなくなってくること等が考えられる。
　しかし近年諸外国においては，積極的な生命の短縮が，自殺幇助の容認という形で，決して否定されない傾向が見られる。ドイツでは，第3次世話法改正やその後の重要判決の影響により，法・医両学会において自殺幇助の許容性に関して活発な議論が生じている[5]。スイスにおいては「利己的な動機

（1）　第一審：横浜地判平成17年3月25日判時1909号130頁＝判タ1185号114頁。控訴審：東京高判平成19年2月28日判タ1237号153頁。最高裁決定：最決平成21年12月7日刑集63巻11号1899頁＝判タ1316号147頁＝判時2066号159頁。すでに多くの評釈があるが，ここでは割愛する。
（2）　横浜地判平成7年3月28日判タ877号148頁＝判時1530号28頁。安楽死の違法性阻却の余地を認める上で，患者の自己決定の重要性を明確に打ち出し，①耐え難い肉体的苦痛②死が不可避で死期が切迫③苦痛緩和除去に方法を尽くし代替手段がない④生命の短縮に対する患者の明示の意思表示がある，という4要件を示した。
（3）　町野朔「『東海大学安楽死判決』覚書」ジュリスト1072号113頁（1995年）。
（4）　現代刑事法研究会「〔第1回〕終末期医療と刑法」ジュリスト1377号87頁（2009年）有賀徹発言。なお，緩和ケア専門医による一般的な終末期の疼痛治療の解説として，大津秀一『余命半年　満ち足りた人生の終わり方』（ソフトバンククリエイティブ，2009年）も参照。
（5）　Grundsätze der Bundesärztekammer zur ärztlichen Sterbebegleitung. 17. Februar

に基づく自殺幇助」のみが可罰的とされ，事実上かなり緩やかな判断で自殺幇助が認められ，組織的な自殺幇助支援団体も存在している[6]。自殺幇助を一般的に違法とするイギリスにおいても Purdy 事件[7]を契機として，自殺幇助の許容性について議論が生じている。積極的安楽死とは一線を画しつつも，患者の自己決定権を重視して自殺幇助を容認する傾向は，他方で疼痛治療が発達してもなおそのような苦に直面する人が存在することを示している。そして「積極的臨死介助の不可罰性を肯定し，かりにその主体が医師であったとしても医師にその法的な責任を問わないとする考え方の潮流は，ヨーロッパにおいてのみならず一層強まっており，わが国においても同様に，今後その流れに抗することはでいないのではないか」との見方も現れているのである[8]。

したがって，以下では終末期における自殺幇助をめぐる議論が提示する諸問題を参考にしつつ，我が国の安楽死に関する議論，とりわけ間接的安楽死と積極的安楽死との区別の問題，および治療中止と安楽死の限界について若干の考察を試みる。

II 自殺幇助容認をめぐる議論と安楽死

我が国においては自殺幇助・自殺教唆ともに可罰的であり，かつ同意殺人とも同じ法定刑において処罰され，それゆえ両者の明確な区別も実務上それ

2011 (http://www.bundesaerztekammer.de/downloads/Sterbebegleitung_17022011. pdf 2012年7月31日確認) この経緯について詳細に紹介するものとして，松田純「ドイツにおける患者の事前指示の法制化と医師による自殺幇助をめぐる議論」http://life-care.hss.shizuoka.ac.jp/modules/d3blog/ (2012年7月31日確認)

(6) クリスティアン・シュワルツェネッガー (神馬幸一訳)「自殺の誘導及び介助 (スイス刑法第115条) における利己的な動機」静岡大学法政研究13巻2号320頁 (2008年)。カール＝ルートヴィヒ・クンツ (神馬幸一訳)「スイスにおける臨死介助及び自殺介助」静岡大学法政研究13巻2号266頁 (2008)。

(7) 事件の詳細とその後の議論の経緯について，今井雅子「イギリスにおける自殺幇助をめぐる最近の動き──Purdy 事件貴族院判決とその後」東洋法学54巻3号217頁 (2011年)。

(8) 只木誠「医師による自殺幇助の可罰性について──ドイツの理論状況の紹介」中央ロー・ジャーナル5巻1号84頁 (2008)。

ほど重要ではない。したがって、ドイツで問題となるような可罰的な同意殺人と不可罰の自殺関与の区別、あるいは自殺教唆のみ可罰的であるフランスにおいて問題となる教唆と幇助の区別[9]といった困難な問題は免れている。その結果、自殺幇助をめぐる各国の活発な議論に対し、医師等による自殺幇助の是非が具体的に問題となったケースはこれまでほとんど生じていないように思われる。このように、自殺幇助それ自体の可罰評価・当罰評価が国により異なっており、議論の前提が我が国の事情と異なっていることには注意しておく必要がある。しかし、生命の積極的短縮をなにをもって肯定するか、その判断において重要な要素は何かを考えるにあたり、各国の議論は意義を有すると思われる。そしてそれは我が国においては、積極的安楽死の是非のみならず、疼痛治療のあり方、あるいは積極的な治療や生命維持措置をやめ、その結果死を迎える治療中止がどの限度で認められるかという議論に反映されうるように思われるのである。

1 問題点

ドイツにおいては嘱託殺人は可罰的だが自殺幇助・教唆ともに不可罰である。それゆえ嘱託殺人罪との区別が重要な問題であり、また自殺失敗者の不救助について医師が保障人的地位にたつがゆえに不作為殺人になる可能性などが議論されてきた[10]。医師に救助義務を認めると、事後の救助が可能か否かで処罰の有無が決まってしまい、また生命の維持を強要し、患者の意思に反する専断的治療行為を義務づけることになり、不合理であるとの批判があり、現在では自殺者の自己決定を尊重し救助しない場合でも医師の責任を問わない方向にある[11]。またドイツ世話法の改正により「患者による事前指示」が法制化され、疾病の種類と進行の段階を問わず[12]、患者の事前指示に基づき治療中止を行うことが可能となり、さらに Putz 事件[13]においてもこ

---

(9) 末道康之「終末期医療とフランス刑法」南山法学34巻2号56頁（2011年）。
(10) このことが問題となった Wittig 事件および Hackethal 事件をめぐる議論について、甲斐克則『尊厳死と刑法』213頁以下（成文堂、2004年）。
(11) 山中友理「自死・治療の中止に関する自己決定権——ドイツにおける最近の動向」『刑法・刑事政策と福祉——岩井宜子先生古稀祝賀論文集』352頁（尚学社、2011年）。
(12) ドイツ民法1901a条3項。
(13) 神馬幸一「ドイツ連邦通常裁判所二〇一〇年六月二五日判決（Putz 事件）——人工

の条項を適用して被告人の無罪が言い渡されたことから，ドイツは患者の自己決定は生命の保護に優ることを明確にしたように思える。

　このような状況をふまえ，医師による自殺幇助についても，刑法学においてはこれをを肯定する見解が多数である[14]。しかし，医療家はむしろ否定的な傾向にあることが注目される。連邦医師会は上述の動きを受けてか，2011年2月に「死の看取り医療に関する諸原則」において，「医師が患者の自死に協力することは，医師に課せられた仕事ではない」として個人の良心に委ねる見解を示したものの，結局同年6月の医師大会において模範職業規則第16条に「自殺を幇助することも禁止される。」とむしろ以前よりも明確に自殺幇助の禁止を規定することを決めた[15]。こうしてドイツでは刑法学の考え方と医師の態度に明確な相違が生じていることが特徴的である。法解釈上自殺幇助がありうるとしても，それに医師が応えるべきかどうかは困難な職業倫理的問題を生じる。

　次に，イギリスにおいては，自殺幇助は違法であるがその訴追には公益性判断が必要であるとして公訴局長官（DPP）の同意が必要とされている[16]。近年スイスへの自殺旅行への協力が訴追の対象になるかどうかにつき議論が生じ，2010年2月にDPPにより自殺幇助の訴追方針に関する指針[17]が公表された。この指針の作成にあたってはまず暫定案が呈示され，それに対する意見募集を行い，それをふまえて最終指針が示された。DPPの指針は，訴追が「公共の利益」にかなうかどうかを決定する際，検察官によって考慮される「訴追に有利な要素」と「訴追に不利な要素」とを示している。

　的栄養補給処置の中止に関する新しい判例動向」法學研究84巻5号109頁以下（2011年）。
(14)　山中・前掲注(11) 356頁。只木・前掲注(8) 87頁。
(15)　http : //www.bundesaerztekammer.de/downloads/Synopse_Stand_29.08.11.pdf には旧条文と新条文との比較とその解説が示されており，「刑法を超える禁止を明確にした」旨の記述がある。(2012年8月23日確認)
(16)　Suicide Act 1961（1961年自殺に関する法律）2条4項。
(17)　Director of Public Prosecutions, DPP : Policy for Prosecutors in Respect of Cases of encouraging or Assisting Suicide, Crown Prosecution Service, (2010). 今井・前掲注(7) 238頁以下。この指針は現行法を変更するものではなく，訴追免除の保証を与えるものでもない。

訴追に有利な内容としては，被害者が未成年であったり，自殺意思が自律的な自己決定に基づくものでないことを疑わせる事情があることや，同情に動機づけられた幇助でない，被疑者と面識がないことなどが挙げられている。また「被疑者は，報酬の有無にかかわりなく，医師，看護師その他ヘルスケア専門家として，もしくは監獄職員などの権限のある者として行為しており，被害者はそのケア下にあった」という要素を挙げている点が特徴的である。これに対し，訴追に不利な要素としては，被害者の決定が自律的で十分な情報に基づいていること，被疑者がもっぱら同情に動機づけられていたこと，幇助が些細なものにすぎなかったこと，不本意な協力であったこと，自殺の捜査に全面的に協力したこと等が挙げられている。

しかし，これらの指針は，公訴局が立法府を超えて規制的枠組みを作ろうとしている，という批判を避けるためか明確性を欠き，問題を生じていると指摘されている[18]。第一に，被害者の状態や苦痛をどのように取り扱うかという点につき，暫定案においては「被害者は，終末期疾患もしくは重大かつ不治の身体的無能力，もしくは重大な変性に陥った身体的状態を有し，回復可能性がなかった」ことが訴追に不利な要素として挙げられていたが，これらは末期患者や身体障害者に対して差別的でありうるとして削除された。また，「合理的な程度まで，認められた治療及びケアの選択肢について熟慮し，それらを追求した」との暫定案も退けられた。こうして被害者の医学的状態に関する言及・限定が避けられた結果，被害者が感じている苦痛が肉体的苦痛か，精神障害に起因する苦痛か，実存的苦痛かの如何を問わず，代替的緩和治療の可能性についての考慮もなく，かなり広範な潜在的被害者群が想定されることになるのではないか[19]。

第二に，上述したように医療専門家の関与を訴追に有利な要素に組み入れていることである。これは医療関係者による自殺幇助の正当化を阻止するものであるが，反面，医療関係者の支援を断ち切ることで，自殺支援者たる個人や家族にリスクと負担を負わせ[20]，より残酷で苦しむ可能性のある自殺方

---

(18) ペニー・ルイス（甲斐克則監訳・福山好典・天田悠訳）「自殺幇助に関するインフォーマルな法の変容：検察官のための指針」早稲田法学 87 巻 1 号 211 頁（2011 年）。
(19) ルイス・前掲注(18) 217 頁。
(20) ルイス・前掲注(18) 221 頁。

法に追いつめることになりうる。

　第三に，このDPP指針は被害者の状態よりも被疑者の動機に焦点を当てており，それは被疑者が感情的にやむにやまれず行為したという免責的観点を重視するものと読めるが，本指針が上述の通り被害者の状態についての言及を欠いているため，「同情」が何に由来するかの限定がなく，スイスのように実質的に広範な動機に基づく行為を容認することにつながりうるのではないか。

　これらの指摘からまず検討されるべきは，自殺幇助が認められるとしても，少なくとも患者の状態について何らかの"差別的でない"限定が必要か，それは可能か，という点である。さらに，医療関係者の自殺幇助を排除することは真に苦しんでいる患者を追いつめることになる，との指摘をどう考えるべきかという問題について，以下検討する。

2　検　討

　患者の限定が差別的となるかどうかという点につき，ルイスは「医学的に認められた不治・不可逆的疾患であって余命6ヶ月以内」という終末期疾患要件を課すというアメリカのオレゴン州・ワシントン州のアプローチと，患者の苦痛が耐え難く，かつ改善の見込みがないことを医師が確信しなければならないとする，苦痛に基づく適格性を要件とするオランダ・ベルギーのアプローチを比較し，オランダ・ベルギーのアプローチを採用することによってこの問題は回避できるのではないかとする[21]。終末期疾患要件を課すなら，暫定指針が問題としたような「重大かつ不治の身体的無能力，もしくは重大な変性に陥った身体的状態」に該当する患者を取り込むことができない。しかしオランダ・ベルギーのアプローチのように患者個人の苦痛を問題とするにすぎないなら，その原因となる身体状態まで言及する必要はない。しかし，「患者の苦痛」という基準は医師の評価において不明確で主観的すぎるという懸念が生じる。耐え難い患者の苦痛の背後には特定の身体的状態が想定され，そのことによって患者の苦痛が認定されうるとすれば，やはり「差別的な影響」というのは排除しえないのではないだろうか。担当医師の価値観に

---

(21)　ルイス・前掲注(18) 214頁。

よって患者の運命が左右されることにもなりうる[22]。DPP指針の発表に対し、「自殺幇助に関する現在の法的状況が不適切で支離滅裂」であるとして、現状分析と法的改革の必要性を主張する報告書を発表した「臨死介助に関する検討委員会」[23]もまた、「障害を有する人々の生命が平等に評価されるという明確な趣旨が伝わる」ように、自殺幇助の適格基準の提案として終末期の病状であることの診断を要求している。ただ、ここでも、それでは終末期という限定は差別的にはならないのかという疑問は生じる。健康で状態のよい生命と重篤で残り少ない生命の価値は等価であることは疑いの余地のないところであるが、終末期であれば自死を幇助してよいという制度は、終わりの近い生命を軽んじ、患者本人にもプレッシャーを生じさせるものとなるおそれがあり、疑問である。自殺（幇助）を許容することと、自殺していい人の要件を設定することの妥当性とはまた別問題であるように思われる。

次に、医師による自殺幇助が認められなければ、患者を残酷な運命に追いやることになるとの指摘は、緩和医療が相当に進歩しているが万能ではない以上、それなりに説得力を有する。しかし、この問題を解決しようとすれば、自殺を望む人には必ず幇助が行われる体制が構築されている必要が生じるように思われる。しかも、自殺幇助が処罰されないドイツにおいてさえ、医師の反発は強いことに注意しなければならない。上述の「臨死介助に関する委員会」も、自殺幇助の立法化を要請しつつ、医師による「良心的拒否」も認めるべきとの見解を示している。

イギリスにおいてもドイツにおいても、積極的安楽死は明確に否定する見解が多数であり、自殺幇助容認の動きとは一線を画している。両者の区別は行為支配の有無に求められる[24]。しかし、両者はいずれも自由答責的で真摯な患者の自己決定を前提としていることでは同一であり、患者が嚥下できるようすぐ口元に毒薬を準備する行為（幇助）と、点滴の措置を行うこと（殺人）とはまさに紙一重である。自力で嚥下できない者は結局誰かに積極的殺

---

(22) 松田・前掲注（5）13頁。
(23) 神馬幸一「イギリス『臨死介助に関する委員会』最終報告書の要約」静岡大学法政研究17巻1号65頁以下（2012年）。この委員会の成り立ちと性格については同67頁以下。
(24) 塩谷毅『被害者の承諾と自己答責性』209頁以下（法律文化社、2004年）。

害を依頼するしかない。積極的安楽死を肯定しない以上，患者やその家族・支援者を残酷な運命に追いつめることになりうることにかわりはないように思われる。

　むしろ，公益性の判断において重要なのは，患者の自律がどれだけ保持できているかということと並んで，困難にある患者のためにどれだけの支援ができたかの検討なのではないだろうか。先述の「臨死介助に関する委員会」はこの点をかなり意識的に論じており，どんな立場の人であれ上質の終末期ケアが保障され，ケアに関する完全な情報が与えられることを前提要件として要求する[25]。それは，患者が医療従事者からの直接的な圧力，社会的差別またはケアおよび支援に携わる人材資源の利用可能性が不十分であることから生じる間接的圧力，そして，自分の価値を過小に考えること，又は他者からの負い目を感じることに起因する自分自身で課してしまう圧力に曝されず，真に自律的な決定を行うための予防手段として必要であると述べる。自殺幇助を認めようとすれば（勿論認めなくても），この社会政策上の前提は不可欠であるように思われるが，しかしここで挙げられている様々な圧力は，自殺幇助が許容される社会で完全に排除できるものであろうか。自殺が認められる疾患や症状を具体的に列記することは，そのような人々は生を放棄することが認められる人々であるとの印象を社会に与えることになる。また自殺幇助を認めれば，なお生きうるのにもかかわらず「意思決定できるうちに・自分で出来るうちに死ななければ」という無言の圧力を加えることになり，社会からの早期退場を促進することになりかねない[26]。「自分の人生をよく生きる」ための自己決定であるはずが，そのためにむしろ生を制限されるのは不合理である。何を公益とみるかは別途検討を要するが，そのような圧力を生じうることが公益となり得ないことは確かであろう。

---

(25)　神馬・前掲注(23) 78頁。

(26)　アレンスバッハ世論調査研究所（松田純訳）「医師による患者の自殺幇助と積極的臨死介助についてのドイツの医師へのアンケート調査〜病院勤務医と開業医の各分野を反映した無作為抽出調査の結果〜2010年7月」19頁 http://life-care.hss.shizuoka.ac.jp/modules/d3blog/details.php?bid=192（2012年8月23日確認）によれば，緩和医の9割が「医師による自殺幇助が合法化されれば，自分が家族や社会の負担になっていると感じる人々は，医師に自殺幇助を依頼すべきか否かに頭を悩ますことになってしまう」との危惧を抱いている。

このように考えると，医師による自殺幇助を認めることは，理論的にも実践的にも妥当でないように思われる。医療家による医療倫理に沿う患者への関わり方は，自殺の幇助ではなく，その人の自律を支援するための関わり方であり，そのためにはまず緩和ケアがどうあるべきかを考慮しなければならない。

Ⅲ　間接的安楽死と治療中止

1　間接的安楽死の正当化根拠・積極的安楽死の違法性阻却の是非と実践

医師による自殺幇助を制度として認めることは適切でないこと，むしろ緩和ケアの充実が必須条件であることはすでに述べた。緩和ケアにおいては，痛みを取ることを目的とした処置によって結果として死が早まってしまう場合（間接的安楽死）がありうるとして，その正当化根拠が問われる。特に，こうした間接的安楽死は，限界的事案においては主観的にきわめて微妙な差しかない積極的安楽死との差が紙一重であるといわれ[27]，間接的安楽死が適法とされる以上，積極的安楽死とを区別することはできないという点が指摘されることがある[28]。確かに両者の区別は難問であるが，緩和ケアの発展は社会にとってきわめて有益であり，終末期をよく生きるために，患者の自己決定の前提としてこれが充実していることは絶対に必要である。できる限り安全にその生命の終わりまで，患者の苦痛を緩和しようと努力する行為はこれを治療行為として正当化する必要がある。これと緩和を諦め患者を殺害する行為は論理的に矛盾するもので，もはや治療ではなく明確に区別するべきであると考えるし[29]，区別することが可能であると思われる[30]。

---

(27)　星野一正「終末期の苦痛に対するセデーション（鎮静）の在り方」時の法令1530号68頁以下（1996年）。

(28)　たとえば，山口厚『刑法総論〔第二版〕』167頁（有斐閣，2007年）。また，ルクセンブルクは積極的安楽死と間接的積極死の区別を諦め両者を区別せず，2009年に安楽死を合法化した。シュテファン・ブラウム「ルクセンブルクにおける臨死介助――新法の成立，解釈および実務」65頁（2012年3月28日早稲田大学比較法研究所・医事法研究会主催の「シンポジウム　ベネルクス3国安楽死法の比較検討」における配付資料）。

(29)　秋葉悦子「積極的安楽死違法論再構築の試み」飯田亘之＝甲斐克則編『終末期医療

行為者の意図によって区別する見解，すなわち積極的殺害を意図すれば可罰的な安楽死となるが，鎮痛を意図した行為はそれによって死がもたらされたとしても，それは副次的な結果であるから可罰的とされないとの考え方は，結局のところ「意図」次第で多くのものが許容されることになりかねない[31]。

　それゆえ行為者の主観面のみに依拠して区別することは妥当でなく，主観面に加えできうる限り客観的な行為態様によっての区別が図られるべきである。当該行為は構成要件上202条に該当し「『被害者の同意』によって違法性の量が減少し，第2に，このような状況下での生命利益と，目的の正当性（苦痛緩和・除去）および手段の相当性（レーゲ・アルティスに則っていること）（傍点筆者）を具備した措置による苦痛緩和・除去利益とが具体的に衡量されることにより（緊急避難の準用），なお適法と解することができる[32]」とする見解があるが，すなわち，被害者の同意のもと，苦痛除去を意図してこれまで行われてきた緩和ケアの延長として医療上適正・妥当と考えられる手法でなされることが重要である。医療措置は，患者の経過に応じて，これまで行ってきた措置と関連しながら行われていくはずであり，そのような全体的な経過において行為を評価しなければならないと思われる[33]。医師が患者の痛みをとるために，もはや一時的な浅い鎮静では十分に対応できなくなったときに，本人の同意を得て，より深い鎮静を客観的に正しい薬剤の容量をもって注意深く行うことは医師の治療行為の一環として正当化されるべきである。それは患者の苦痛緩和のために必要な措置であり，直截の殺害行為とは異なるものである。

　そうなると，両者の行為態様上の区別が可能かという問題が生じる。その際，厚生労働省厚生科学研究班作成・日本緩和医療学会理事会承認の「苦痛緩和のための鎮静に関するガイドライン[34]」が有用ではないかと思われる。

　　　と生命倫理』84頁（太陽出版，2008年）．
(30)　ラインハルト・モース（吉田敏雄訳）「臨死介助，自殺及び自殺患者に対する医師の治療義務（上）」北海学園大学法学研究43巻2号479頁（2007年）．
(31)　飯田亘之「『安楽死の意図は患者の死亡，鎮静の意図は苦痛緩和』という二極分化的思考の問題点」飯田亘之＝甲斐克則編『終末期医療と生命倫理』144頁（太陽出版，2008年）．
(32)　甲斐克則『安楽死と刑法』38頁（成文堂，2003年）．
(33)　鈴木雄介「治療行為の中止と刑事責任」刑事法ジャーナル23号52頁（2010年）．

この要件を遵守して鎮静がなされる場合には，医学的適応性・医術的正当性に基づいた医療措置といえ，問題はないものと思われる。本ガイドラインは「鎮静と積極的安楽死は，意図（意識を下げることによる苦痛緩和 vs 死による苦痛緩和），方法（苦痛が緩和されるだけの鎮静薬の投与 vs 致死性薬物の投与），および，成功した場合の結果（苦痛が緩和された生 vs 死による苦痛の終わり）の3点において異なる医療行為である。」としており，鎮静が行われる要件について細かな規定を定めている。この3点における対比はいずれも表裏の関係にあり，それゆえに区別が難しいと指摘されるのであるが，実質的な医学的適応性・医術的正当性の判断において重要な基準を提供するものと解する。もちろん患者の生命保持・苦痛軽減が達成される実態が必要であり，単なる手続き遵守のみで正当化されるのではないが，手続きに則った行為は患者の信頼にも沿い，医療者自身を保護する上でも重要であろう[35]。

ただ，深い持続的鎮静には濫用の懸念がつきまとうことも指摘される[36]。深い持続的鎮静が形式上死なせるものではないとしても，限りなくそれに近い状況を作り出すため，積極的安楽死の「代用物」として利用される可能性が懸念される。すなわち，本ガイドラインによれば深い持続的鎮静を行う要件として挙げられている「耐え難い苦痛」には，肉体的苦痛のほか不安，抑うつ，心理・実存的苦痛も含まれており（ただしこれを対象するのは例外的であり適応判断の慎重性が要求されている），患者の推定的意思でもたりるとしている点[37]につき，「安楽死の領域を超えて[38]」，東海大学安楽死事件が示した4要件よりずっと容易に行われうる点が問題である。私見では，肉体

---

(34) 日本緩和医療学会緩和医療ガイドライン作成委員会編集『苦痛緩和のための鎮静に関するガイドライン2010年版』（金原出版，2010年）。

(35) ペーター・タック（甲斐克則編訳）『オランダ医事刑法の展開』49頁以下，特に58頁（慶應義塾大学出版会，2009年）。オランダにおいても緩和的鎮静の手続きをガイドラインにより明確化し，これを満たしたものについては刑事訴追を行わないこととなっているようである。

(36) 斎藤信治「安楽死と治療中止・尊厳死——東海大事件・川崎協同病院事件および『鎮静』について」中央ロー・ジャーナル5巻1号52頁（2008年）。また甲斐・前掲注(32) 103頁以下。

(37) 斎藤・前掲注(36) 26頁以下。

(38) 斎藤・前掲注(36) 52頁。

的苦痛にも医学的に説明のつかないものがありうる以上，精神的苦痛を対象から完全に排除することもできないのではないかと考えるが，精神的苦痛についてはその流動性にも配慮し，医学的な対処を尽くしきわめて例外的なケースに限定すべきであろう。また，患者が意思表示できない場合の推定的同意についても，鎮静により致死の蓋然性が高い場合においては，同意が違法性減少の役割を果たす以上，理論的には認められるべきではないと思われる。しかし，今日の緩和ケアの現状においてはかなり安全で寿命に影響しない鎮静が実践されているように思われ[39]，その限りにおいては推定的同意でも可とする本ガイドラインの姿勢はぎりぎりのところで理解できる。もちろん，意思表示ができない状態であるにせよ鎮静により家族等とコミュニケーションがとれなくなることは患者にとり大きな不利益であることは違いなく，そのような状態になることについて推定的同意で足りるかという問題は残り，間欠的鎮静しか認められないとの見解もある[40]。

　なお，積極的安楽死について違法性阻却肯定説を採用すれば，ひいてはそのような持続的鎮静を行う場合，ある時点においては積極的殺害行為をも医師の医療行為として肯定する余地も出てこよう[41]。我が国の違法性阻却肯定説の多くは，法は人のためにあるのであって人が法のためにあるのではない[42]から，苦痛に苛まれる極限状態において，法を守るために苦しんで死ねと強制できず，生命の保持と，耐え難い肉体的苦痛からの解放が両立しえな

---

(39) 本ガイドラインに付されている参考資料によれば，「わが国の緩和ケア専門病棟21施設における深い持続的鎮静が行われた終末期がん患者102名に対しての多施設前向き観察的研究によると，鎮静は症例の83％において症状緩和に役立っており，呼吸数は鎮静前後で有意な減少は認められなかったものの（18 ± 9.0回／分と16 ± 9.4回／分，$p = 0.62$），呼吸抑制（呼吸数8回／分以下）や循環抑制（収縮期血圧60mmHg以下または50％以上の低下）は20％の患者で認められ，致死的な状態に陥ったのは3.9％であったとしている。」ということである。ただ，通常深い持続的鎮静が行われるのは「原疾患の増悪のために，数日から2～3週間以内に死亡が生じると予測される場合」であり，鎮静と死亡との因果関係が疑わしいケースも含まれうるように思われる。なお，大津・前掲注（4）114頁。

(40) 斎藤・前掲注(36) 51頁。

(41) 福田雅章「安楽死（東海大学安楽死事件）」『医療過誤判例百選（第2版）』130頁（有斐閣，1996年）。

(42) 井田良『講義刑法学・総論』（有斐閣，2008年）332頁以下。

い極限の場合には，どちらを選択するか，本人の自由な選択にゆだねるべき[43]だとする。そのように主張しつつも，同時に，緩和治療の現状において安楽死が実際に問題となる状況が生じることは想定しづらいとか，医師に積極的安楽死を義務づけたり，正当化要件を定立し行為準則とすることは不適切である[44]，あるいは緩和医療や社会政策の発展を阻害する懸念があるとして，積極的安楽死正当化の現実性については消極的・懐疑的であるように思われる[45]。それゆえ，現段階においてはそのような積極的殺害行為や自殺幇助が医療水準たりうることとなる実現性はきわめて低いと思われるが，積極的安楽死に違法性阻却の余地を認めるなら，上述の帰結に至る歯止めが存在しなくなることは事実であろうと思われる。ガイドラインは医師にとり非常に有用なものと思われるが，そのときの医療水準・医療に対する国民の考え方に応じて定期的に見直され（本ガイドラインも2012年度末までに見直しが予定されている），流動的になりうることに留意する必要がある。

2　治療中止と安楽死

死期を早める可能性がある治療拒否については，本人の明示の意思表示により正当化される。たとえば末期ガン等の場合，幾ばくかの延命が期待できる積極的治療を行わず楽な身体状態で余生を充実させるといった選択が，その人の生き方として認められる。しかし，人工呼吸器の取り外し等のように，中断行為が死に直結する場合，その場面だけを見れば中止行為そのものが殺害行為として評価され得る結果，積極的安楽死との区別が困難となる[46]。

まず，治療中止は死に直結する以上，202条の存在からして患者の自己決定のみで行うことはできないものと思われる。医学的判断に基づく治療義務の限界に到達した段階において問題となる。ここで治療義務の限界をいかに画するかが問題であるが，川崎協同病院事件最高裁決定は「死期の切迫性」と「回復可能性」を考慮する必要があるとしている。しかし，切迫までを要

---

(43)　斎藤・前掲注(36) 54頁。
(44)　井田・前掲注(42) 333頁。
(45)　ただし，福田雅章『日本の社会文化構造と人権——"仕組まれた自由"のなかでの安楽死・死刑・受刑者・少年法・オウム・子ども問題』289頁以下（明石書房，2002年）。
(46)　井田良「終末期医療における刑法の役割」ジュリスト1377号81頁（2009年）。

求すべきかは疑問である。人はどんな状態でもぎりぎりまで生きなければならないということではなく、上述の末期ガン患者の例と同様に、人生の終わりが視野に入り、その医学的な選択肢がきわめて限られた段階に至っては、患者の自己決定を優先すべきであるとの考慮がありうると思われる。ALS患者や遷延性植物状態等、死期が必ずしも明確ではないが、「回復可能性」の程度によりその後の「生き方」が客観的に相当に限られてくる段階が到来しうることも考えられる。そこで患者の「治療という負担を負わない」自己決定を優先させるということは、考えられてよいのかもしれない[47]。これは死ぬ権利の承認ではなく、どのように生きるかの選択であり、自殺幇助や積極的安楽死とは異なるが、ただ、ここでも「回復可能性がない」ことを明確にカテゴライズすれば、そういった人々に「治療をやめよ」とのプレッシャーが同様に生じうることは否定できない。それが、治療義務の限界を実体的に画することを難しくする。別途検討が必要である。

またすでに指摘されているように、医療行為は患者の病態に応じて連綿と積み重ねられるもの[48]であり、他の措置との関連性を抜きに判断できない以上、その一場面における客観的な一行為のみを取り出して作為・不作為によって評価するのは適切でない[49]。そして医師の治療義務は患者の意思や疾患の特性などを考慮する必要がある「きわめて実質的な判断」である以上、保障人的地位の有無ではなく、違法性阻却の可否の問題として判断されるべきと考える[50]。これを治療行為としての正当化として主張する見解[51]に対して、「治療行為はあくまでも最終的に患者の身体にとってのプラス（治癒）の結果が生じる（あるいは生じることを目的としている）から正当化されるのであり、単に『医師がその準則に従って行った行為』ゆえに正当化されるわけではない[52]」との批判がある。確かに患者の治癒を意図することが治療

---

(47) 小田直樹「治療行為と刑法」神戸法学年報26号35頁（2010年）。
(48) 辰井聡子「治療不開始／中止行為の刑法的評価」明治学院大学法学研究86号65頁（2009年）。
(49) 井田・前掲注(42) 335頁。甲斐・前掲注(10) 2頁。理論構成は異なるが辰井・前掲注(48) 65頁以下。小田・前掲注(47) 26頁等。
(50) 辰井・前掲注(48) 66頁。
(51) 辰井・前掲注(48) 64頁以下。田坂晶「重篤な患者への治療の中止と殺人罪の成否──川崎協同病院事件控訴審判決」同志社法学60巻8号457頁（2009年）。

の本則であろう。しかし治癒がもはや見込めない段階で，一分一秒でも長く生かすことや放置することもまた適切でない以上，患者に施された措置を適切に終わらせることもまた患者の身体にとって有益である。川崎協同病院事件において抜管（治療中止）後，苦悶様呼吸を生じた段階で再挿管すべきであったとの指摘が医師からなされているが[53]，そのような医学的判断と措置が行えるのは医師のみであり[54]，確かに治療行為そのものとはいえないまでも，患者にとって有益な医療行為のひとつとして評価されうるのではないだろうか。そのように考えれば，医師の治療中止は保障人的地位の解除ではなく，医療行為として正当化されることになる。

したがって，当初治療中止を意図したが，その結果死に至らず積極的殺害行為を行った場合の評価は，治療中止により苦悶する状況を作り出した以上，それを放置することが適切でないとすれば，再挿管を行うかあるいは対応する緩和ケアが求められるはずであり，すでに述べたようにそれはガイドラインに則り殺害とは異なる医学的に適正な方法でなされるべきである。それに沿わない方法で生命を短縮する場合は，正当な医療行為としての正当化は出来ず，例外的に責任阻却されうるものと考える。不作為犯構成をとるなら，治療中止は不作為だが殺害は作為だから許されないという結論になろうが，単に作為であるから違法性を帯びるのではなく，適正な医療水準に依らない作為により違法性を帯びると思われるのである。

Ⅳ　おわりに

本稿において，自殺幇助の容認はむしろ患者の自己決定を不自由な形で限定する結果になりうること，患者の自律のためには緩和医療の充実発展が不可欠であり，緩和医療を主眼とした間接的安楽死は明確な形で積極的安楽死と区別され，正当化される必要があること，積極的安楽死に違法性阻却の余地を残すことは緩和医療の適切さと医療倫理に動揺をもたらす可能性がある

---

(52) 佐藤陽子「治療中止に関する一考察——川崎協同病院事件を手がかりに」熊本ロージャーナル7号157頁（2012年）。
(53) 大城孟「川崎協同病院事件最高裁決定」年報医事法学26号234頁（2011年）。
(54) 拙稿「川崎協同病院事件最高裁決定」年報医事法学26号222頁（2011年）。

ことを指摘した。緩和医療も治療中止も適切な医療行為として，客観的な医学準則に基づいて行われることにより正当化されるべきと考える。

　かつて積極的安楽死の正当化要件において，行為主体が医師に限定されなけばならないかどうかが問われた[55]が，現状においては患者の意思能力の有無の判断や終末期の判断，代替手段の検討等が不可避であり，終末期における臨死介助行為は医師に限定されることになろう[56]。そもそも患者の死の要求は，苦から逃れること，過剰医療に対する嫌悪から生じていたことからすると，より人間的な医療への希求が根底にあるものといえる。そうだとすれば，患者が医師・医療を信頼できること，医療が適正なものであること，適正さが客観的に保障されうるものであること[57]が必要なのであり，場合によっては積極的殺害や自殺幇助行為をも行う医師の姿は，歴史的に医療不信が根強かった我が国の医療の場には想定しがたいだろう。人の自律や尊厳を保持する形で医療は発展すべきであり，それによって安楽死は限界づけられることとなる。

　ただ，医師の倫理や医学準則を信頼できる体制を構築するためには，なお法医双方向の議論と関与が必要である[58]。終末期医療のルール化についてはすでに議論がなされているが[59]，患者の推定的意思の取り扱いや治療義務の限界などなお問題は多く，今後の課題としたい。

---

(55)　名古屋高判昭和 37 年 12 月 22 日高刑集 15 巻 9 号 674 頁。
(56)　佐藤・前掲注(52) 154 頁。
(57)　辰井聡子「重篤な疾患で昏睡状態にあった患者から気道確保のためのチューブを抜管した医師の行為が法律上許容される治療中止に当たらないとされた事例――川崎協同病院事件上告審決定」論究ジュリスト 1 号 217 頁（2012 年）は，「手続きの整備を含めて，医療者の責務という観点からあるべき姿が構想されなければならないことは疑いない」と指摘する。なお，小田・前掲注(47) 39 頁。
(58)　拙稿「刑法における自己決定の意義と射程――『共生』を視点に入れた序論的考察」広島法学 26 巻 3 号（2003 年）265 頁以下。
(59)　日本医事法学会による年報医事法学 24 号（2009 年）には特集が組まれている。

3　オランダにおける安楽死論議

平 野 美 紀

医事法講座 第4巻　終末期医療と医事法

Ⅰ　は じ め に
Ⅱ　オランダにおける安楽死と現在の届出制度の運用
Ⅲ　届出手続きができるまでの経緯
Ⅳ　遺体埋葬法改正までの経緯
Ⅴ　患者の意思表示
Ⅵ　死の自己決定を容認する背景

I　はじめに

　安楽死については，古くて新しい問題としてその刑法的位置付けが議論されてきた。わが国では本人の同意ある場合であっても生命を終結させれば，刑法202条の同意殺人罪に該当するが，苦痛に満ちた最期を短縮する目的をもって本人の同意のもとに生命を終結させる安楽死行為については，202条に該当するものの，正当行為としてその行為の違法性が阻却されるか，あるいは個々に判断して行為者の責任が阻却されて，犯罪とはならないと解されてきた。古くには森鴎外が小説「高瀬舟」でその命題に触れたように，死苦の苦しみの中での究極的な場面では，痛みから解放させるという目的や人道的な理由によって，許容されるという考え方である。

　さらに，近年は医学・医療技術の進歩と急速な高齢社会への変化を背景として，患者の自己決定権という視点から末期医療の問題が議論されるようになってきた。たとえば，人工呼吸器や生命維持装置などの開発と改良によって，回復の見込みがなくなったあとでも人工的に延命できるようになり，新たに患者の自己決定権という概念から，治療中止の問題が議論されるようになった。そして，鎮痛医療の発達によって痛みからの解放という側面が弱まり，安楽死の問題も，自己決定権から検討する余地が生まれてきた。

　このように，わが国における末期医療のあり方について議論は変化を遂げつつあり，たとえば2007年5月に厚生労働省が「終末期医療の決定プロセスに関するガイドライン」を公表した。本ガイドラインでは，安楽死のように生命短縮を意図する行為は対象外としながらも，終末期医療においては，患者の意思が確認できるときはもとより，そうでない場合においても，医療・ケアチームの中で慎重な判断を行う必要性について明らかにし，本人の自己決定の尊重と医療者による専断的な決定を避けるべきという方向性が明らかにされた[1]。さらに，医学会でもたとえば胃ろうの装着についての議論が盛んになってきている。

　末期医療の本人の自己決定については，オランダは，刑法で安楽死を許容

---

(1)　厚生労働省「終末期医療の決定プロセスに関するガイドライン」2007年5月（http://www.mhlw.go.jp/shingi/2007/05/dl/s0521-11a.pdf）。

すると定めた世界最初の国であり、最も先進的な政策をとる国の一つであろう。しかし、必ずしも、その実情は日本で明らかにされておらず、ともすれば、誤解を受けやすい報道だけが独り歩きしてしまう。たとえば、人口が約1,700万人弱のオランダで、2011年の安楽死の実数が年間約3,695件[2]である、と公表されているが、その数値だけでは、オランダで末期を迎えると「（生きたくても）殺されてしまう」おそれがあるのではないかという不安感や疑念がわいてきてしまうであろう。本稿では、オランダにおける安楽死をめぐる現在の法制度とそこにいたるまでの経緯、つまり医学的根拠に基づく死の自己決定をどのように尊重するのかということを、医療関係者と法学者と患者とを含む国民全体が議論し続けて制度を設計し運用している国の実情とその背景について論じてゆきたい。

II　オランダにおける安楽死と現在の届出制度の運用

1　安楽死の法的位置付け

（a）　オランダの安楽死

オランダでいう「安楽死（euthanasie）」については、1985年の『政府安楽死委員会の最終報告書』が定義した「患者の要請により、医師が積極的に患者の生命を終結させること」が、以後オランダの統一的見解とされてきた[3]。ここでいう「積極的」とは、治療中止等ではなく医師による能動的な行為であるという意味であり、治療行為の不開始や停止を意味せず、副作用として寿命を縮めるに至る鎮痛緩和等の医療行為は安楽死とはみなされない。また、要請が患者本人の自発的なものであるとする以上、自分の意思を表明できない昏睡状態患者などの特定患者の生命終結行為も、原則として安楽死行為とは認められない。

（2）　De regionale toetsingscommissies euthanasie, *Jaarverslag 2011*.（http://www.euthanasiecommissie.nl/ Images/Jaarverslag% 20RTE% 202011 _definitief _tcm 52 - 33313.pdf）

（3）　Netherlands State Commission on Euthanasia, An English summary, *Bioethics*, 1(2), 1987, pp.163-74.

そして，オランダでは，医師による致死薬の注射等での患者の生命終結行為，日本でいういわゆる積極的安楽死のほか，自殺幇助（hulp bij zelfdoding）も安楽死の概念に含んできた。自殺幇助とは，致死薬を処方すること（そしてその結果，患者が自らそれを服用し死亡する場合）をいうが，「患者の要請によりその患者が自己の生命を停止することを意図的に助けること」と定義される[4]。このように，オランダでは患者の要請による生命終結行為と自殺幇助が「安楽死」として常に同時に議論されるのは，生命をめぐる死の自己決定において，要請者（患者）の要件と，法的責任を問われる立場の関与者（医師）の要件という観点から，法的検討は区別すべきではないとされ，完全に同一視されているからである[5]。

このことから，特に断りのない限り，本稿ではオランダでいう「安楽死」とは，①意思決定能力のある本人の要請によって，②不治の疾患の苦痛除去のために，③生命終結を唯一の目的として，医師が行う，生命終結行為と自殺幇助という2つの行為を含むものを意味することとする。

日本と同様，オランダでは，本人の同意の下であっても，他人の生命を奪うことや自殺の幇助・教唆をすることは，嘱託殺人罪や自殺幇助罪に該当し犯罪行為とされる（オランダ刑法293条1項，294条1項[6]）のは我が国と同様である。それらの行為は日本でも理念上正当化されうると考えられてきたもののこれまで無罪となった事例はない。しかし，オランダは，実務上，30年以上，ある一定の要件が備われば安楽死行為として許容してきた後，現在

---

[4] Netherlands State Commission on Euthanasia, op. cit., p.167.

[5] D. Hazewinkel-Suringa, J. Remmelink, *Inleiding tot studie van het Nederlandse Strafrecht (13e druk)*, (Gouda Quint, 1994) blz.361-3.

[6] 【オランダ刑法293条1項】人の明示かつ真摯な嘱託に基づきその者の生命を終結した者は，12年以下の自由刑または第5カテゴリーの罰金に処する。【294条1項】人を教唆又は幇助して自殺させた者は，3年以下の自由刑または第4カテゴリーの罰金に処する。
［なお，オランダ刑法では自由刑は10条により1日以上とされている。個々の条文には上限しか定めがない。また，【23条】で罰金のカテゴリーごとの金額が定められていて，法定刑としての罰金額を改定するときは本条文のみが改正される。2012年12月現在，第1カテゴリー390ユーロ以下。第2カテゴリー3,900ユーロ以下。第3カテゴリー7,800ユーロ以下。第4カテゴリー19,500ユーロ以下。第5カテゴリー78,000ユーロ以下。第6カテゴリー780,000ユーロ以下，である。］

では，一定の場合には安楽死行為が処罰されないことを，293条2項および294条2項[7]によって，刑法典で明文化した，世界で最初の国である。

さらに日本と異なるのは，オランダでは不治の疾患の苦痛というだけで，日本のように末期状態であるとか，身体的苦痛に限るという限定がないことである。末期かどうかではなく不治かどうかがより重要であり，苦痛は人によって千差万別であって，精神的苦痛と身体的苦痛は切り離せないと考えられているからであり，このことによって，精神的苦痛のみを理由にした安楽死が認められるのかどうかということが盛んに議論されていたこともある。

2 安楽死法の制定と届出制度

(a) 届出制度

現在，オランダで刑法上安楽死が正当化されると明文化されているのは，2002年に「要請に基づいた生命終結と自殺援助に関する審査法（Wet toetsing levensbeëindiging op verzoek en hulp bij zelfdoding）」（以下，「安楽死法」という。）が施行されて，刑法の293条と294条を改正したことによる。安楽死法上の一定の要件に従って注意深く生命終結行為を行った医師は，遺体埋葬法（Wet op delijkbezorging）に則り自治体の検死官（gemmentelijk lijkschouwer）に報告しなければならないが，検死官は書類審査の上，埋葬の許可を得るために検察官に報告する一方，第三者機関である安楽死地域審査委員会（De regionale toetsingscommissie euthanasie，以下，「安楽死審査委員会」あるいは「委員会」という。）にも報告する。委員会は，報告された安楽死が許容されるかどうかの審査を行う。審査は書類のほか，場合によっては医師との直接の電話の聞きとりなどで行われる。問題がなければこれで終了するが，問題があれば委員会は高検検事長会議（het College van procureurs-generaal）と地域医療監督官（de regionaal inspectie voor Gezondheidszorg）に報告し，その

---

(7) 【293条2項】1項にいう行為が，要請に基づいた生命終結と自殺援助に関する審査法（筆者注：安楽死法）2条にいう注意深さの要件を遵守した医師によって実施され，かつ，遺体埋葬法7条2項に従い，医師がその行為を自治体の検死官に届け出たときは罰しない。【294条2項】1項にいう行為が，要請に基づいた生命終結と自殺援助に関する審査法（筆者注：安楽死法）2条にいう注意深さの要件を遵守した医師によって実施され，かつ，遺体埋葬法7条2項に従い，医師がその行為を自治体の検死官に届け出たときは罰しない。

後の捜査が開始されるかどうか，そして，場合によっては起訴するかどうかは検察当局が決定する[8]。

　審査結果は6週間以内に医師にも通知されるほか，委員会の審査件数等については，すべて毎年報告書として公刊され，透明性の確保がされている。

　実際には医師による届出と委員会による審査制度は，1998年に法的根拠がないまま発足しており，安楽死法施行までは，委員会は，検察の諮問機関としての役割を果たしているに過ぎなかった。そして，委員会による審査という形式はなかったものの，医師による検死官への届出制度自体はそれ以前の1990年に既に開始されていた。後で詳述するように，当初は，医師から死亡の届出を受けて，自然死とみなせるかどうかの判断は届出を受けた検死官が行い，その結果を検察に報告し，検察はその報告に基づいて捜査を行うべきと思料する場合には捜査を開始するという仕組みが存在していた。1998年に委員会という審査機関が発足した後，2002年の安楽死法の施行によって変わったのは，委員会に法的根拠による判断の枠組みができたことである。

　そこで重要になるのは，許容するかどうかを決定する委員会の役割と許容する要件であろう。委員会は，各高裁管轄地域ごとにオランダ全国に5つ存在し，安楽死法3条と4条により，それぞれの委員会は，法律家1名医師1名，哲学か倫理の専門家1名以上を含み，そのほか法律家である書記（secretaris）を擁している。2011年の報告書によれば，後述の（c）で示すように報告件数が上昇していることや，制度発足後数年が経過して手続きが順調にいくようになったことから，2012年以降，この書記がまず，委員会が詳細な審査の必要性を判断するという仕組みに変わる予定である[9]。

（b）　**注意深さの要件**

　許容されるかどうかの判断基準も重要である。これは，安楽死行為を行う際の医師の「注意深さの要件」とよばれ，安楽死法2条[10]で明確にされた。

（8）　Staatcourant, 6 maart 2007, nr46, Aanwijzing vervolgingsbeslissing inzake levensbeëindiging op verzoek en hulp bij zelfdoding.
（9）　前掲注（2）。
（10）【安楽死法2条1項】刑法293条2項にいう注意深さの要件とは，次の各号に掲げる医師の所為をいう。

つまり，①患者の自発的かつ熟慮ある要請，②患者の回復の見込みのないかつ耐え難い苦しみの存在，③患者の現状と予後について患者に情報を提供，④患者の現状では他の合理的解決策がない，⑤独立的な立場にある，少なくとももう一人の医師と相談し，その医師は患診察し，上記要件についても文書にて提出，⑤医学的に注意深く実施したものであること，である。

さらに，安楽死法20条と21条で，それぞれ刑法と遺体埋葬法の改正を規定した。それまでの安楽死行為が，刑法上処罰の対象でありながら実際の裁判ではほとんど処罰されなかったにすぎなかったのが，2002年に刑法が改正されて，医師が安楽死法2条で具体的に挙げられた「注意深さの要件」に基づいて安楽死を行い，規定の届出を行えば刑法上でも処罰の対象とならなくなったのである。

いずれにしても，要件が満たされていなければ捜査が開始され，場合によっては起訴されるのは安楽死法施行前も施行後も変わらないが，要件が満たされている場合には処罰の対象とならないことが刑法の条文で明確にされたのは世界でも初めてのことである。現在のオランダの安楽死届出制度も，注意深さの要件も，約40年にわたって議論された結果であり，次章ではその経緯について述べてゆくことにする。

（c） 安楽死の実施に関する最新の統計

安楽死委員会の2011年の報告書[11]によれば，2011年の安楽死報告件数は3,695件であり，詳細にみると生命終結が3,446件，自殺幇助が196件，2つを合わせた形態が53件であった。報告件数は，安楽死法施行以降増えており，前年は3,136件，5年前の2006年には1,923件であったので，5年間

---

　a　患者の自発的かつ熟慮ある要請を確信していること
　b　患者の回復の見込みのないかつ耐え難い苦しみの存在を確信していること
　c　患者の現状と予後について患者に情報を提供していること
　d　患者の現状では他の合理的解決策がないことを患者と共に確信していること
　e　独立的な立場にある，少なくとももう一人の医師と相談したものであり，その医師は患者と面接し，前記aからdにいう注意深さの要件についての判断を文書にて提出すること
　f　生命終結または自殺幇助を医療的に注意深く実施したものであること
(11)　前掲注（2）。

で約2倍になったことになる。この届出件数の増加は，安楽死実施数の増加というよりも，手続きが浸透して，報告することで医師に不利益が生じるわけではないという安心感から，届出しやすくなったことの表れであろうとみられている[12]。Ⅲ節で述べる1990年の全国調査でも安楽死要請の多くは拒否されているという結果が出ていた。現在でも安楽死要請のうちの約3分の1でしか実施されておらず[13]，医師が安易に安楽死を選択しているわけではないと思われる。全3,446件のうち，注意深さの要件に合致せず，問題があると委員会がみなしたのは4件であった。

患者の疾患については，前述のように末期であるという限定はないが，報告書によれば，がんが2,797件，神経系疾患が205件，心臓疾患が114件，その他394件である。また，報告書での個々の事例報告以外では患者の年齢は不明であるが，オランダでは，民法上18歳で成人となり，医療に関して自己決定能力があると認められるのはWGBO（Wet op de Geneeskundige Behandelingsovereenkomst 医療同意法）によって16歳とされ（447条），12歳から15歳までは，両親や法定代理人の同意があって，自分の利益について衡量することができれば医療行為に関する自己決定できる（450条）とされている。一方で，安楽死法2条4項では，12歳から16歳未満の場合は両親や法定代理人の同意があって，自分の利益について衡量することができれば安楽死の要請ができ，同意能力はあるが未成年である16歳から18歳未満は，自分の利益について自ら衡量することができ，さらに（両）親か後見人等に相談の上という要件が付されている（同3項）。

そもそもオランダでは，いかなる決定であったとしても自己決定は自己決定として「善」「悪」とは別の判断として尊重され，決定に際し他者からプレッシャーを感じることも少ない[14]一方で，決定の結果を自分自身で担う責

---

(12) 前掲注(2)。

(13) De regionale toetsingscommissies euthanasie, *Euthanasia, Q and A, The termination of lfe on request and assisted suicede (Review Procedures) Act in practice.* (http://www.euthanasiecommissie.nl/Images/qa-euthanasie-engels-2011_tcm52-33857.pdf)

(14) 他者からのプレッシャーを感じることが少ないとはいっても，安楽死に際して患者自身や家族の動揺も当然大きい。患者の動揺を描き出すノンフィクションとして，ネーダーコールン靖子（秋岡史解説・編）『美しいままで——オランダで安楽死を選んだ日本女性の心の日記』（祥伝社，2001年）。

任についても明確に認識されている。患者の自己決定が最大限に尊重されることはWGBOが法的に保障するが、安楽死法は、究極的な意思決定であつても本人に慎重な判断を求めた上でそれを認め、さらに、あくまで本人の意思決定を支える立場であって法的責任を問われる立場である医師を刑事法的追及から解放するものといえる。

　オランダで患者の権利として安楽死を望む声が高まったのは、患者側が、自分の死後に医師が責任を問われることのないようにその権利を求めるようになったためでもある。

　安楽死を実際に行ったのは、3,329件がホームドクターであり、実に97％を占めている。オランダの安楽死制度を支えているのは、患者と医師とが両者の率直に話し合える信頼関係を可能にするホームドクター制であるといえる。患者の医師との関係は密接で、医師は患者本人の身体的問題だけではなく、性格や家族構成、家族関係、さまざまな情報と経験を有していて、死の自己決定を尊重するスタートラインがあるのである。また、その裏に率直にオープンに意見を述べ、その妥協点を探るということに優れたオランダ人の国民性も忘れてはならない。

　一方で、患者の自己決定が尊重されるといっても、医師は宗教的な理由などによって拒否する権利を有していて、安楽死の実施を強制されることはない。安楽死の実施には賛成できない医師は、当地域内で患者を引き受ける他の医師を探し、他の医師への紹介を拒否した場合や、患者と新しい医師との新たな信頼関係を築くための情報を提供しなかった場合、医師は医療懲戒委員会（medisch tuchtcollege）に出頭を求められる。医師は、安楽死を行っても何の経済的利益も受けないし、ホームドクターが患者を失えばホームドクター登録料も入らなくなる。医師に求められているのは、患者に寄り添い、その自己決定を支えることであり、患者に安楽死を要請された場合に、医師にアドバイスする制度SCEN（Steun en Consultatie bij Euthanasie in Nederland）もある[15]。忘れてはならないのは、医師が最終的には患者の生命を終

---

(15) KNMGは安楽死に際する医師の立場についても報告書をまとめている。Koninklijke Nederlandsche Maatschappij tot bevordering der Geneeskunst, *KNMG standpunt - De rol van de arts bij het zelfgekozen levenseinde*, 2011. (KNMG-standpunt-De-rol-van-de-arts-bij-het-zelfgekozen-levenseinde-30-08-2001-[1].pdf.)

結させることになり，実行する場合の精神的負担は少なくないということである[16]。

III 届出手続きができるまでの経緯

1 届出手続きの導入

このように，刑法上処罰の対象となる安楽死行為を報告するという制度は，実際には1990年に導入されたものである。導入時には嘱託殺人罪と自殺幇助罪の293条（現在の同1項）と294条（現在の同1項）の規定しか存在せず，現行刑法の例外的な非犯罪化条文は存在しなかった。そして，届出制度自体にも法的根拠を有しないまま，王立オランダ医師会（de Koninklijke Nederlandsche Maatschappij tot bevordering der Geneeskunst，以下「KNMG」という）[17]と司法省との合意によって「安楽死及び自殺幇助に関する医師の手続き（Procedure inzake melding door artsen van gevallen van euthanasie of hulp bij zelfdoding）」として制度が運用されていたものである。

このように，オランダでは，法的根拠がなくても将来の法改正を視野に入れつつ関係機関との合意によって制度を運用したり，一地域内だけで試行的に法制度を運用したりすることが多い。このような事情は，オランダ以外の国にとっては非常に分かりにくく，よって，オランダの事情が誤解されやすい原因になっていると思われる。

その制度によれば，安楽死を含めた医療行為を行った医師は，自治体の検死官に対して，質問に答える形で，詳細な届出事項を提出する。それを受けて，検死官は，その報告書と共に検死報告書類を検察官に提出する。検察官は書類のみ個別にチェックし，提出された報告書類に特段不審な点がないと

---

(16) ベルト・カイゼル（畔上司訳）『死を求める人びと』（角川書店，1998年）。
(17) KNMGは，オランダの医師の約60％にあたる約2.5万人が加入する，オランダで最も影響力のある医師団体である（KNMG, *The Royal Dutch Medical Association and the practice of euthanasia and assisted suicide*, (1990) p.8）。安楽死に反対する医師はNAV（het Nederlands Artsen Verbond オランダ医師会）を構成するが，会員数は約1,000名である。

判断すれば捜査は開始せず，自然死同様の取扱いで処理する。また，判例で明らかにされたり，KNMG 等に定められた要件は満たされている，と検察官が判断した場合も捜査は開始されなかった。つまり，それまで医学界での検討や判例の積み重ねがあってできた制度なのである。

また，制度ができた当時は，安楽死とはいえないが，安楽死に類する行為として「本人の意思が明確に確認できない場合の行為」にも，検死官への届出義務が課されていた。本人の意思が不明確な場合，たとえば精神疾患を有する患者については，後述のように最高裁判例がある。また，重度障害新生児の生命終結と後期妊娠中絶に関しては，本人の意思決定とはいえないので，安楽死とはいえず，2006 年より専門家委員会が専門的な見地から検察官に起訴に関するアドバイスを行う制度が用いられている。

2　法的根拠を有するようになった届出制度

オランダにおいても安楽死が，法的根拠をもって正当化されるようになった，といえるのは，1994 年といえるであろう。1990 年に導入された届出制度が法的根拠を有するようになったのである。つまり，この法改正は既に施行されていた手続きに法的根拠を与えたに過ぎないし，刑法上犯罪であるということは変わらなかった。しかも，法改正さえも技術的な変更に過ぎず，オランダにおける安楽死問題は，法改正に至る経緯こそが重要である。ここで，手続きの制定過程をみておこう。

届出手続きを定めたものは，日本では当初「安楽死法」と報道された遺体埋葬法（Wet op de Lijkbezorging）の 10 条であり，改正後の遺体埋葬法は 1994 年 6 月 1 日より施行された。本法案は 1992 年 4 月 10 日，改正法案 22,572 号として国会に提出され，翌年 2 月 9 日，オランダ議会下院を 91 対 45 で通過し，次いで同年 11 月 30 日にオランダ議会上院で 37 対 34 の小差で可決承認された。それを受けて 12 月 2 日，1993 年法令 643 号[18]は，遺体埋葬法 10 条 1 項を，「自治体の検死官は死亡証明書を発行することができないと思料する場合にはただちに規則によって規定された報告書類に記入して検察官に報告すると共に，戸籍係に報告しなければならない」とした。

---

(18)　Staatsblad, jaargang1993, nr.643, Wet op 2 december 1993 tot wijziging van de Wet op de lijkbezorging.（「遺体埋葬法を改正する 1993 年 12 月 2 日の法律」。）

実質的な内容の変更は，遺体埋葬法10条1項にいう「規則により規定される報告書類」であり，これは1993年法令688号[19]により，規定された。本規則1条は，医師が患者の要請により生命を終結した場合，自殺の幇助をした場合，及び，明示的要請なしに生命を終結した場合に関して，自治体の検死官が記入する報告書類を規定している。同2条はそれ以外の際の地方検死官の報告書類を規定している。さらに，同1条に該当する場合に医師に要求される報告書類の届出事項の様式もあわせて規定されている。この届出様式は，日本で安楽死ガイドラインと報道されたような，医師が安楽死を行うときに遵守すべき「厳格な基準」が列挙されているわけではなく，質問形式での当該医師による報告書の形をとっているにすぎない。これらの報告書は，検死官によって検察官に提出されるのである。なお，様式を定めている規則は，その性格上，上院の承認を得ずに政府内で変更することが可能であるので，連立政権の方針によって変更される可能性もあった。

ここにいたるまでには，1970年代から事例が蓄積され，その一部は起訴されて裁判となって判例として積み重ねられてきた。ただし，公判となった場合でも，行為がオランダ刑法40条[20]にいう不可抗力の下での行為とされて無罪となるケースも多くあった。ただし，ここでいう不可抗力について，違法性阻却か責任阻却かということは明確に区分されて議論されているわけではない。

このように，オランダでは2002年に安楽死が刑法的に許容されるまでにも，実質的には医師による安楽死の実行が容認されてきた。そして2000年11月28日に安楽死法が下院を通過し，これによって，2002年に，安楽死が要件を満たしているかどうかを地域審査委員会が審査する届出制度が完成した。

---

(19) Staatsblad, jaargang 1993, nr. 688, Besluit van 17 december 1993, houdende vaststelling van het formulier, bedoeld in artikel 10, eerst lid, van de Wet op de lijkbezorging. (「遺体埋葬法10条1項に関する報告書類を決定する1993年12月17日の規則」。)

(20) 【刑法40条】不可抗力により強制されて行為をした者は罰しない。

Ⅳ 遺体埋葬法改正までの経緯

1 医 学 界

　医学界としては，KNMG（王立オランダ医師会）が1974年のレーワーデン（Leeuwarden）地裁判決時に，諮問機関として見解を求められ，患者の死ぬ権利が医学界で認容される際の要件を表明した[21]。①病気あるいは事故により医学的見地から見て不治の状態であること，②身体的及び精神的に耐え難い苦痛が存在すること，③患者自身による書面での生命終結の希望があること，④医学的見地から見て死の段階が始まっていること，⑤医師により実行されること，の要件が整ったとき，医療行為者は患者の生命を苦痛を伴ったまま最期まで無理に引き伸ばす必要はないと見做すという見解であった。

　さらに，KNMGは1984年，安楽死及び自殺幇助を行う際の要件を示し（1986年に改正）[22]，その後，遵守すべきガイドラインについても先の要件を踏襲しつつ樹立した[23]。その要件とは，①患者の自由意思によるものであること，②患者は医師から病状と予後について知らされ，熟慮の上での要請であること，③死への真摯で継続的な希望があること，④回復不可能で耐え難い苦痛が存在すること，⑤他の医師に相談すること，である。この要件は最高裁における安楽死許容要件とほぼ共通である。

　現在でも，KNMGは，KNMP（Koninklijke Nederlandse Maatschappij ter bevorderingvan de Pharmacie 王立オランダ薬剤師連盟）やその一部であるWINA（Wetenschappelijk Instituut Nederlandse Apothekers）と共に，安楽死行為の際の医師の立場や，安楽死審査委員会の審査に際して，協同してアドバイスや研修を行っている[24]。

---

(21)　NJ(Nederlandse Jurisprudentie)1973 nr.183.
(22)　KNMG (General Board), *Vision on Euthanasia*, (1984, revised 1986) KNMG, *Euthanasia in the Netherlands (3rd edition)*, (1994) p.12-26.
(23)　KNMG, *Guidelines for Euthanasia*, (translated by Lagerwey) *Issues in Law and Medicine*, 3, 1988, p.429.
(24)　前掲注（2）。

2　政府側の対応

　政府側は1974年のレーワーデン判決以来高まった国民の関心に対応する形で、1994年の法改正以前にも刑法改正案をはじめとしていくつかの法案を提出したが、下院さえ通過しなかった。法案提出に先立ち、法改正のための政府安楽死委員会も設立されている。例えば、1982年10月18日には、政府は15人から構成される安楽死に関する政府委員会を組織し、安楽死や自殺幇助に関する法の適用と立法化の調査を進めた[25]。そこでは、安楽死の定義と自殺幇助の定義が確認され、3年後の1985年に、刑法293条の改正提案を盛り込んだ同委員会報告書が政府に提出された。さらに、CDA（Christen-Democratisch Appealキリスト教民主同盟、中道）とVVD（Volkspartij voor Vrijheid en Democratie自由民主人民党、自由主義右派）の連立政権であったルベルス（Lubbers）内閣は、1987年12月11日に安楽死を合法化するための法案20383号を提出した。しかし、見解が一致するには至らず、結局、1989年に成立したCDA（キリスト教民主同盟）とPvdA（Partij van de Arbeid労働党、左派）の連立政権であった第2次ルベルス内閣によって、1992年4月10日、この法案は撤回され、同日、新しい法案が提出された。それが、遺体埋葬法10条についての改正法案22572号である。

　今までに何回となく安楽死合法化法案などが提出されてきたにもかかわらず、今回初めて遺体埋葬法改正法案が上院を通過し、安楽死が法的に許容される方向性ができてきたのは、キリスト教系政党を中心とする政治的要因が絡んだ妥協政策に過ぎないともいわれる。下院に法案が提出された1992年当時の連立与党であった、CDAとPvdAは、1994年に総選挙を控えていたため政府の解体を恐れ、従来の姿勢を変更したのである[26]。CDAは特に若者の政党離れを食い止めるためにキリスト教精神からくる安楽死反対の姿勢

---

(25) Netherlands State Commission on Euthanasia, op.cit.
(26) 結局、1994年5月の下院選挙でCDAは、1918年以来76年にわたって確保していた連立政権の座を失った。そして、何通りかの組み合わせが検討された後、最終的にD66（Democraten 66民主66党、自由主義左派）、VVD（Volkspatrij voor Vrijheid en Democratie自由民主人民党、自由主義右派）、及びPvdA（Partij van de Arbeid労働党）の連立政権が誕生した。

を弱め，安楽死行為が原則的に可罰的であるという視点から法案に賛成した一方で，PvdA は，実質的に安楽死行為が許されるという観点から，他の政党による刑法改正による安楽死合法化法案に賛成するのではなく，CDA に同調することを決めたのである[27]。

安楽死法は 1999 年に国会に提出され，下院を 2000 年 11 月 28 日，上院を 2001 年 4 月 10 日に通過した。当時の政権は，PvdA, D66, VVD の連立政権であったが，安楽死に関して刑法が改正された 2002 年は，コラムニストのピム・フォルタイン（Pim Forstuyn）が新党右派フォルタイン党（Lijst Pim Forstuyn）を立ち上げ，5 月の総選挙で大躍進を遂げた年でもある（ただし党首フォルタインは総選挙の直前に政治的な理由により殺害された）。フォルタインは，移民政策を正面から取り上げ，安楽死や麻薬を容認し，妊娠中絶などの女性の権利や同性愛者の権利を積極的に擁護する立場であった[28]。このような社会情勢の変化も，制度が進んできた背景に存在するであろう。

3　安楽死の全国統計

第 2 次ルベルス内閣は，結局は廃案となってしまった安楽死法案を提出に先立ち，安楽死の実態を把握し立法への手がかりとするため，1990 年に全国的な安楽死に関する調査をオランダ最高裁司法長官レメリンク（Remmelink）教授に依頼した。当委員会は，委員長の名を冠してレメリンク委員会と呼ばれ，報告書は，全国的な実態調査のあと，91 年 9 月に勧告を付して報告書として公表された[29]。

---

(27)　De Volkskrant november 23, 1993; NRC Handelsblad november 24, 1993; Telegraaf november 27, 1993.

(28)　水島治郎『反転する福祉国家――オランダモデルの光と影』（岩波書店，2012 年）100 頁以下。

(29)　Commissie-Remmelink, *Medische beslissengen rond het levenseinde* (Den Haag, 1991). 同報告書については，Van der Maas, P.J., Van Delden, J.J.M., Pijnenborg, L., Looman, C.W.N. Euthanasia and other medical decisions concerning the end of life, *Lancet*, 338, pp.669-674, 1991; Paul J. van der Mass.et al, Euthanasia and Other Medical Decisions Concerning the End of Life, Lancet, 338, 1991, pp.669-74. 調査報告については，森下忠「オランダにおける生命中絶の実情」判例時報 1484 号（1994 年）23 頁以下，Richard Fenigsen, The Report of the Dutch Governmental Committee on Euthanaisia, *Issues in Law & Medicine*, 7 (3), 1991, pp. 339-44, Johannes J.M. van Delden, Loes

本調査は，オランダで一般に使われているような安楽死に限定せず，死に関する医学上の決定に関する他の類型についても調査された。つまり，①無処置の決定（延命効果があると考えられる処置についてその処置を控えたり撤回したりすること），②苦痛及び症状の軽減（患者の寿命が短縮されうるほどの量の麻酔薬を使って苦痛や症状を軽減すること），③安楽死とそれに関連した医学上の決定（寿命を短縮するという明確な意図をもって薬剤を処方供給あるいは投与すること。自殺幇助と安楽死，患者の明確かつ一貫した要請のない生命終結行為を含む），の3つの類型である。

　調査は，まず，全死亡の38.0％で死に関する医学上の決定が行われていて，オランダにおいては，通常の医療行為の中で行われていることを明らかにした。1990年の全死亡12万8,786件のうち，①2万2,500件（17.5％）で無処置の決定，②同じく17.5％で苦痛及び症状の軽減が行われていると推定され，安楽死は2,300件（1.8％），自殺幇助は400件（0.3％），患者の明確かつ一貫した要請のない生命終結行為が1,000件（0.8％）で行われているという推定数値が出た。

　③の安楽死とそれに関連した医学上の決定（安楽死，自殺幇助，患者の明確かつ一貫した要請のない生命終結行為を含む）に関して，187例の面接調査によれば，要請の理由については，尊厳喪失57％，痛み46％，価値のない死亡46％，他人への依存33％，人生に対する倦怠感23％であり，痛みのみを理由に挙げたのは187件中10件しかなかった。この割合は5％にしかすぎない。

　安楽死と自殺幇助に関してのみいえば，前述のように全死亡の2.1％（2,700件）で行われていたことになるが，要請件数は9,000件にも上り，そのほとんどが実施を拒否されていることが確認された。

　報告書は，それらの数値を踏まえ，患者からの真摯な要請がない場合でもその倫理性・道徳性については問題があるとするものの，死期が切迫してい

Pijnenborg, and Paul J. van der Maas, Dances with data, *Bioethics*, 7 (4), 1993, pp.323-29, A.Z. Israels, J.W.P.F. Kardam, J.J.Glerrum and C.J. Veenstra, The euthanasia issue, a nationalwide survey on the end of life in medical practice, 6 (4) ,1991, pp.5-21, John Keown, Euthanasia in the Netherlands, Sliding Down the Slippery Slope?, *Notre Dame Journal of Law, Ethics, and Public Policy*, 9, 1995, pp.407-48.

て医学的にみて絶望とされ耐え難い苦痛に悩まされているなら，死への援助として正当化されることがあるとした。

　この調査結果と共にレメリンク委員長は次のような勧告を付記した報告書を政府に提出するに至った。①明確で一貫した要請のない場合での生命短縮行為についても，安楽死及び自殺幇助のときに要求される報告書類を適用させること。②安楽死を実施しようと考えている医師は，安楽死実施経験のある医師と相談し，各医師は実施の際，先の報告書類記入という作業を通してより慎重に判断すること。③今後生命終結に関する重要な決断を迫られる機会の多くなるであろう医師には，医学的な知識のみならず，末期段階の患者との会話を充実させるような技術を修得させるために，末期医療に関する医学教育のより一層の充実が求められること，である。

　それに対し，政府側も，委員会報告に対する意見を公表した[30]。まず，委員会の指摘した正常な医療行為の3タイプの内，副作用として患者の生命短縮を伴う苦痛緩和，治療・延命治療の中止及び不開始の2つの形態は問題がなく，自然死として扱うこととした。しかし，生命の維持に必要な生活機能がすでに衰退してきたときの積極的な生命終結の行為についても，委員会が医学的に他の2タイプと区別すべきでないとしたことに関し，報告書類は安楽死及び自殺幇助のときと同様のものを適用させ，報告手続を経る必要があるとした。

4　判　例

　このように，医学界を中心として議論がおき，安楽死に関する法改正への動きも高まってきたが，もともとは刑法上処罰の対象である安楽死事件は，裁判になることもあった。裁判所ではじめての安楽死事件が扱われたのは1952年である[31]。その後いくつかの地裁レベルでの判例を経て，1984年及び1986年の最高裁判決によってオランダにおける安楽死の合法化要件が確

---

(30)　Opinion of the Government of the Netherelands on the commission report concerning medical disions with regard to the end of the human life. 土本武司「安楽死とオランダ法——本年6月施行の改正法と関連規則等」判例時報1499号（1994年）3頁以下頁参照。

(31)　NJ1952 nr.580.

定したといえる。ここではこの二つの最高裁判例を取り上げたい。

（a） アルクマール事件

　1983年5月10日アルクマール（Alkmaar）地裁は，回復不可能な状態で，耐え難い肉体的苦痛のあった95才の女性患者を，安楽死させたホームドクターを無罪とした[32]。患者は頭もはっきりしており，自尊心が強く他人に頼って生きて行くことは耐え難いことであると考えていて，ホームドクターに書面及び口答で生命終結の意思を繰り返し表明していた。死の1週間前，病状が悪化して意識を失い，意識を回復したときには口を利くことも，口で栄養分を補給することもできなかった。その後一時回復し，先の状態には耐えられないとホームドクターに訴え，彼女の息子も母親の望みをかなえて欲しいと述べたため，被告人は他の医師にも相談し患者の要請に従う決意を固め，薬剤を注射して死に至らしめた。最期の場面には，彼女の息子夫婦と被告人の助手（医師）が立ち会った。

　地裁は，オランダ国民が次第に生命の終結に関する自己決定権を認めるに至っていること，及び認容されうる非暴力的な方法で生命を終結するために第三者の介助が必要となることもあることを認めた上で，本人の自由意思に基づく生命終結行為への第三者の介入は，形式的には刑法293条あるいは294条に該当するとしても実質的に違法性を欠くことがあるとした。そして，本件においては，真摯な要請について被告人の決意も慎重であったことから，行為が実質的違法性を欠くとして無罪とした。

　しかし，1983年11月17日，アムステルダム（Amsterdam）高裁は，刑法293条に該当し有罪，ただし9条a[33]により処罰免除という判決を下した[34]。違法性を欠くといえるほど被告人の行為が社会において一般に受け入れられているとはいえないとし，耐え難い苦痛についても，被告人である医師が被害者の生命を終結させた時点において「合理的に考えて安楽死以外に

---

(32) NJ1983 nr.407.
(33) 【9条a】裁判官は，当該事件の軽微性，行為者の人格，または行為時及び行為後の事情を鑑みて，適切であると考える場合には，不処罰または不処分の判断を下すことができる。
(34) NJ1984 nr.43.

苦痛を取り除く手段がなかった」ほど，耐え難いものと判断すべきであったということまでは十分に明らかになっていない，とし，被告人が刑法40条にいう不可抗力にあったという弁護側の主張も退けた。

　オランダ刑法40条は，当該行為者が他人の権利を侵害する違法行為を行なわなければ権利を守ることができないとき，あるいは，当該行為者が不可抗力の状態または緊急事態にあるときには無罪とする。その後安楽死行為の正当化事由として適用される「不可抗力」は，「義務の衝突（conflict van plichten）」であり，「緊急事態（noodtoestand）」と同意義に用いられる。これは，安楽死行為の場合，「生命を維持する義務」と「患者の望む最善の医療を患者に施し患者の尊厳を守る義務」という相互に相反する義務が衝突した緊急状態では，注意深く，特に医学的な倫理基準と医師が有していると期待されるような経験とに従ってその義務を衡量した結果，よく考慮して選択をした場合には，その行為は不可抗力の下での行為として正当化されるというものである[35]。

　さらに1984年11月27日，最高裁は，破棄差戻し判決を下した[36]。原審は苦痛の程度について十分な判断を下していないし，「良心による圧迫」という意味での不可抗力の主張を却下したことは正当であるが，「通常の医学的倫理基準に従って（良心による圧迫とは別の）不可抗力という状態が存在していたか」を審理すべきであったとしたのである。次の3点についても審理すべきであったとした。①苦痛に関して，医学専門的判断に従って，患者の人格がより醜悪な方向に退行すること，患者の耐え難い苦痛がさらに激化することが予想されたかどうか，②患者において人間らしい尊厳さをもって死することが，間もなく不可能になることが予想されたかどうか，③患者の苦痛を緩和する機会が残されているかどうか，である。本件では，「不可抗力」

---

(35) C.P.M.Cleiren en J.F.NIjboer, *Strarafrecht: Text & Commentaar*, (Kluwer, 1994) blz. 191-200. 40条に関してはその他，山下邦也「オランダにおける終末期医療決定と刑法──安楽死に関する判例法の展開とその周辺事情（1）」香川法学14巻3・4号（1995年）906頁以参照。

(36) NJ1985 nr.106.本判決に関しては，ペーター・タック（甲斐克則訳）「オランダにおける安楽死の法的諸問題」広島法学19巻1号（1995年）165頁以下，Carlos F. Gomez, *Regulating Death*, (Macmillan Inc., 1991) pp. 36-7, H. J. J. Leenen, Supreme Court's Decisions on Euthanasia in The Netherlands, *Medicine and Law*, 5, 1986, pp.349-51.

が適用されて安楽死が正当化される際の要件が箇条書きで明らかにされたわけではないが，以下の要件が備われば安楽死行為が正当化され得るとの最高裁の判断を示したと評価される[37]。①安楽死の要請は，完全に自由意思に基づいて自己決定したものであること。②患者の要請は十分に熟慮されて，永続的かつ持続的であること。③患者は回復する見込みがなく，身体的あるいは精神的に耐え難い苦痛が存在していること。④安楽死があくまで，最後の手段であり，他には方法がないこと。⑤医師によって実行されること。⑥安楽死を実行する医師は，安楽死の経験がある他の第三者的立場にある医師に相談すること，である。これらの要件は，日本での安楽死許容化要件を示した名古屋高裁の6要件や横浜地裁の4要件[38]と比較すると，患者の回復可能性の不存在，苦痛の存在，代替手段の不存在，患者の意思表示が要件とされている点では一致を見る。しかし，オランダでは，患者本人からの要請が特に重要視されている点，複数の医師の判断に委ねられている点に特徴があり，苦痛に関しては身体的な苦痛だけではなく精神的苦痛をも含めるとされている点が大きく異なっているといえよう。

差戻し審となったデン・ハーグ（Den Haag）高裁において，1986年9月11日，刑法40条の適用により被告人は無罪とされ，確定した[39]。

(b) 最高裁第2の事件

同年の1986年には最高裁で下された安楽死に関する第2の判決も出た[40]。進行した動脈硬化症の73才の友人に繰り返し要請されて，精神科医が安楽

---

(37) John Keown, The Law and Practice of Euthanasia in the Netherlands, *The Law Quarely Review*, 108, 1992, pp.51-78.（翻訳・渡部保夫，W・B・クリアリー，城下裕二「オランダにおける安楽死——法と実情」札幌学院法学11巻2号（1995）153頁以下。
(38) 名古屋高裁1962年12月22日判決（高刑集15巻9号674頁）。横浜地裁1995年3月28日判決（判例タイムズ877号1995年148頁以下）。
(39) rolnr.217184.
(40) NJ1984 nr.450. 本件に関しては，Jos V.M.Welie, The Medical Exception, Physicians, Euthanasia and the Dutch Criminal Law, *The Journal of Medicine and Philosophy*, 17, 1992, pp.419-27（紹介・石原明「医学特例——医師と安楽死とオランダ刑法」神戸学院法学23巻9号（1993年）93頁以下, p.421-5; Hans Joseph Scholten, Justification of Active Euthanasia, *Medicine and Law*, 5, 1986, pp.169-72.

死させたという事例で，患者は身体が衰弱しもはや回復の見込みはなく，医師の提供する医療も拒否して安楽死を望む旨を伝えていた。被告人医師は，他の医師とも相談し安楽死の方法を話し合い，さらに患者の意思を確認した上で薬物とワインを与えたが，患者は意識を失っただけで死には至らなかったため，薬物を注射して死に至らしめた。

1984年3月1日フローニンゲン（Groningen）地裁は，次の要件を必要とした上で，本件では①の要件を満たしていなかったため，有罪ただし処罰免除の判決を下した[41]。判決の言う要件とは，①患者を診察した他の医師に相談すること，②患者の容態が回復不可能でかつ耐え難い苦痛に悩まされていること，③明白で真摯で継続的な要請が患者自身の自由意思に基づくものであること，④他の解決方法が存在しないこと，⑤死への援助は最大限の慎重さを持って行われること，の要件である。本件において被告人である医師は他の医師に相談はしたが，自分自身も相談された医師も患者を診察していなかった。

同年レーウワーデン（Leeuwarden）高裁においては自由刑2月（執行猶予2年）の有罪判決が下された[42]。医師が医学的倫理基準に従えば形式的には法に抵触する行為であってもその行為は刑罰から除外されるという，いわゆる「医学特例（medisch exceptie）」による不可抗力の抗弁は，本件に関しては適用を否定された。

1986年10月21日の最高裁判決では，原審の高裁は，緊急事態と呼び得るような状況の存在，あるいは「心理的不可抗力（psychische overmacht）」の要件の存在について審理不尽として，破棄差戻しされた[43]。この際，心理的不可抗力も安楽死行為の正当化事由として認められることが確認された。

1987年2月27日のアーネム（Arnhem）高裁では，客観的に独立した他の医師の判断がなかったことはただちに，緊急事態の成立を排除するものではないとしながらも，今までの判決で述べられて来た客観的に独立した他の医師による「診断」だけではなく，自ら患者を「診察」してその結果に基づく判断を要求した[44]。さらに，被告人は緊急事態及び心理的不可抗力の主張

---

(41) NJ1984 nr.450.
(42) NJ1985 nr.241.
(43) NJ1987 nr.607. 本判決に関しては，Keown, p.55 参照。

に対する高裁の却下理由が不十分として再上告したが，1988年5月3日，最高裁は，上告趣意に理由なしとして上告棄却の決定を下すに至った[45]。心理的に強制された状態にあったのは，被告人の行為は精神科医であるという立場とは無関係に，患者の友人という立場にあったことからである，という主張に関しても，原審がその主張を認めなかったことを正当とし，一定の地位（本件においては精神科医）にある以上，心理的な圧力があったとしても，不可抗力の抗弁は認められないとされたのである[46]。

5　一般社会の反応・マスメディアの影響

そもそもオランダで安楽死の議論が進められたきっかけは，患者たちが自分たちの希望をかなえてくれた医師を刑事訴訟システムの枠から外したいということであった。一番最初の判例となった1973年のポストマ事件[47]では，患者たちが連帯の意を表するため，裁判傍聴の際には花を携えていたという[48]。

長い議論を経て，オランダでは多くの国民が安楽死に対して賛成の態度をとっており[49]，タブーとなっているわけではないので議論好きなオランダ国民は，しばしば，終末期についても話題にするといわれている。親しい友人から最期の場面に立ち会ってほしいという，「安楽死の場面の招待状」を受け取ったという話も聞くし，刑法を担当する大学教員が，刑法の授業で安楽死の問題を扱うと大教室に何人かは，授業後に自分の家族にも経験があると話に来る，と言っていた。

しかし，それでも，オランダのIKONという制作会社が，ALS筋委縮性側索硬化症の62歳のある患者が安楽死するまでのドキュメンタリー番組を制作し，非常に生々しい映像を放映すると，「個人的なことを放送すること」に関して勇気ある行動とみるほか，好意的でない反応を示す意見も多かっ

---

(44)　NJ1989 nr.391 blz.1405.

(45)　NJ1989 nr.391.

(46)　心理的不可抗力及びその前提となる保証人的地位（Garantenstellung）に関しては，本判決評釈 G. E. Mulder, NJ1989 nr.391 blz.1408-9, アルクマール事件最高裁判決評釈 TH. W. van Veen, NJ1985 nr.106 blz.467, その他，山下・前掲注（35）890頁参照。

(49)　P. J. van der Maas, L. Pijnenborg, J. J. van Delden, Dutch opinions on active euthanasia, 1966 through 1991, *JAMA*, 273(18), 1995, pp. 1411-4.

た[50]。番組では，進行する病状，患者夫婦の会話，医師の苦悩と決断が描かれ，本人が安楽死する日として選んだ誕生日に，医師がもう一度考え直す時間が欲しくはないかと質問し，患者は文字盤で「もう終わりにしよう」と答え，医師は薬物を注射して，眠りについた。同じ番組が，94年11月，日本のTBS系の番組でも放映されると，日本では，安楽死についての賛否の意見の他に，患者や患者の家族たちに死への圧力をかけているという批判が相次ぎ，視聴者に病気に関して誤解を与え闘病を支える患者家族にやりきれない思いを与えたとして，日本ALS協会は，TBSに抗議を申し入れた[51]。イギリスのBBCでも同じ番組が放映され，放送終了1時間後からスタジオで討論会が行われるなど反響は大きかったが，誤解を伴った批判も多く，当時のオランダ健康保健文化大臣は事情説明のための訪英を余儀なくされたという事態にまで発展した[52]。しかし，オランダでは，その反響が示すように，末期の迎え方は個人的なものであって，他者からの影響やプレッシャーを受けるというとらえ方をしない。その考え方が，オランダの安楽死問題の根本に存在しており，非常に重要だと思われるのである。

　オランダでは，多様性を重んじ，お互いの自己決定を尊重しあう風土ができている。貿易国として繁栄し，多様な民族との商業で栄えてきた歴史を有するオランダでは，多様な価値観が共存し，異質なものを排除するのではなく，共存する道を探ろうとする。その際には徹底的に議論もするが，そこには本音もとことん出し合うのである。自己主張をしつつ相手の主張も尊重する風土は，後述する，ホームドクター制と共に，患者と医師との対等な関係の構築の中に見ることができる。

---

(50)　Coen Verbraak, Beelden van een zelfgekozen dood: Documentairefilmer Nederhorst over 'Dood op Verzoek', Vrij Nederland 8 oktober 1994, blz. 42-45, Willem Jan Otten, *De allereerst Zendgemachtigde Euthanasist*, NRC Handelsblad, 28 oktober, 1994, de Volkskrant, 17 nobember, 1994.

(51)　星野一正「テレビ放映されたオランダ安楽死に対する異議を質す」時の法令1478号（1994年）55頁以下，1994年11月15日16日17日付新聞各紙，1994年11月21日付読売新聞，日経新聞，1996年2月2日付朝日新聞。

(52)　De telegraaf 16 maart, 1995.

V 患者の意思表示

最初に述べたように，安楽死要請の根拠となる「治癒不能」なケースには，身体的疾患のみならず，精神疾患をも含む。これはそのどちらも切り離すことが難しいからである。身体的疾患の患者であっても，死を望む患者の要請をそのまま受け入れるわけではなく，本人の自己決定を尊重しつつ，医学的に注意深く慎重に判断することが重要であるが，評価が難しいのは，たとえば，精神疾患のみの場合，精神的苦痛を理由にして死を望む場合である。本節では，比較的新しいこのような最高裁での事例について述べていく。

（a） シャボット事件[53]

改正遺体埋葬法が施行された直後の 1994 年 6 月 21 日，最高裁は，自殺幇助としては初めての判断として，有罪ただし刑罰免除を言い渡した[54]。これは精神的疾患に苦しむ 50 歳の女性患者 N に自殺幇助を要請され，精神科医（シャボット医師）が致死薬入りのカプセルと水薬を手渡し死亡させた事例で，第一審のアッセン（Assen）地裁は 1993 年 4 月 21 日，次のように判断して，不可抗力（overmacht）（40 条）により無罪とした。つまり，N にとっては耐え難く回復不可能な苦痛が継続的に存在し，被告人は可能なすべての治療方法を N に勧告したが，一貫して N が治療を拒絶していたので苦痛からの回復あるいは緩和は不可能であり，N は継続的に自由意思に基づいて十分に考慮して，自己のおかれた状況に対しても，提示された治療の可能性を含め

---

[53] シャボット事件については，拙稿「オランダにおける安楽死問題の行方——シャボット事件を中心に」日蘭学会会誌 22 巻 2 号 19-40 頁（1998 年）John Griffiths, Assisted Suicide in the Netherelands: Postscript to Chabot, *The Modern Law Review* vol. 58 November 1995 p. 895-97, Jphn Griffiths, Assisted Suiceide in the Netherlands: The Chabot Case, *The Modern Law Review* vol.58 March 1995 p. 232-48, 山下邦也「オランダにおける安楽死問題の新局面——オランダ最高裁 94 年 6 月 21 日判決を中心に」判例時報 1510 号（1995 年）3 頁以下，星野一正「本人の意思による死の選択——オランダの安楽死裁判史上新しい局面」時の法令 1484 号（1994 年）59 頁以下，土本武司「安楽死合法化の根拠と要件（上）」判例時報 1555 号（1996 年）156 頁以下。

[54] NJ1994 nr.656.

て十分に認識した上，死にたいという希望を表明したので，医師は，「生命を維持するという義務」と「患者の人格の尊重および最善のケアを与える義務」の二つの義務が相互に衝突する中で，緊急の選択をしなければならなかったという緊急状態での行為としたものである[55]。

その後，1993年9月30日レーウワーデン（Leeuwarden）高裁でも無罪とされた[56]後，以下の理由により上告された。①Nの苦痛は身体的な原因によるものではなく死期は迫っておらず，医師の行為は正当化され得ない，②Nは鬱状態であったので，精神科の患者による自殺幇助の要請は決して自由意思による要請にはなり得ないこと，③被告人が相談した専門家の直接的な診察を欠くので，緊急状態の抗弁の妥当性に欠ける。最高裁では①と②については退けたが，③については精神的な苦痛が理由で自殺幇助を求められた場合は，最低もう1名の医師が直接的に診察しない限り緊急避難の抗弁は適用されないとして，293条により有罪ただし刑罰なしとして確定した。精神科患者も一般に意思決定能力を有していて，精神的な苦痛も安楽死と自殺幇助の理由になりうること，患者を診察した他の医師の判断が必要とされることが，最高裁で確認された，画期的な判決であった。

（b） ブロンヘルスマ事件[57]

1998年には，86歳の元国会議員のブロンヘルスマ（Brongersma，以下「B」という）氏が「自分の存在自体の苦痛（existentieel lijden）」ということを理由に安楽死行為により死亡した。本件は一審で無罪となったものの，2審で覆されて有罪となり，被告人側が上告したが2002年の最高裁判決でも上告が棄却され有罪が確定した。本事例で安楽死したのが著名な人物であったことや，安楽死要請の理由が肉体的疾患にはまったく無関係でかつ自分の存在について苦痛を感じるという，精神的苦痛かどうかという非常に特殊なものであったこと，また，最高裁判例は，2002年の安楽死法制定後最初で

---

(55) W.R. Kastelein, Hulp bij zelfdoding bij medisch gezien niet-zieke patien, *Medisch Contact* vol.48, 1993, blz.1017-20.
(56) Medisch Contact nr.47 (1993) blz.1504-8.
(57) 本判決については，拙稿「死の自己決定——自殺と安楽死」精神保健研究49号 supple（2003），67頁以下．

あったこともあり，非常に話題となった事例である。

2000年，ハールレム（Haarlem）地裁は，「B氏の苦痛は，耐えがたく望みのない（精神的）苦痛という安楽死の要件に該当する」としてオランダ刑法40条を抗弁とした無罪とした。しかし，検察側が控訴し，2001年11月，アムステルダム（Amsterdam）高裁は，有罪ただし刑罰なしとした。裁判所は，B氏が「存在することについて苦しんでいた」のは確かだが，それは医学的なものではなく，医師はこのことについて判断する立場にないし，被告人医師は代替手段を探すべきで実行が早急すぎたものの，患者のための行為であったことを認めた。

一方で，KNMGは裁判の際，存在自体の苦痛に関しては安楽死の要件から除外されているわけではないが，枠外であり，不確かなものである，としている。その後，2002年12月にはオランダ最高裁が上告棄却し確定した[58]。

本判決では，安楽死の要件「耐え難く，望みのない苦痛」については，医学的あるいは精神医学的状態と結びついていなくてはならないとしているし，新安楽死法も「存在することの苦痛」については，想定していない。オランダでは精神的苦痛が安楽死要請の理由として認められているものの，その根底には疾患が必要であるとされているのである。

Ⅵ 死の自己決定を容認する背景

このようにオランダは，安楽死に関して患者の死の自己決定を容認する非常に先進的な制度を有しているが，その背景にあるのは，簡単に挙げるとすれば，次のようになるであろう。

第一に，オランダは医療制度や福祉制度が整っていることである。さらに，安楽死の要請が経済的理由であってはならないが，この点でもオランダでは保険制度が行き届き，長期にわたる医療についても完全に保障されている。医療技術が発達し，経済的な問題がなく，国のどこからでも誰にでも平等に医療と福祉にアクセスできなければ，安楽死を論じることはできないであろう。それらが保障されていなければ，いわゆる「滑りやすい坂」の危険があ

---

[58] NJ2003 nr.163.

る。さらに，オランダはホームドクター制がとられており，患者と医師との関係が密接でかつ良好であり対等である。そして，オランダ人の自己決定を尊重しあう風土も大きな要素である。

　現在，鎮痛医療についても積極的に議論していることも重要な点である[59]。実際には，痛みだけが安楽死要請の理由となっているわけではなく，自分の最期を自分で決めるという自己決定のひとつが安楽死要請であるが，諸外国からオランダの鎮痛医療について批判されることもあった。現在では，KNMGを中心に鎮痛医療についても多くの報告書を公刊している。

　次に，オランダは小さな国土であることもあり，安楽死制度に限らず法制度が柔軟に運用されている。遺体埋葬法や安楽死法の施行以前から，法的な根拠を有しないままに安楽死の届出制度を導入することが可能であったのはそのひとつの例であるし，薬物や売春等に関しても柔軟な法制度をもつことで知られている。安楽死行為が刑法上で一見禁止しているように見えながら，一定の枠組みの中では許容されてきた，という矛盾するような制度は，オランダ独自のものであり，たとえば麻薬政策でも用いられる。現在の制度は，国民の間での40年以上にわたる議論を踏まえた上で，届出義務がセーフガードとして運用されているのである。

　もちろんオランダの制度も完全なわけではなく，Ⅰ節で述べたように安楽死委員会の報告書によれば審査方法に新たな変更が加えられる予定であり，認知症患者の意思決定能力の判断についてはまだまだ議論が続いている。また，重度障害新生児の生命終結や後期妊娠中絶については，専門家委員会（de Centrale deskundigencommissie late zwangerschapsafbreking in een categorite 2-geval en levensbeëindiging bij pasgeborenen）による判断手続の制度は開始から数年経過しただけであるし，判断についての法的根拠が明らかとはいえない[60]。

---

(59) 　前掲注（2）ほか，ペーター・タック（甲斐克則訳）「オランダにおける緩和的鎮静と安楽死」ジュリスト1308号（2006年）174頁以下を参照。

(60) 　詳細は，拙稿「オランダ：重度障害新生児に対する生命終結問題の行方」小山剛・玉井真理子『子どもの医療と法（第2版）』（尚学社，2012年）302頁以下，同「オランダにおける後期妊娠中絶」香川大学法学会編『現代における法と政治の探求』（成文堂，2012年）185頁以下，参照。

オランダから学ぶべきことは，このような行為の是非ではなく，問題の所在を明らかにした上で，議論を進める姿勢ではないだろうか。オランダから見えてくるのは，まず医学的な判断を医師が行い，その上で事実上の当事者は支援を受けながら納得できる経過を経て決定を下すというプロセスの重要性である。自己決定が尊重されているそのプロセスの中では，複数の医師が予後を判断し，本人を診察したうえで，方針の決定を行っている。医師には決定に最終的な責任を有するという専門家としての役割が期待されており，決定後の届出義務が透明性の確保と行き過ぎる行為の歯止めを担っている。届出手続きは決して簡素ではないが，乱用を防止するためには安易に行われないような一定の基準が必要であるし，その手続きが複雑すぎれば秘密裏に行われてしまうというジレンマが生まれる。ただ，意思決定の過程とその結果には透明性が確保される必要があるし，オランダで医師が法に問われる可能性のある行為を届け出てきたという姿勢は学ぶべきところであろう。

　現代社会における死をめぐる医学的決定には，医学上の問題だけではなく，その国の社会的法的倫理的土壌が色濃く反映され，法的評価もさまざまである。現実的な問題を見据えつつあるべき姿を探るオランダのアプローチには学ぶべき点が多いと思われる。

4　医師による自殺幇助(医師介助自殺)

神馬幸一

Ⅰ　は じ め に
Ⅱ　医師介助自殺の刑法的位置付け
Ⅲ　医師介助自殺が合法化されている諸外国の特徴
Ⅳ　医師介助自殺問題を巡る法意識
Ⅴ　ま と め

I　はじめに

　不治の病により耐え難い苦しみに苛まれている患者が止むを得ない事情で自殺を要請する場合，その自殺の遂行を医師が何らかのかたちで手助けする行為（以下，これを「医師による自殺幇助（Physician-Assisted Suicide：PAS）」又は「医師の致死薬処方による自殺（Doctor-Prescribed Suicide：DPS）」に代えて「医師介助自殺[1]」と表現する）に対し，どのような法的評価が下されるべきであろうか。近年，このような医師介助自殺は，法的に許容されるべきだという主張が諸外国において強く展開されている[2]。実際に，このような傾向は「自殺する権利」を許容する政治的運動に後押しされて，医師介助自殺を合法とする地域が世界各国でも幾つか存在している。2012年10月現在，オランダ・ベルギー・ルクセンブルクのベネルクス3国，アメリカ合衆国の

---

(1) 　ドイツ語圏では「介助（Beihilfe）」という言葉を刑法上の従犯を意味する「幇助（Gehilfe）」と異なり，対等の地位にある者同士の助け合いという特殊な意味合いで用いることがある。本稿でも，そのような用例に従い，違法の意味合いが強い「自殺幇助」と適法の意味合いを有する「自殺介助（又は介助自殺）」とを使い分ける。

(2) 　医師介助自殺に関する最近の比較法的分析として，LEWY, Guenter, Assisted death in Europe and America, Oxford University Press,(2011)；GRIFFITHS, John / WEYERS, Heleen /ADAMS, Maurice, Euthanasia and law in Europe, Hart Publishing, (2008)；MCDOUGALL, Jennifer Fecio / GORMAN, Martha, Euthanasia：A Reference Handbook, 2nd. Ed., ABC-CLIO,(2008)；BIRNBACHER, Dieter/DAHL, Edgar (Ed.), Giving Death a Helping Hand, Springer,(2008). 外国における最新の法的状況に関しては，自殺する権利の擁護団体である「ERGO（Euthanasia Research & Guidance Organization）」のウェブサイト（www.finalexit.org/index.html）及び「PRC（The Patients Rights Council）」のウェブサイト（www.patientsrightscouncil.org）において，入手可能である。また，平成23年度科学研究費補助金（基盤研究B：23320001）研究グループ『生命倫理研究資料集Ⅵ：世界における終末期の意思決定に関する原理・法・文献の批判的研究とガイドライン作成』147頁以下（富山大学大学院医学薬学研究部医療基礎学域哲学研究室，2012年）は，ベネルクス3国の終末期医療に関する最近の比較法的状況を伝えるものとして有用である。医師介助自殺に関するアメリカ合衆国3州，スイス連邦，ドイツの動向に関しては，神馬幸一「医師による自殺幇助（医師介助自殺）」甲斐克則＝谷田憲俊（編）『安楽死・尊厳死（シリーズ生命倫理学：第5巻）』163頁以下（丸善，2012年）参照。

図表1：医師介助自殺が合法化された諸地域（2012年10月時点）

地域（成立順）	合法化された内容	根拠法令（成立時）
スイス	法的な判断能力を有する者に対する「利己的な動機」によらない医師介助自殺は許容される。対象者をスイス居住者に限定するかは，議論中。	スイス連邦刑法典（1942年成立）115条の解釈論
USA オレゴン州	18歳以上の判断能力を有する成年で，6箇月以内に死に至る終末期の病状にあるとの診断が下された者に対する医師介助自殺は許容される。対象者は，オレゴン州居住者に限定される。	尊厳死法（1994年成立）
オランダ	自殺の要請が任意で熟慮されたものである場合，改善の見込みのない耐えがたい苦痛に苛まれている18歳以上の成年に対する積極的安楽死・医師介助自殺は許容される。12歳以上16歳未満の未成年者の場合は，親の同意が必要となる。16歳以上18歳未満の未成年者の場合は，意思決定の際に親も関与しなければならない。対象者は，オランダ居住者に限定される。	要請に基づく生命終結および医師介助自殺（審査手続）に関する法律（2001年成立）
ベルギー	自殺の要請が任意で熟慮されたものである場合，改善の見込みのない身体的・精神的苦痛に苛まれている18歳以上の成年又は法的な後見から離脱した15歳以上の者で，判断能力を有する者に対する積極的安楽死は許容される（医師介助自殺は，法令上，明確には規定されていない）。対象者は，ベルギー居住者に限定される。	安楽死に関する法律（2002年成立）
ルクセンブルク	自殺の要請が任意で熟慮されたものである場合，改善の見込みのない身体的・精神的苦痛に苛まれている18歳以上の成年に対する積極的安楽死・医師介助自殺は許容される。対象者は，ルクセンブルク居住者に限定される。	安楽死および自殺幇助に関する法律（2008年成立）
USA ワシントン州	18歳以上の判断能力を有する成年で，6箇月以内に死に至る終末期の病状にあるとの診断が下された者に対する医師介助自殺は許容される。対象者は，ワシントン州居住者に限定される。	尊厳死法（2008年成立）
USA モンタナ州	判断能力を有する者に対する医師介助自殺は許容される。対象者は，モンタナ州居住者に限定される。	判例法（2009年12月31日モンタナ州最高裁判決）

3州（オレゴン州，ワシントン州，モンタナ州），スイス連邦において，立法上・判例上・解釈上，医師介助自殺を合法的に行うことが可能とされている[3]。この世界の法的状況を一覧化して概観すると**図表1**のようになる。

このような国際的な潮流と比較して，我が国では，現在までに，医師介助自殺が世論において注目されたという経験は，ほとんど皆無であるように思われる。しかし，我が国の終末期医療の現場でも，医師による「延命治療の差し控え・中止」を巡る刑事事件が耳目を集め，絶え間なく議論を喚起している現状がある[4]。この延命治療の差し控え・中止において，それが本人の主導的な行為によるものと判断され得る場合，それは，ある意味，医師の手を借りた自殺であると評価することも可能であろう。終末期医療の現場における無用な混乱を避けるためにも，この医師介助自殺における解釈論上の問題に関して，包括的な検討を加える必要性が認められるべきかと思われる。

そこで，本章では，この論点に関して，議論の蓄積を有する諸外国の状況を確認し，比較法的な視点から，医師介助自殺に関する法政策の在り方を検討する。

先ず，第1に，医師介助自殺の刑法的意味を比較法的に確認する。第2に，医師介助自殺が合法化されている諸外国において，具体的に，どのような法政策が採用されているのかを比較対照する。第3に，医師介助自殺が合法化されている諸外国において，その法政策の背景にある国民の法意識を分析する。最後に，医師介助自殺の是非も含めて，医師介助自殺が許容されるためには，何が前提条件（法的要件）とされるべきかの検討を行う。

（3）　この他にも，イングランド及びウェイルズにおいて，医師介助自殺は，犯罪ではあるものの，検察当局の裁量として不起訴処分される余地がある。イングランド及びウェイルズに関する最近の法的議論状況に関しては，神馬幸一（訳）「イギリス『臨死介助に関する委員会』最終報告書の要約」静岡大学法政研究17巻1号312頁以下（2012年）参照。
（4）　例えば，最決平成21年12月7日刑集63巻11号1899頁（いわゆる「川崎協同病院事件」最高裁決定）。この事件も含め，我が国における延命治療の差し控え・中止の問題に関しては，既に多数の論稿が公刊されている。

II　医師介助自殺の刑法的位置付け

　本節では，医師介助自殺を検討する前提として「何が，医師介助自殺に当たるのか」という定義を確認する。特に終末期医療の臨床現場で問題となる「安楽死（臨死介助）[5]」との用語上の差異は，法的に重要である。

1　自殺要請者の判断能力に関する要件

　自殺が他者により強制されたもの又は誘導されたものであるのならば，そもそも法的に有効な自殺とは認められない[6]。自殺の意味を自殺者が理解できていない場合も同様である[7]。これらの場合，自殺者の意思決定は，法的な観点から尊重するに値しないものとされ，このような状況に第三者が関与すると，場合によっては，自殺を模した殺人罪（他殺）を犯したものと評価され得る。したがって，医師介助自殺の法的許容性を論じるためには，その前提として，法的に有効な自殺を実施するだけの判断能力が患者において認められることが決定的に重要とされる。

　この点に関して，例えば，実体法（刑法・民法）の解釈として，医師介助自殺を許容する余地を認めているスイスの議論が参考になるように思われる[8]。スイスでは，自殺も含め，全ての意思決定のための総則的規定として，スイス民法16条における「判断能力（Urteilsfähigkeit）[9]」という法的概念

（5）　いわゆる「安楽死（臨死介助）」という概念の用法に関しては，甲斐克則『安楽死と刑法（医事刑法研究：第1巻）』2頁以下（成文堂，2003年）参照。

（6）　金築誠志「第202条：自殺関与及び同意殺人」大塚仁ほか（編）『大コンメンタール刑法（第2版）第10巻』352頁（青林書院，2006年）参照。

（7）　金築・前掲注（6）350頁参照。

（8）　SCHWARZENEGGER, Christian, Selbstsüchtige Beweggründe bei der Verleitung und Beihilfe zum Selbstmord (Art. 115StGB), in：PETERMANN, Frank Th.(Hrsg.), Sicherheitsaspekte der Sterbehilfe, Institut für Rechtswissenschaft und Rechtspraxis der Universität St. Gallen, S.81ff., (2008). 本稿を訳出したものとして，シュワルツェネッガー，クリスティアン（神馬幸一訳）「自殺の誘導及び介助（スイス刑法第115条）における利己的な動機」静岡大学法政研究13巻2号320頁以下（2008年）参照。

（9）　BINDER, Hans, Die Urteilsfähigkeit in psychologischer, psychiatrischer und juristischer Sicht, S.1ff., (1964). このスイス民法上の概念であるUrteilsfähigkeitは，

が引き合いに出されている[10]。そして，この条文の理解によれば「幼年者であるとか，精神疾患，知的障害，酩酊状態その他の類似の状況により，合理的な行動をするための能力が欠けた者」のみが判断無能力とされる[11]。

ただし，このスイス法の解釈論における判断能力の評価が個別具体的な状況に左右されるものと考えられている。この点には，注意を要する。これは「判断能力の相対性（Relativität der Urteilsfähigkeit）」と表現されている[12]。すなわち，ある同一人物であっても，単純な事柄であるならば判断能力を有しながら，複雑な事柄に関しては判断無能力である場合もあり得る。したがって，例えば，精神疾患に罹患していること自体が必然的に全ての事柄に関する判断無能力を帰結するわけではない[13]。自殺の意思決定に関する法的な能力の評価においても，様々な状況を考慮に入れながら，個別具体的に判断する必要がある[14]。しかし，自殺という重篤な結果を正確に理解するだけの知的な能力に欠けている年少者においては，一般的に自己答責的な自殺は行えないものとされており，更に精神疾患に罹患している者及び酩酊者の場

Einsichtsfähigkeit（認識能力・事理弁識能力）と Willensfähigkeit（意思能力）という2側面の要素によって構成されるものであり，日本の民法における講学上の概念である「意思能力」とは，厳密には異なるものと思われる。したがって，日本の民法上にはない用語である「判断能力」という訳語を使用した。特に BINDER, a.a.O., S.40 において「判断能力とは，全ての者において，その者が内的な感覚に意識を向ける過程で，多かれ少なかれ，暗澹としたかたちで体験された衝動的で精神的な態度や性向を自覚的に把握し，それを熟慮した上で整理し，感情に適合したかたちで評価し，そのような内的な意思的活動を通して変わり得るところの思慮分別の結果として，自我に由来する自覚的な行為において示されるものである」と説明されている。

(10) BUCHER, Eugen, Das Horror-Konstrukt der "Zwangsmedikation"：zweimal (ohne Zuständigkeit) ein Ausflug ins juristische Nirwana, Zeitschrift des Bernischen Juristenvereins137, S. 789ff., (2001)；RIPPE, Klaus Peter/SCHWARZENEGGER, Christian/BOSSHARD, Georg/KIESEWETTER, Martin, Urteilsfähigkeit von Menschen mit psychischen Störungen und Suizidbeihilfe, Schweizerische Juristen-Zeitung101H.4, S.81ff.,(2005).
(11) SCHWARZENEGGER, a.a.O.(8), S.87.
(12) SCHWARZENEGGER, a.a.O.(8), S.86.
(13) スイス連邦最高裁の判例として BGE 124 III 5；127 I 6.
(14) BUNDESAMT FÜR GESUNDHEIT (Hrsg.), Suizid und Suizidprävention in der Schweiz, S.17,(2005).

合には，自殺に関する判断能力が圧倒的に欠如しているものとされている[15]。

2 行為支配性に関する要件

　安楽死とは，死期が間近な患者の苦痛を軽減するために，その患者の要請に従って，患者における死期が早まる危険性を認容した上で，そのような結果を第三者が惹き起こす行為として説明される。一方，医師介助自殺とは，自殺を決意している患者のために，その自殺に関して医師が何らかの助力を与える行為として説明される。すなわち，安楽死は「他殺」を遂行することであり，医師介助自殺は「自殺」を手助けすることである[16]。安楽死の場面では，第三者に行為支配性が認められる。これに対して，医師介助自殺は，自殺を決意している患者に行為支配性が認められる。この行為支配性という観点から，医師介助自殺の場面においては，患者自身に自殺を遂行するだけの余力が残されていなければならない。したがって，患者が瀕死の状態になるよりも前の段階，すなわち，未だ死期が間近に迫っていないような段階においても，医師介助自殺の問題は，検討される余地が生じる[17]。

　したがって，不治の病により耐え難い苦痛に苛まれている患者が自殺の意味を十分に理解し，完全に第三者から独立して意思決定をし，その自殺行為を自ら制御できるような場合に，医師介助自殺は，その正当化を検討する余地が生じる[18]。

3 自殺関与の当罰性

　自殺は，既遂のみならず，未遂においても，不可罰とされなければならな

---

(15) SCHWARZENEGGER, a.a.O. (8), S.87.
(16) 自殺関与罪と同意殺人罪の区別に関して，金築・前掲注（6）348頁参照。
(17) 例えば，このような理解を示すものとして KUNZ, Karl-Ludwig, Sterbe- und Suizidhilfe in der Schweiz, S.1, (2007). 〈www.krim.unibe.ch/unibe/rechtswissenschaft/isk/content/e2464/e2477/files2478/Kunz_Sterbe_und_Suizidhilfe_ger.pdf〉. 本稿を訳出したものとして，クンツ，カール＝ルートヴィヒ（神馬幸一訳）「スイスにおける臨死介助及び自殺介助」静岡大学法政研究13巻2号266頁以下（2008年）参照。
(18) 自己答責性という概念から自殺関与罪と同意殺人罪の区別を説明するものとして，塩谷毅『被害者の承諾と自己答責性』84頁以下（法律文化社，2004年）参照。

いという理解が自由主義的な国家観において，長い間，自明のものとされてきた[19]。この自殺の不可罰性に加え，いわゆる「共犯の従属性」という刑法上の一般原則を考慮すれば，自殺に対する共犯（教唆・幇助）を不可罰とする法制度の採用も考えられる。例えば，ドイツでは，実際に自殺関与が非犯罪化されている[20]。

しかし，このような自殺に対する共犯を不可罰とする法制度は，生命を最高の法益とする立法者の意思に反し，その濫用が懸念されることから，自殺関与の犯罪化を選択している国もある。例えば，オーストリア（及び日本）では，自殺関与が犯罪化されている[21]。

更に，折衷的な解決策として，特別な主観的要素を採用することで，自殺関与の部分的な禁止（又は解禁）を講じた国もある。例えば，スイスでは，自殺関与は「利己的な動機」という主観的要素が確認される場合に可罰的であるとされている[22]。

このように同じドイツ語圏に含まれる諸外国（ドイツ・オーストリア・スイス）においても，自殺関与の法的評価は異なる。このことを鑑みても，自殺関与の当罰性は，自殺の法的性質から論理必然的に導けるものではない。

翻ってドイツ法の影響を強く受けている我が国の刑法学説を鑑みれば，自殺自体の評価に関して，それを違法とする説と適法とする説の両者が存在す

---

[19] 安楽死・臨死介助の問題も含めて，（ドイツでは非犯罪化された）自殺関与罪の歴史的展開を紹介するものとして GROSSE-VEHNE, Vera, Tötung auf Verlangen (216 StGB), "Euthanasie" und Sterbehilfe, Berliner Wissenschafts-Verlag, (2005).

[20] ドイツの議論に関しては，ROXIN, Claus, Zur strafrechtlichen Beurteilung der Sterbehilfe, ROXIN, Claus / SCHROTH, Ulrich.(Hrsg.), Handbuch des Medizinstrafrechts, 4. Aufl., S. 108 ff.,(2010). 日本語による紹介として，最近のものは，只木誠「医師による自殺幇助の可罰性について──ドイツの理論状況の紹介」同『刑事法学における現代的課題』127頁以下（中央大学出版部，2009年），甲斐・前掲注（5）65頁以下参照。

[21] 若尾岳志「オーストリア刑法における自殺関与及び要求にもとづく殺人」早稲田大学大学院法研論集105号182頁以下（2003年）参照。

[22] スイスにおける医師介助自殺の問題に関しては，神馬幸一「組織的自殺介助問題を巡るスイスの議論状況」静岡大学法政研究13巻2号440頁以下（2008年），シュワルツェネッガー（神馬訳）・前掲注（8）320頁以下，クンツ（神馬訳）・前掲注（17）266頁以下参照。

る。しかし，結論的には，自殺を不可罰とするのが一般的とされている[23]。

そのような自殺の理解を前提にして，我が国における自殺関与罪の理論的関心は，一般的に不可罰とされる自殺に関与する行為が，なぜ，我が国の刑法202条により可罰的とされるのかというところにある。確かに，この問題は，共犯の従属性という刑法上の一般原則に矛盾を突き付けるものである。その矛盾に対し，体系的で整合性のある説明を付与することに日本の刑法学説は，精力を注いできた[24]。

しかし，この論点における結論を急ぐと，どの学説においても，現行刑法において202条が存在する以上，他者が自殺に関与すれば，原則として可罰性を帯びてくるということに変わりがない。そこで，問題となるのは，医師自殺介助という特殊な自殺関与形態も，一律に全て処罰されなければならないのかということであり，そこにおいて例外的に正当化され，不可罰とされるべき要件（阻却事由）は，見出せないのかということが論じられなければならない[25]。

この点に関して，安楽死（臨死介助）の類型化を参考にして，自殺関与に関しても，積極的な作為形態である「積極的自殺関与[26]」と消極的な不作為形態である「消極的自殺関与[27]」という類型化を採用する見解が注目され

---

(23) 金築・前掲注（6）346頁参照。
(24) 自殺関与罪の可罰性に関しては，井田良「講座・刑法各論の最新争点（3）自殺関与罪と同意殺人罪」刑事法ジャーナル4号133頁以下（2006年），金築・前掲注（6）346頁以下，塩谷・前掲注(18) 99頁以下，曽根威彦「自己決定の自由と自殺関与罪」西原春夫ほか編『刑事法の理論と実践』261頁以下（第一法規，2002年），中山研一『安楽死と尊厳死』191頁以下（成文堂，2000年），吉田宣之「自殺教唆・幇助罪の処罰根拠」西原春夫・渥美東洋編『刑事法学の新動向［上巻］』547頁以下（成文堂，1995年），谷直之「自殺関与罪に関する一考察」同志社法学230号121頁以下（1993年），秋葉悦子「自殺関与罪に関する考察」上智法学論集32巻2＝3号137頁以下（1989年）参照。
(25) 中山・前掲注(24) 205頁において，医師介助自殺を「辛うじて『不可罰的な行為』の類型にとどまる」と評価している点も，例外を認め得る同様の趣旨によるものかと思われる。
(26) 例えば，ドイツのHackethal事件，アメリカのKevorkian事件のように，致死薬の摂取ないしは自殺装置による作為的態様を意味する。
(27) 例えば，ドイツのWittig事件のように自殺患者における真摯な願望に応じて死にゆくにまかせる不作為的態様を意味する。

る[28]。その見解によれば，前者の「積極的自殺関与」においては，正当化が困難であり，場合によっては，責任阻却が認められるにすぎない一方で，後者の「消極的自殺関与」においては，その違法性判断において，正当化の余地を認めるという理論構成が提案されている。

4　小　括

以上，本節の小括として，医師介助自殺の刑法的位置付けを整理すると，以下の図表2のように，まとめることができる。

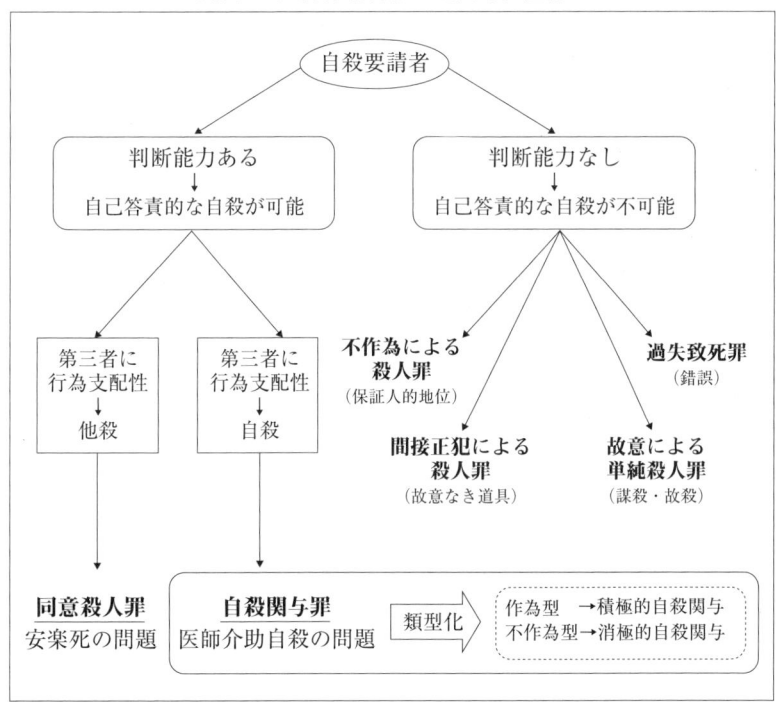

図表2：医師介助自殺の刑法的位置付け

```
                          自殺要請者
                         ／        ＼
            判断能力ある              判断能力なし
          自己答責的な自殺が可能     自己答責的な自殺が不可能
           ／        ＼              ／            ＼
    第三者に      第三者に      不作為による        過失致死罪
    行為支配性    行為支配性      殺人罪            （錯誤）
      他殺        自殺        （保証人的地位）

                              間接正犯による       故意による
                                殺人罪           単純殺人罪
                             （故意なき道具）    （謀殺・故殺）

    同意殺人罪    自殺関与罪    類型化 ⇒   作為型 →積極的自殺関与
    安楽死の問題  医師介助自殺の問題       不作為型→消極的自殺関与
```

――――――――――
(28)　甲斐克則『医事刑法への旅Ⅰ［新版］』218頁以下（イウス出版，2006年）参照。

Ⅲ 医師介助自殺が合法化されている諸外国の特徴

　医師介助自殺が合法化されている諸外国の議論は，その問題が各国の終末期医療の中で，どのように位置付けられているのかに関する有意義な情報を提供する[29]。そこで，本節においては，長年に亘って医師介助自殺が運用されている 4 地域に対象を絞り，医師自殺介助に関する法制度の内容的特徴を比較する。その 4 地域とは，オランダ[30]，ベルギー[31]，アメリカ・オレゴン州[32]，スイス[33]である。

---

(29) 比較法的な考察として，前掲注（2）で紹介した文献の他に，五十子敬子『死をめぐる自己決定について（新装・増補改訂版）』（批評社，2008 年），甲斐・前掲注（28）208 頁以下，同・前掲注（5）177 頁以下，盛永審一郎「オランダ・ベルギー・ドイツにおける『安楽死』に関する現状（1）」研究紀要（富山医科薬科大学一般教育）30 号 27 頁以下（2003 年），町野朔ほか（編）『安楽死・尊厳死・末期医療』（信山社，1997 年）参照。

(30) 2001 年に制定されたオランダ「要請による生命終結及び自殺幇助に関する（審査手続）法律」に関しては，既に多数の論考において紹介されている。例えば，法学研究者による主要な論稿として，タク，ペーター（甲斐克則編訳）『オランダ医事刑法の展開』1 頁以下（慶應義塾大学出版会，2009 年）所収の論文，山下邦也『オランダの安楽死』233 頁以下（成文堂，2006 年）所収の論文，土本武司「オランダ安楽死法」判例時報 1833 号 3 頁以下（2003 年），ベルト，ホルディン（川口浩一訳）「オランダにおける安楽死と医師による自殺幇助の寛容政策から法律的規制への転換」姫路法学 34/35 号 215 頁以下（2002 年），五十子敬子「安楽死と疼痛緩和医療：オランダ『要請による生命の終結および自殺幇助（審査手続き）法』施行を機に考える」尚美学園大学総合政策研究紀要 3・4 号 9 頁以下（2002 年），タク，ペーター（上田健二＝浅田和茂訳）「オランダ新安楽死法の成立について［含コメント］」同志社法学 53 巻 5 号 1843 頁以下（2002 年），大嶋一泰「安楽死をめぐる課題と展望——オランダにおける『嘱託に基づく生命の終焉と自殺援助の審査法』の成立を契機として」現代刑事法 3 巻 11 号 69 頁以下（2001 年）が挙げられる。また，本法が成立するまでの背景の事情に関しては，平野美紀「オランダにおける安楽死問題の行方——シャボット事件を中心に」日蘭学会会誌 22 巻 2 号 19 頁以下（1998 年），同「オランダにおける安楽死の現状とその背景」日蘭学会会誌 21 巻 1 号 1 頁以下（1996 年）が参考になる。

(31) 2002 年に制定されたベルギー「安楽死法」に関しては，磯部哲＝本田まり（訳）「安楽死に関する 2002 年 5 月 28 日の法律（ベルギー王国）」医療と倫理 4 号 85 頁以下（2003 年），吉川真理「ベルギーの安楽死法について」秋田公立美術工芸短期大学紀要 7 号 81 頁以下（2002 年）参照。

具体的には，医師介助自殺の濫用を防止するための内容として主要な事柄を8点の領域に分類し，それらを以上の4地域において比較する。それらの領域とは（1）介助の方法，（2）介助要請の方法，（3）対象者の病状に関する要件，（4）対象者の年齢に関する要件，（5）診察手続の要件，（6）介助者の資格要件，（7）医療的ケアに関する実質的要件，（8）監督手続の要件という8点の事柄である[34]。

1 介助の方法

オランダでは「要請による生命終結及び自殺幇助に関する（審査手続）法律（安楽死等審査法）」において設定される「十分な配慮義務の基準（Due care criteria）」を要件にして，安楽死と医師介助自殺の実施が法的に許容されている[35]。

ベルギーでは「安楽死法」により，医師による安楽死が許容されている[36]。しかし，医師介助自殺に関しては，法令上，明確に規定されているわけではない。安楽死の監督機関である「連邦監督評価委員会（Commission fédérale de contrôle et d'évaluation：CFCE）」の理解によれば，医師介助自殺も同法の適用対象の範囲に含まれるものと解釈されている[37]。

オレゴン州では「尊厳死法」により，患者が致死薬を自己投与するために，その処方箋を医師が交付するという態様のみが合法化されている[38]。した

---

(32) 1994年の制定時から2006年のGonzales v. Oregon事件まで継続して展開されたオレゴン州「尊厳死法」の存廃に関する法廷闘争に関しては，既に数多くの論稿において紹介されているので，ここでは省略する。オレゴン州「尊厳死法」の内容を詳細に報告するものとして，久山亜耶子＝岩田太「尊厳死と自己決定権——オレゴン州尊厳死法を題材に」樋口範雄＝土屋裕子編『生命倫理と法』51頁以下（弘文堂，2005年）参照。
(33) スイスの状況に関しては，神馬・前掲注(22) 440頁以下，シュワルツェネッガー（神馬訳）・前掲注(8) 320頁以下，クンツ（神馬訳）・前掲(17) 266頁以下参照。
(34) 同様の視点で比較法的な分析を加える報告書として，LEWIS, Penney / BLACK, Isra, The effectiveness of legal safeguards in jurisdictions that allow assisted dying, Demos, (2012), pp.4 ff.
(35) オランダ安楽死等審査法2条1項，オランダ刑法293条2項。
(36) ベルギー安楽死法3条1項。
(37) LEWIS / BLACK, supra note 34, at 5.
(38) オレゴン州尊厳死法 Or. Rev. Stat. 127.800 §1.01 (7).

がって，同州では，それ以外の態様による医師介助自殺は許容されておらず，安楽死も認められていない。

スイスでは，前述したように他者の自殺に関与する際，その関与者において利己的な動機がある場合，スイス刑法115条により，関与行為は犯罪とされる。その反対解釈により，そのような利己的な動機がなければ，自殺関与は，犯罪にならない[39]。スイス国内において医師介助自殺は，国際的にも有名な「Dignitas」，「Exit」という死ぬ権利を支援する非営利団体により準備された枠組の中で実施される（一般的には，オレゴン州と同様に医師により致死薬の処方箋が患者に交付される）。これらの非営利団体が実施する医師介助自殺は，利己的な活動ではないという法律実務（法解釈）がスイスでは定着していることから，スイスでは1980年代から組織的な医師介助自殺が合法的に実施されている[40]。

2 介助要請の方法

オランダにおいて，患者の要請は「任意のものであり，熟慮されたもの」でなければならないと規定されている[41]。更に，患者は，そのような要請を行うに十分な判断能力を有していなければならない。患者の判断能力に疑わしい点がある場合，主治医は，別個に精神科医の意見を聞くべきと考えられている。また，そのような患者の要請は，十分に情報提供された上でのものでなければならない[42]。法令上，患者の要請が書面でなされることは求められていない。しかし，判断能力のある者が書面による要請を行った後において判断能力を失った場合，その判断能力がある時点での要請は，法令上，有効とされている[43]。

ベルギーにおいて，患者は「法的に判断能力」がある者とされ，その要請は「完全に任意のものであり」「外部的な圧力によらない」ものでなければならないと規定されている[44]。医師には，患者に対して「その健康状態と余

---

(39) LEWIS / BLACK, supra note 34, at 5.
(40) 神馬・前掲注(22) 440頁以下参照。
(41) オランダ安楽死等審査法2条1項a号。
(42) オランダ安楽死等審査法2条1項c号。
(43) オランダ安楽死等審査法2条2項。

命」及び「採用可能な治療と緩和の方針に加え，それらの帰結」に関する十分な情報を提供することが義務付けられている[45]。患者の要請は，書面でなければならない[46]。判断能力が失われる前の要請も，厳格な手続を踏まえれば有効とされている[47]。

オレゴン州では，判断能力，任意性，情報提供に関する要件の詳細が法令上，規定されており，その患者の要請は，書面で記録され，手続としては，2名以上の医師により，法的要件が確認されることになる[48]。

スイスでは，前述したように，自殺が熟慮されたものであると評価できるだけの判断能力が患者に求められている。すなわち，医師は，自殺を要請する者の意思決定を慎重に鑑定し，民法典の基準に沿うかたちで患者の判断能力を評価しなければならない。死ぬ権利の支援団体も同様に，独自の鑑定基準を開発している[49]。

3 対象者の病状に関する要件

オランダでは「主治医は，患者の苦痛が持続的なものであって，かつ耐え難いものであることを確信していなければならない」と規定されている[50]。患者は，終末期の状況である必要はなく，そこにおける苦痛は，肉体的なものだけではなく，精神的なものも含まれる。ここにおける十分な配慮義務の基準は「患者の状況に鑑みて，合理的な選択肢がない」と法令上，規定されている[51]。

ベルギーでは「持続的で耐えることのできない肉体的又は精神的苦痛が軽減されることのなく，医療が役立たない状況にあり，病気又は事故により重篤で不治の障碍が発生している状況にある患者」と規定されている[52]。その

---

(44) ベルギー安楽死法3条1項。
(45) ベルギー安楽死法3条2項1号。
(46) ベルギー安楽死法3条4項。
(47) ベルギー安楽死法4条。
(48) オレゴン州尊厳死法 Or. Rev. Stat. 127.805 § 2.01.
(49) LEWIS / BLACK, supra note 34, at 7.
(50) オランダ安楽死等審査法2条1項b号。
(51) オランダ安楽死等審査法2条1項d号。
(52) ベルギー安楽死法3条1項。

患者が終末期の状況である必要はなく，患者が「明らかに近い将来の内に死ぬ状況にはない」場合，更なる手続的要件が必要とされている[53]。

オレゴン州では，患者が終末期の状況であることが求められている。それは「不治で不可逆的な病気であることが医学的に確証され，合理的な医学的判断内では，6箇月以内に死がもたらされること」と定義されている[54]。

スイスでは，利己的ではない医師介助自殺は，その患者の病状に限定されることなく，合法的であると考えられている。但し，患者の精神的苦痛の評価に関して，2006年11月3日にスイス連邦最高裁は，その苦痛が「その者の人生において生きる価値が無いに等しい程の苦痛」を実質的な要件とする判決を下している[55]。

4 対象者の年齢に関する要件

オランダでは，原則として，18歳以上の成年者を安楽死又は医師介助自殺の対象としており，未成年者に対しては，更に例外的な手続規定を用意している。すなわち，16歳以上18歳未満の未成年の患者で「自己の利益を合理的に評価することができる」者は，安楽死又は医師介助自殺を要請することができる[56]。そして，親又は後見人には，その要請に関する意見を聞かなければならない。しかし，親又は後見人には拒否権はない。12歳以上16歳未満の患者も同様の判断能力に関する基準を満たしていなければならず，この場合には，親又は後見人の同意が必要とされる[57]。

ベルギーでは，18歳以上の成年の患者及び15歳以上の未成年者であっても親権から離脱した患者において，法令上，安楽死が許容されている[58]。

オレゴン州では，法令上，18歳以上の成年の患者のみが医師介助自殺の対象とされている[59]。

スイスでは，対象者の年齢に関しては，限定されていない。しかし，前述

---

(53) ベルギー安楽死法3条3項。
(54) オレゴン州尊厳死法 Or. Rev. Stat. 127.800 §1.01 (12)。
(55) BGE 133 I 58.
(56) オランダ安楽死等審査法2条3項。
(57) オランダ安楽死等審査法2条4項。
(58) ベルギー安楽死法3条1項。
(59) オレゴン州尊厳死法 Or. Rev. Stat. 127.800 §1.01 (1)。

したように，未成年者の場合，自殺に関する判断能力に問題があるものと実務的には考えられている[60]。

5　診察手続の要件

オランダでは，患者と利害関係にない医師により，患者が診察され，十分な配慮義務の基準を満たしているかの評価が書面により記録されなければならない[61]。患者の苦痛が精神疾患によるものであるならば，この診察手続の要件は，実務上，より厳格なものになると考えられている[62]。

ベルギーでは，医師が患者と医療記録を調査し，その者の苦痛が法的要件に合致していることを確認しなければならない[63]。もし，患者が「近い将来において死ぬことが明らかに予見できない」場合，精神科医又は関連する専門家との共同での診察が義務的に追加されており，少なくとも1箇月の待機期間を置かなければならないとされている[64]。そして，法令上，患者の世話を担当している看護班との協議が行われることも，安楽死の実施要件とされている[65]。緩和医療の専門家による診察は，法的要件として求められていない。しかし，ベルギーのカトリック系病院の多くは，緩和医療の立場からの鑑定意見が必要との見解を有している[66]。

オレゴン州では，法令上，主治医は，患者から自殺の要請があった場合に，その不治の病気に関する専門的な診断と予後評価をするため，別個の専門医に照会を求めなければならない[67]。その照会を受けた専門医は，患者が尊厳死法の要件を満たすかの評価を下さなければならない[68]。もし，患者において精神疾患が認められ，その影響から判断能力に疑いがあるような場合，上記の主治医又は専門医は，更に，そのような精神状態に関して，鑑定医への

---

(60)　LEWIS / BLACK, supra note 34, at 7.
(61)　オランダ安楽死等審査法2条1項e号。
(62)　LEWIS / BLACK, supra note 34, at 7.
(63)　ベルギー安楽死法3条2項各号。
(64)　ベルギー安楽死法3条3項。
(65)　ベルギー安楽死法3条2項4号。
(66)　LEWIS / BLACK, supra note 34, at 8.
(67)　オレゴン州尊厳死法 Or. Rev. Stat. 127. 815 §3.01（1）(d).
(68)　オレゴン州尊厳死法 Or. Rev. Stat. 127. 820 §3.02.

照会を行わなければならない[69]。そして，その鑑定医により，判断能力が十分にあると評価された場合にのみ，医師介助自殺の要請に関する手続は，続行される。法令上，患者が致死薬の処方箋を受け取る以前において，緩和医療が実施されることは要件となっていない。

スイスでは，医師介助自殺を支援する団体が設定した各々の基準と手続に従って実施される。そのような基準に患者の状態が合致しているか否かを確定するため，一般的には医師の診察が必要とされている[70]。

6 介助者の資格要件

オランダでは，医師のみが合法的に安楽死又は自殺介助を実施できる[71]。ここでいう医師とは，十分な配慮義務の基準を満たしているかを評価するために，その患者のことを熟知している医師であれば足りる[72]。

ベルギーでは，医師のみが合法的に安楽死を実施できる。患者の苦痛が持続的であることに加え，自殺の要請が継続的に行われていることを確認する趣旨から，医師には「相当の期間をおいて，患者との面接を数回にわたり行うこと」が義務付けられている[73]。

オレゴン州では「患者のケアと患者の末期の病気に関する治療に関して，第一義的な責任を負う医師」として「主治医」が定義されている[74]。この主治医が医師介助自殺に使用される致死薬の処方を行うことになる。但し，この点に関して，尊厳死法は，主治医と患者との間に緊密な人間関係が形成されていることまでを要求しているわけではない[75]。

---

(69) オレゴン州尊厳死法 Or. Rev. Stat. 127. 825 §3.03.
(70) LEWIS / BLACK, supra note 34, at 8. 医師介助自殺を支援する団体が実際に採用している診察手続に関しては，EXIT に所属していた精神科医である Peter Baumann の著書 BAUMANN, Peter, Suizid und Suizidhilfe：Eine neue Sicht, 2. Aufl., Books on Demand GmbH, (2010) が詳しい。
(71) オランダ安楽死等審査法2条1項f号。
(72) LEWIS / BLACK, supra note 34, at 8.
(73) ベルギー安楽死法3条2項2号。
(74) オレゴン州尊厳死法 Or. Rev. Stat. 127. 800 §1.01（2）.
(75) この点に関して，久山＝岩田・前掲注(32) 57頁参照。これは，仮に，従来の主治医が致死薬の処方を拒絶した場合，医師・患者関係が緩やかに設定されていれば，患者が他の新しい医師へと主治医を変更することで，改めて致死薬の処方を受けることがで

スイスでは，介助者の資格に関する法的要件は存在しない。自殺を手助けすることに利己的な動機がないならば，基本的に，どのような個人あっても，自殺関与は許容される。実際には，医師介助自殺を支援する各々の団体に所属する医師が致死薬の処方箋を発行することになる。その運用の現状に関しては，自殺を要請する者への医学的情報の提供が不十分であるとの批判がなされている[76]。

7 医療的ケアに関する実質的要件

オランダでは，前述したように，医師介助自殺が十分な配慮義務の基準に合致していることの確認を医師に要求している。この十分な配慮義務の基準から，安楽死又は医師自殺介助の実施中に緊急の医療的介入が必要となる場合に備えて，医師が安楽死又は医師自殺介助の現場に立ち会うことも，実務上，要求されている[77]。

ベルギーでは，全ての医療的処置において患者に十分な配慮が払われることは，当然の前提とされており，そのことから，安楽死の実施に関する十分な医療的ケアを医師に求める特別な規定は存在しない[78]。前述の「連邦監督評価委員会」の見解によれば，安楽死又は致死薬投与の場面における医師の現場立会いを要件化することに関して，当該委員会は消極的であるとされている[79]。

オレゴン州では，医師は，患者の医療記録を基礎にして，法令上の要件を確認すれば足り，それ以上の十分な医療的ケアは，法的に求められていない[80]。

スイスでは，利己的な動機さえ認められなければ，どのような方式における医師介助自殺も，原則として許容されている。しかし，実務的な医療慣行

きるようになることを理由とする。
(76) NATIONALE ETHIK-KOMMISSION IM BEREICH HUMANMEDIZIN, Beihilfe zum Suizid, Stellungnahme Nr.9, S.70, (2005).
(77) LEWIS / BLACK, supra note 34, at 9. この立会いには，使用される致死薬が医師の管理下に置かれることを保障するという意味合いも含まれている。
(78) LEWIS / BLACK, supra note 34, at 9.
(79) LEWIS / BLACK, supra note 34, at 9.
(80) LEWIS / BLACK, supra note 34, at 9.

として，ほとんど全ての事案は，麻酔薬であるペントバルビタールナトリウム剤の処方により，実施されている。前述したように，医師介助自殺は，それを支援する各々の団体が設定した基準と手続に従って実施されることから，それ以上の十分な医療的ケアは，法的に求められていない[81]。

8 監督手続の要件

オランダでは，各々の安楽死又は医師介助自殺の事案に関して，医師は地域の監察医に報告し，その監察医は，鑑定結果を書面にして地域審査委員会へと関連情報を転送する[82]。各々の事案において十分な配慮義務の基準を満たしていないと地域審査委員会が判断した場合，その事案は，検察当局に送致される[83]。

ベルギーでは，前述の「連邦監督評価委員会」により，報告された安楽死の事案が監督され，法的要件に合致しないと評価された事案は，検察当局に送致される[84]。

オレゴン州では，法に従って「オレゴン州社会事業省（Oregon Department of Human Services：ODHS）」により，個々の事案に関する情報が収集されている[85]。刑事司法機関への送致手続に関して，尊厳死法の規定上，特別な条文は存在しない。

スイスでは，医師自殺介助は，変死の事案として，地方警察当局による捜査の対象になる。しかし，医師自殺介助に関する国家機関としての監督制度は存在しない[86]。

9 小 括

以上の比較法的分析からも明らかなように，各国で独自の法制度が採用されている中でも，医師介助自殺に関する手続整備が進むオランダと非常に寛

---

(81) LEWIS / BLACK, supra note 34, at 9.
(82) オランダ遺体埋葬法7条2項。
(83) オランダ安楽死等審査法9条2項。
(84) ベルギー安楽死法6条以下。
(85) オレゴン州尊厳死法 Or. Rev. Stat. 127. 865 § 3. 11.
(86) LEWIS / BLACK, supra note 34, at 10.

容なかたちで実施されているスイスが両極端の内容を構成していることが分かる。

　すなわち，世界に先駆けて安楽死及び医師介助自殺に関する法制化を試みたオランダでは，実質的な適応基準と様々な予防的手段としての手続を設定し，そこにおける要件が満たされた場合にのみ，医師の刑事責任を問わないものとしている。

　その一方で，スイスにおける医師介助自殺は，刑法理論解釈上の抽象的な「利己的な動機」という主観的要素のみが刑事司法機関における捜査手続の段階で事後的に確認されているにすぎない。この状況は，欧州においても特異である。スイスで活動する自殺介助団体が外国からの「自殺渡航者」も受け入れてきた経緯も含めて，このスイスにおける法運用の寛容さは，国際的な批判を受けている。

IV　医師介助自殺問題を巡る法意識

　このように，医師介助自殺を合法化しているオランダとスイスとでは，同じ欧州に属していても，その統制手段の内容が大きく異なっている。この差異に関して，各々の国民における法意識からの説明を試みようとするチューリッヒ大学法医学研究所の BOSSHARD の見解が，参考になるものと思われる[87]。

1　法意識の理念型

　BOSSHARD は，オランダにおける安楽死又は医師介助自殺に関する法規制（以下，「オランダ・モデル」）に関して「展開が急がれる死（Hastening death）」という終末期医療の理念型を設定し，その一方で，スイスにおける医師介助自殺に関する法規制（以下，「スイス・モデル」）に関しては，「死ぬための権利（Right to die）」という対極にある患者の権利に関する理念型を持ち出すことで，その自説における論証を試みようとしている[88]。

---

(87) BOSSHARD, Georg /FISCHER, Susanne / BÄR, Walter, Open regulation and practice in assisted dying. How Switzerland compares with the Netherlands and Oregon, Swiss medical weekly 132, pp. 527 ff., (2002).

このBOSSHARDのオランダ・モデルにおける「展開が急がれる死」という概念は，終末期医療の限界付けを画するものだと説明されている[89]。このような概念設定は，我が国における「医師の治療義務限界論」を強調する見解に類似の発想であるように思われる。

その一方で，BOSSHARDのスイス・モデルにおける「死ぬための権利」という概念は，特に不治の疾病に苦しむ患者において，自分自身の死の在り方を決定する権利を強調するものだとされている[90]。そして，このようなスイス・モデルの特徴をスイス人の国民性である実用主義的思考に求めている[91]。このような概念設定は，我が国における「患者の自己決定権論」を強調する見解に類似の発想であるように思われる。

このようなBOSSHARDの主張する法意識の差異は，具体的に，両国の法規制において，どのように反映しているといえるのか。BOSSHARDの見解を参考にすれば，以下のような点を指摘することができる。

2 オランダ・モデルの特徴

例えば，オランダ・モデルによれば，前提として患者の意思及び利益に合致するように医師に治療義務・配慮義務が課され，刑法上，それに反する行為が可罰的と評価される[92]。その限界を画するための法的要件として，患者が医学的知見から，治療の見込みのない不治の病に侵されていることが求められ[93]，医師は，緊急避難に類似する状況に置かれた場合にのみ，安楽死又

---

(88) BOSSHARD et al., supra note 87, at 532 ff. ; ZIMMERMANN-ACKLIN, Markus, Der Gute Tod. Zur Sterbehilfe in Europa, Aus Politik und Zeitgeschichte 23, S. 37, (2004) ; HURST, Samina A. / MAURON, Alex, Assisted suicide and euthanasia in Switzerland：allowing a role for non physicians, British Medical Journal 326, pp. 271 ff. (2003).

(89) BOSSHARD et al., supra note 87, at 532.

(90) BOSSHARD et al., supra note 87, at 532 f.

(91) BOSSHARD, Georg, Liberalisierung der Sterbehilfe-Erfahrungen in der Schweiz, in：JUNGINGER, Theodor / AXEL, Perneczky / VAHL, Christian-Friedrich / WERNER, Christian (Hrsg.), Grenzsituationen der Intensivmedizin, Springer, S. 245, (2008).

(92) BOSSHARD et al., supra note 87, at 532 f. ; DE HAAN, Jurriaan, The Ethics of Euthanasia：Advocates' Perspectives, Bioethics Vol. 16 Issue 2, p. 155, (2002).

(93) BOSSHARD et al., supra note 87, at 532 f. ; DE HAAN, supra note 92, at 155.

は医師介助自殺の実施が正当化される[94]。また，オランダでは，安楽死又は医師介助自殺の実施に関して，あくまでも医師が実質的な適応評価の主体と考えられている[95]。

3 スイス・モデルの特徴

一方で，スイス・モデルによれば，治療義務の限界は，法的な前提として考えられていない。実際に，この義務に関して，スイスでは，学術・職能団体であるスイス医科学アカデミー（Die Schweizerische Akademie der Medizinischen Wissenschaften：SAMW）の倫理指針及び各々の自殺介助団体が独自に設定した医学的要件が存在するのみである。これらの要件は，法的な意味において医師に義務を課すものではなく，裁判上において参考にされる程度の倫理的準則に過ぎないものと考えられている[96]。そして，スイスにおける医師自殺介助は，あくまでも自殺を要請する者が最終的な意思決定の主体となって実施される[97]。

4 小 括

その他において，オランダ・モデルとスイス・モデルとの間には，以下のような差異も指摘できる。例えば，オランダでは医師介助自殺の実施が法的な意味において，医師の活動範囲内として合法化される[98]。それに対し，スイスの医師介助自殺は，基本的に医師の活動範囲外の内容であり[99]，例外的にスイス刑法115条を根拠とする一般人の活動として許容されているという点が注意を要する[100]。

---

(94) BOSSHARD et al., supra note 87, at 532 f.
(95) BOSSHARD et al., supra note 87, at 532 f.
(96) BOSSHARD, Georg, Euthanasia and Law in Switzerland, in：GRIFFITHS et al. (Ed.), supra note 2, at 465.
(97) BOSSHARD et al., supra note 87, at 528.
(98) NATIONALE ETHIK-KOMMISSION IM BEREICH HUMANMEDIZIN, a.a.O.(76), S. 59.
(99) SCHWEIZERISCHE AKADEMIE DER MEDIZINISCHEN WISSENSCHAFTEN (SAMW), Medizinisch-ethische Richtlinien der SAMW："Betreuung von Patientinnen und Patienten am Lebensende", S.6, (2004).

以上におけるような差異が認められる一方で，医師介助自殺の実施は，判断能力を有する患者の意思決定によることが前提となっている点において，両国は共通している。しかし，オランダにおいては，スイスとは異なり，精神疾患等により判断能力において疑いがある患者の場合，その患者の自殺の要請に関して，臨時に設置される特別委員会により容認されなければ，その患者の安楽死又は医師介助自殺は実施されないという点に注目すべきである[101]。すなわち，患者の判断能力という点に関しても，オランダ・モデルにおいては，医学的評価が前面に出てくる制度が採用されており，一方で，スイス・モデルでは，このような厳格な手続は，採用されていないという点に両国の差異を見出すことができる[102]。

以上の BOSSHARD によるオランダ・モデルとスイス・モデルの差異は，次のような図表3のように，まとめることができる。

V　ま　と　め

以上の比較法的な考察を踏まえた上で，まとめとして，医師介助自殺が許容されるためには，何が前提条件（法的要件）とされるべきかを検討する。仮に医師介助自殺が許容されるとしても，その濫用が防止されるために，予防的手段が採用されなければならない。この点に関して，イギリスでは「臨死介助に関する委員会（The Commission on Assisted Dying[103]）」が立ち上げら

---

(100)　HURST / MAURON, supra note 88, at 272.
(101)　NATIONALE ETHIK-KOMMISSION IM BEREICH HUMANMEDIZIN, a.a.O.(76), S. 59.
(102)　SCHWEIZERISCHE AKADEMIE DER MEDIZINISCHEN WISSENSCHAFTEN (SAMW), a.a.O.(99), S. 7 ; NATIONALE ETHIK-KOMMISSION IM BEREICH HUMANMEDIZIN, a.a.O.(76), S. 71.
(103)　Assisted dying という言葉は，ドイツ語圏における Sterbehilfe（臨死介助）と同様の意味で使用されている。この言葉は Assisted suicide（自殺幇助）とは，概念的に異なる。例えば，ドイツ語圏における代表的な Sterbehilfe の論文として引用されることの多い ROXIN, a.a.O.(20), S.75 ff. においても，Sterbehilfe の概念は，いわゆる「安楽死（同意殺人の類型）」のみならず，場合により，いわゆる「医師による自殺の援助（自殺幇助の類型）」も含めて，広範な意味合いで検討されている。英語圏の Assisted Dying に関し，同様の説明をするものとして BOSSHARD et al., supra note 87, at 528 ;

図表3：オランダ・モデルとスイス・モデルの差異

	オランダ・モデル	スイス・モデル
法意識の理念型	展開が急がれる死 Hastening Death	死ぬための権利 Right to die
治療義務の限界	法的な義務付け	医師の倫理的準則
判断主体	医師が実質的な適応評価の主体	患者が最終的な意思決定の主体
医師の活動範囲	医師介助自殺は 法的な意味で 医師の活動範囲内	医師介助自殺は 医師の活動範囲外 （一般人として許容される活動）
患者の判断能力	患者の判断能力必要 しかし，例外的に 精神疾患等も対象に含める	患者の判断能力必要 精神疾患等は対象に含めない

れ，終末期医療の現場における安楽死又は医師自殺介助に関する議論が蓄積されてきた。そして，その検討の成果となる最終報告書が2012年1月5日に公表された[104]。この報告書は，医師介助自殺に関して諸外国で採用されている濫用防止のための手段を検討し，それにより，どのような法政策が終末期医療の現場で効果的に運用されているかの検証を試みるものである。比較法的な視点から，そのような視座を得ることは，本章も同様に目的とするところである。したがって，以下の内容は，このイギリス「臨死介助に関する委員会」の最終報告書を参考にして，本章のまとめとしたい。

当該報告書は，様々な法的要件の中でも「医師介助自殺のための明確な適応基準の設定」が有意義であると指摘している[105]。例えば，オランダにお

神馬・前掲注（3）336頁以下参照。
(104) THE COMMISSION ON ASSISTED DYING, The Final Report："The current legal status of assisted dying is inadequate and incoherent...", Demos, (2012). 本報告書の要約部分を訳出したものとして，神馬・前掲注（3）333頁以下参照。
(105) THE COMMISSION ON ASSISTED DYING, supra note 104, at 26 ff.

いても，適応基準としての「十分な配慮義務の基準」が内容的に充実化されており，安楽死又は医師介助自殺に関する全ての法令上の手続は，この「十分な配慮義務の基準」の検証・確認に関連付けされている。

この点，将来的に医師介助自殺の法制化を試みる場合，この実質的な適応基準の設定に関して，当該最終報告書は，次の3点の内容が含まれるべきことを提示している(106)。すなわち（1）終末期の定義，（2）意思決定の任意性，（3）十分な判断能力という3点の事柄が必要最低限において確認されるべきであることが主張されている。

第1に，終末期の病状であることの確認に関して，当該最終報告書は，終末期の病状と単なる慢性的な病気又は障碍との間に明確な区別を設定するべきと主張している(107)。その理由として，このような区別を採用することで，障碍を有する人々の生命を不当に差別するものではないという明確な趣旨が伝わるものと当該報告書は，説明している(108)。

また，当該最終報告書では，諸外国の法制度で採用されているような「耐え難い苦痛」という基準が過度に不明確で主観的であることを懸念しており，このことから「耐え難い苦痛」という基準の採用には否定的である(109)。

第2に，意思決定の任意性の確認に関して，当該報告書は，医師介助自殺を要請するという意思決定は，真に自発的で自律的なものであり，それが他者に影響されず，又は適切な終末期ケアが受けられないという環境要因にも影響されていないという状況の確保が必要不可欠な前提であると考えている(110)。実際に，医師介助自殺が法制度的に許容される場合，患者が何らかの心理的圧力の下に曝されるであろうことが想定される。その心理的圧力とは，家族又は医療従事者からの直接的圧力，社会的差別又はケア及び支援に携わる人材が不足していることから生じる間接的圧力，そして，自分自身の価値を過少評価してしまうこと又は他者からの負い目を感じることに起因す

---

(106) THE COMMISSION ON ASSISTED DYING, supra note 104, at 26.
(107) THE COMMISSION ON ASSISTED DYING, supra note 104, at 27. また，終末期の病状とは，12箇月以内に患者が死を迎える見込みがあり，段階的に進行する不可逆な状態という定義が当該報告書において提案されている。
(108) THE COMMISSION ON ASSISTED DYING, supra note 104, at 27.
(109) THE COMMISSION ON ASSISTED DYING, supra note 104, at 27.
(110) THE COMMISSION ON ASSISTED DYING, supra note 104, at 27.

る心理的圧力が考えられる。これらの心理的圧力により、終末期の患者が医師介助自殺を要請するようなことは回避されなければならない。

　第3に、有効な自殺を行うだけの判断能力を有していることの確認に関しては、いかなる諸外国の枠組においても、重要な制度的前提とされており、必要不可欠な法的要件であると当該最終報告書においても指摘されている[111]。すなわち、医師介助自殺を要請するような重大な意思決定がなされる文脈においては、当事者である本人に判断能力があることを保障するための特別な評価基準が必要であると考えられている。

　この医師介助自殺が問題となる状況においては、判断能力に影響を与えない単なる悲観的心理状況と判断能力に影響を与える病的抑鬱状態との区別が医学的にも困難かと思われる。したがって、当該最終報告書では、医師介助自殺を要請する者の抑鬱状態を的確に評価するための基準の設定が提案されている[112]。

　また、認知症の患者が医師介助自殺を要請しうるかという論点が当該最終報告書においても議論されている。認知症であっても、その初期において判断能力を有していた段階で、文書により医師介助自殺が要請されていた場合、病気の進行により事後において完全に判断能力が失われたとしても、その事前の意思決定は、法的に尊重される余地があるものと当該最終報告書では結論付けられている[113]。

　以上、医師介助自殺を制度化するために必要とされる実質的な適応基準の内容を簡略に提示した。この医師介助自殺に関しては、倫理的にも多くの問題がある。今後とも、その点に関して議論の蓄積を有する諸外国の動向を見定めた上で、我が国でも、その採用の是非を検討していく必要性があることを改めて強調したい。

---

(111)　THE COMMISSION ON ASSISTED DYING, supra note 104, at 27.
(112)　THE COMMISSION ON ASSISTED DYING, supra note 104, at 28.
(113)　THE COMMISSION ON ASSISTED DYING, supra note 104, at 28.

… 5　人工延命処置の差控え・中止(尊厳死)論議の意義と限界

秋 葉 悦 子

医事法講座 第4巻 終末期医療と医事法

Ⅰ　本稿の目的
Ⅱ　イタリアの医療における人格主義生命倫理学の展開
Ⅲ　治療中止の伝統的な判断基準——無用性概念の現代化
Ⅳ　結　論
Ⅴ　付論——わが国における人格主義生命倫理学の受容について

I 本稿の目的

1 議論の現状

（a） 人工延命処置の差控え・中止をめぐるわが国の今日の議論の出発点に，終末期の患者の治療中止行為の正当化根拠について判断を示した2007年2月28日の東京高裁川崎協同病院事件控訴審判決[1]がある。判決によると，治療中止を適法とする根拠には「患者の自己決定権」と「医師の治療義務の限界」の2つがあるが，そのいずれにも解釈上の限界があり，問題の抜本的な解決のためには「尊厳死法の制定」か「これに代わり得るガイドラインの策定」が必要である。「この問題は，国を挙げて議論・検討すべきものであって，司法が抜本的な解決を図るような問題ではない」。

この判決は，2つの点で，安楽死に関する従来の判決を変更したものと言える。一つは，安楽死の合法化要件を司法が主導して提示する，1962年の名古屋高裁判決[2]以来の態度を斥けた点，もう一つは，もっぱら「患者の自己決定権」を安楽死の合法化根拠とする1995年3月28日の横浜地裁東海病院事件判決[3]以来の立場を斥けた点である。

東京高裁判決後間もなく，行政府（厚生労働省）は「終末期医療の決定プロセスに関するガイドライン」（2007年5月）を策定した。このガイドラインは延命治療中止を決定するプロセスを定めるのみで，治療中止の実体的な要件には触れていない。このため，現在，各病院や関係学会で，独自のガイドラインを策定する動きが広がっている[4]。他方，立法府では超党派による国会議員連盟によって，医師による延命治療の差控え・中止行為について，一定の場合，医師の免責を認める趣旨の尊厳死法案提出の準備が進められている[5]。

---

[1] 東京高判平成19年2月28日判タ1237号153頁。最高裁もこれを維持する決定を下した。最決平成21年12月7日判タ1316号147頁。
[2] 名古屋高判昭和37年12月22日高刑集15巻9号674頁。
[3] 横浜地判平成7年3月28日判時1530号28頁。
[4] 日本救急医学会「救急医療における終末期医療に関する提言（ガイドライン）」（2007年11月5日），日本老年医学会「高齢者ケアの意思決定プロセスに関するガイドライン——人工的水分・栄養補給の導入を中心として」（2012年6月27日）等。

（b）　1995年の横浜地裁判決によって初めて前面に打ち出されて以来，安楽死の合法化根拠として一般に用いられてきた「患者の自己決定権」は，60年代に米国で勃興した個人主義生命倫理学によって新たに獲得された権利である。個人主義生命倫理学は，専断的な医療行為が日常的に見られた従来の臨床環境の改善に貢献したが，生命の処分権を認めるまでの患者の自己決定権の拡大と絶対視は，様々な問題も生じさせた。自己決定権を行使しえない患者の扱いもその一つである。人工延命治療の是非が問題とされるケースも，多くはこのような患者を対象とする。このため，後見人制度の創設，リヴィング・ウィルの法制化等の方策が提案されているが，実現には様々な困難を伴う。

他方，「医師の治療義務の限界」は，個人主義生命倫理学によって提出された患者の自己決定権の訴えに対して，医師の職業倫理の向上を図ることで対応しようとする，欧州大陸諸国で優勢な人格主義生命倫理学の中心的なテーマである。患者に対する施善（beneficence）を命ずる伝統的な医師の職業倫理義務を確認し，その具体的な内容を現代化することによって，問題の根本的解決を目指す。すなわち，今日の最善の医療は，患者の治療選択権を尊重したものでなければならないが，同時に，医行為の行使に対する様々な種類の圧力――職業倫理に反する患者の要求を含めて――に対する医師の良心的拒否権も保障されなければならない。

2　本稿の目的

（a）　エドムンド・ペレグリーノ博士[6]は，2000年に米国医学会誌（JAMA）に寄稿された人工延命処置の中止の決定に関する論文[7]の冒頭で，倫理的決定には少なくとも3つの段階的レヴェルがあると指摘する。第一の最も基本的なレヴェルは，人の生命の価値についての前提，たとえば生命の

---

(5)　共同通信社2012年8月7日配信記事。
(6)　ジョージタウン大学医学部名誉教授，同大学付属ケネディ倫理研究所元所長，同メディカルセンター臨床生命倫理センター臨時センター長，米国大統領生命倫理評議会前議長。
(7)　Edmund D. Pellegrino, Decisions to Withdraw Life-Sustaining Treatment, A Moral Algorithm, JAMA, February 23, 2000, Vol. 283, No. 8, 1065-1067.

処分権を認めるか否か；第二の中間的なレヴェルは，倫理的決定を正当化するための理論構築，すなわち，どのような倫理学説を採用するか（たとえば，功利主義，徳倫理，原則主義，等々）；第三の実務的なレヴェルは，具体的決定において最初の2つのレヴェルを実現するための枠組みをどのようなものにするか（たとえば，尊厳死法の立法，リヴィング・ウィルの法制化，行政指針の策定，後見制度，倫理委員会の創設，等々）。

　人工延命処置の中止をめぐる議論においては，現在日本でも見られるように，人々の関心はもっぱら第三のレヴェルに向けられる。しかし博士は，すべてのレヴェルが決定に影響を与えること，また，議論に衝突が生じる理由や，それがどのように解決されうるかを理解するためにも，各々のレヴェルが理解されなければならないと指摘する。

　（b）　本稿ではこれらの問題を網羅することはできない。ここでは，筆者がこれまで追求してきた人格主義倫理学の立場[8]——生命の処分権を否定し，伝統的な医の倫理（徳倫理）を継承する——から，医師と看護師の職業倫理規程を抜本的に改訂して，人格主義を率先して推進するイタリアの状況と，米国における人格主義生命倫理学の主唱者の一人であるペレグリーノ博士の提示する，治療中止の具体的判断基準を概観し，それを通して，人工延命処置の差控え・中止論議の意義と限界を探りたいと思う。

II　イタリアの医療における人格主義生命倫理学の展開

1　イタリア医師会と看護師会の職業倫理規程の全面改訂

（a）　人格主義の推進

　患者の自己決定権に基づく安楽死の合法化を唱える個人主義生命倫理学に抗して，イタリアの医師会と看護師会は最近20年ほどの間，それぞれ職業

（8）　拙稿「延命治療の中止をめぐる倫理と法——科学と良心に基づいた医療の促進と自然道徳法の回復に向けて」カトリック社会福祉研究10号51-81頁（2010年）；同「積極的安楽死違法論再構築の試み——『人間の尊厳』は『死への自己決定権』ではなく『生命の価値』を導く」甲斐克則＝飯田亘之（編）『終末期医療と生命倫理』68-93頁（太陽出版，2008年）；同「執拗な治療（尊厳死）」，「安楽死」ホセ・ヨンパルト＝秋葉悦子『人間の尊厳と生命倫理・生命法』81-89頁，149-159頁（成文堂，2006年）；同『ヴァチカン・アカデミーの生命倫理』（知泉書館，2005年）等。

倫理規程を改訂し，人格主義の立場を明確にし，さらに推進する取り組みを続けている。

医師会は 1995 年と 2006 年に，看護師会は 1999 年と 2009 年に，職業倫理規程をそれぞれ改訂した[9]。1995 年と 1999 年の改訂では，いずれも個人主義生命倫理学が新たに惹起した問題に対処するための抜本的な全面改訂が行われたが，2006 年と 2009 年の改訂は，患者の人格の尊重，専門職行為の倫理的次元の強調，患者をサービス組織とケア関係の「中心」に連れ戻す人格主義の特徴をいっそう鮮明に打ち出している。2009 年の看護師職業倫理規程は，「個人（indivuduale）」の語を「人格（persona）」の語に，「患者」の語を「援助される者」に代えている。後者は，人格概念をいっそう特定するものであり，根本的な相互依存，すなわち，すべての人間を結びつけ，また相互の窮迫状態が相互の負担となるよう導く相互依存，連帯の関係を明らかにしている[10]。アトム的，孤立的な「個人」の自己決定権を強調する個人主義生命倫理学への明確なアンチテーゼと言える。

（ｂ）　安楽死の禁止，執拗な治療の禁止

医師・看護師いずれの職業倫理規程も，積極的安楽死に関しては，「頼まれても死に導くような薬を与えない」という『ヒポクラテスの誓い』以来の大原則を堅持して，これを拒絶する（第 17 条／第 38 条）。これも，「ヒポク

（９）　Federazione Nazionale degli Ordini dei Medici Chirurghi e degli Odontoiatri (FNOMCeO), Codice di Deontologia Medica, 16 Dicembre 2006, 邦訳として，イタリア全国医師会（FNOMCeO）（拙訳）「医師職業倫理規程」平成 20 年〜22 年度科学研究費基盤研究（Ｂ）課題番号 20320004（研究代表者・盛永審一郎）「生命・環境倫理における「尊厳」・「価値」・「権利」に関する思想史的・規範的研究」報告書『生命倫理研究資料集Ⅲ－Ⅰ』18-41 頁（2009 年）；Federazione Nazionale dei Colleghi IPASVI, Il Codice Deontologico dell' infermiere, 2009, 邦訳として，イタリア看護師・保母・保健師会（IPASVI）（拙訳）「新看護師職業倫理規程」富大経済論集 58 巻 1 号 125-132 頁（2012 年），同規程の解説として，Nunziata Comoretto, Antonio G. Spagnolo, Il nuovo Codice Deontologico dell' infermiere: una lettura etico-deontologica, Medicina e Morale 2009, 4：645-672, 邦訳として，ヌンツィアータ・コモレット＝アントニオ・Ｇ・スパニョーロ（拙訳）「新看護師職業倫理規程：倫理的・職業倫理的解釈」富大経済論集 58 巻 1 号 99-124 頁。

（10）　コモレット＝スパニョーロ・上掲論文 102-104 頁。

ラテスは死んだ」をキャッチフレーズに，「尊厳死」の語を新たに掲げて積極的安楽死の合法化を図った個人主義生命倫理学[11]に対する明確な反対表明である。

　人格主義は人工延命治療の差控え・中止の問題を積極的安楽死とは完全に区別して，「執拗な治療」という新たなカテゴリーで捉え直し，議論する。人工延命治療は，それが当該患者の治療行為として不釣り合いな「執拗な治療」であれば，つねに患者への施善を要求する職業倫理の観点から，当然にその差控え・中止が要請される（第18条／第36条）。「安楽死禁止」の原則を保持する人格主義は，「人工延命治療の差控え・中止」を「消極的安楽死」や，そもそも安楽死を合法化するために導入された「尊厳死」というmisleadingな語で置き換えることはしない[12]。

（c） 良心条項の導入：医療従事者の良心と権利の保護

　人格主義は，精神と身体の合一である人格としての患者の善を追求する。したがって，医学は患者の身体（自然科学の対象）だけでなく精神（人文科学の対象）にも配慮する[13]。身体と精神は別々に存在するのではなく，特に精神は身体の状態に多大な影響力を及ぼす。医療・看護活動は，医師や看護師との人格的関わりの中で展開される。もとより人格的関わりは相互的なものであるから，医療・看護活動が患者の健康によい影響を及ぼすためには，両者の関係は健全なものでなければならない。このため，医療・看護活動に携わる医師や看護師に対しても，患者の自己決定権と同等の権利が認められる必要がある[14]。すなわち，医師・看護師は，職業倫理に反する，あるいは彼

---

(11) Cf. Mary Ann Glendon, The Bearable Lightness of Dignity, First Things, May 2011, pp. 41-45, 邦訳として，メアリー・アン・グレンドン（拙訳）「尊厳の耐えられる軽さ」平成23年度科学研究費基盤研究（B）課題番号20320004（研究代表者・盛永審一郎）「世界における終末期の意思決定に関する原理・法・文献の批判的研究とガイドライン作成」報告書『生命倫理研究資料集Ⅵ』81頁（2012年）参照。

(12) わが国で見られる「尊厳死」の語をめぐる混乱は，個人主義生命倫理学と人格主義生命倫理学の区別が認識されていないことにもよるように思われる。両者の議論の混同は，議論をさらに混迷に導くことが懸念される。

(13) 人格と身体との関係については，Elio Sgreccia, Manuale di Bioetica Vol. 1, Vita e Pensiero, 4a ed., 2007, pp. 137-169.

らの専門職としての良心の命令に反する患者の要求を拒否する権利を保障されなければならない。看護師の職業倫理規程に「良心条項」の適用が明記されたのはこのためである（第8条）[15]。

医師・看護師には憲法で保障された良心の自由に基づいて，自らの道徳的良心と衝突する医療・看護行為から免れる権利が保障されることは，イタリアのみならず，EU全体で確認されつつある。それは，患者の自己決定権に対抗する権利というよりも，良心の圧迫，不確かさが医師・看護師の道徳的苦悩を導き，彼らの職務活動の水準を低下させる事態を解消し[16]，患者に対するより質の高い職務活動の提供を可能にするためのものである。

人格主義生命倫理学においては，種々の倫理委員会もまた，患者の権利保護だけでなく，医療従事者の権利保護の役割を当然に担うものとして，さらには医学の官僚化と政治化のリスクを回避し，医師の職業倫理的行為の自律を守る重要な役割を担うものとして観念される[17]。

（d）医師・患者関係の深化

人格主義生命倫理学は，医師・患者関係の深化を図る。これも，関係的概念である「人格」概念から導かれる帰結である。患者の自己決定権を尊重することは，医師・看護師の自己決定権や良心を後退させることと同等ではない。人格としての患者の自己決定は，関わりを持つ他者との関係の中で，他者の人格を尊重しつつなされるからである。医療従事者はかえって，患者が心身共に最善の医療を享受するために，患者の自律を助け，患者を取り巻く家族をもケアする必要がある。こうして，個人主義生命倫理学が描く「医療従事者 VS 患者」という対立の構図は超克される。これは，医学の倫理的側面の進歩に対する，人格主義生命倫理学の大きな貢献の一つである[18]。

---

(14) E. D. Pellegrino, D. C. Thomasma, For the patient's good: the restoration of beneficence in health care, Oxford University Press, New York 1988.

(15) 医師職業倫理規程は良心条項に直接言及していないが，『職業上の誓い』最終文：「医学の行使を規制する職業倫理規範と，私の職業の目的と対立する帰結を導かない法規範とを遵守しつつ，科学と良心において，勤勉，熟練および慎重をもって，また衡平に従って，私の仕事を提供することを〔誓います〕」にはその趣旨が盛り込まれている。

(16) コモレット＝スパニョーロ・前掲注（9）108-111頁。

(17) Sgreccia, op. cit., pp. 320-325.

（e）スタッフ間のコミュニケーション

ケアの対象が，家族や周囲の人々との関わりにおける人格としての患者であるように，ケアの主体も，他の医療従事者や介護スタッフ，ソーシャルワーカー，家族など，患者をサポートするすべての人々との関わりにおける人格としての医専門職である。

日本でも近年，チーム医療のあり方が議論されているが，異専門職間の関係のあり方は，現代医科学の高度化，複雑化，専門分化，組織化によってもたらされた新しい課題であり，新たな倫理の構築が急務である。人格間の関係のあり方をメインテーマとする人格主義生命倫理学においては，この問題への対応はさほど困難ではない。2007年の医師職業倫理規程は，他の保健専門職との関係については，固有の権限の尊重と，協力およびコミュニケーションの義務規定（66条）を置くのみであるが，医師同士の関係については詳細に規定する（58条：相互の尊敬，59条：主治医との関係，60条：専門的助言と複数の医師による判断，61条：代理）[19]。他方，2009年の看護師職業倫理規程は，異専門職間の関係について詳細な規程を置く（27条：ネットワークと情報の有効な管理，41条：チームにおける固有の貢献と協力，45条：同僚と他

---

(18) Ibid., pp. 274-278.
(19) たとえば，第58条と第60条は以下のように定める。第58条「医師間の関係は，正当な連帯，相互の尊敬，およびそれぞれの職業活動を熟慮したものでなければならない。意見の対立は，同業者集団のふるまいの原則および市民の討論の原則を破ってはならない。医師は，費用償還の権利の他は，報酬を目的とせずに同僚を援助しなければならない。医師は不正に告発されていることが判明した同僚について，連帯しなければならない。」；第60条「臨床例の複雑さあるいは患者の利益のために，診断および／または治療の特殊な能力に依拠する必要がある場合は，主治医はふさわしい疑問を提起し，所有する資料一式を提供して他の同僚の診断（consulto）または特別な資格を付与された適切な機関における専門的助言を申し出なければならない。専門的助言および複数の医師の診断において示される判断は，主治医の尊厳も助言者の尊厳も尊重しなければならない。反対意見の医師は，複数の医師による診断が病者またはその家族からの要求である場合は，いずれにせよその症例に関係するすべての情報と，ありうべき書類一式を提供しつつ，それへの参加を差控えることができる。主治医の不在中に病者を診察する専門医または助言医は，詳細な診断報告書と推奨される治療方針を提示しなければならない。」

のオペレーターに対する誠実なふるまい，49条：活動する機関におけるサービス不足と非効率の補完)[20]。

　フランスで実施された最近の調査によると，延命治療の差控え・中止の決定について，医師・看護師間には意見の不一致が見られるという[21]。イタリアではこれらの調査結果も踏まえて，意見の衝突を解消するために，倫理委員会等の専門的助言の役割に期待している。最善の医療を提供するためには，良心に葛藤のない状態で，医師・看護師が連携して患者のケアに当たることのできる環境を確保することが肝要だからである。

2　公衆衛生倫理の構築——公共財である医療の公正な配分

　医療は公共財としての側面を持ち，限られた医療資源の公正な配分を必要とする。この問題は，個別的な医師・患者関係の枠組みでは捉えきれない，次元の異なる問題であり，政治的視点も踏まえた公共倫理の枠組みにおける別段の考察を必要とする[22]。イタリア高等保健研究所のペトリーニ博士は，この問題を扱う学問領域を新たに「組織倫理学」という名称の下で把握されている（表参照）[23]。人工延命処置の差控え・中止の問題も，その形態に

---

(20)　第27条「看護師は，異専門職間の関係のネットワークおよび情報に関する手段の有効な管理の実現に寄与することによっても，援助活動の継続を保証する。」；第41条「看護師は，チーム内における看護師特有の貢献を認め，それを役立てる同僚や他のオペレーターと協力する。」；第45条「看護師は，同僚と他のオペレーターに対して誠実にふるまう。」；第49条「看護師は，援助される者の第一の利益において，自らが活動する機関において，例外的に生じうるサービス不足と非効率を補完する。常態的なものであれ周期的なものであれ，いずれにせよ損失が組織的に専門職に委任されるときは，その理由を書類で証拠づけつつ，補完を拒否する。」

(21)　E. Ferrand, F. Lemaire, B. Regnier et al., Discrepancies between perceptions by physicians and nursing staff of Intensive Care Unit end-of-life decisions. Am J Resp Crit Care Med. 2003; 167: 1310-1315; J. Schluter, S. Winch, K. Hozhauser et al., Nurses' moral sensitivity and hospital ethical climate: a literature review. Nursing Ethics 2008; 15(3): 304-321；コモレット＝スパニョーロ・前掲注(9)112-113頁参照。

(22)　たとえば看護師職業倫理規程第10条は，この見地から新設された規程と解される：「看護師は，たとえ使用しうる資源の最適な使用に反しても，配分の選択を公正に行うよう貢献する。」

(23)　Carlo Petrini, personal letter；公衆衛生倫理の人格主義的展開に関する博士の論文として，C. Petrini, S. Gainotti, P. Requena, Personalism for Public Health Ethics,

	プレ・モダニズム： 医の倫理	モダニズム： 生命倫理学	ポスト・モダニズム： 組織倫理学
良い医学	どの治療が，患者にとってより大きな善をもたらすか？	どの治療が，その価値と選択の自律において患者を尊重するか？	どの治療が，資源の活用を最良にし，満足した患者／依頼者を生み出すか？
理想的な医師	慈悲深いパターナリズム	民主主義的に分割された権限	道徳，科学，組織の「リーダーシップ」
良い患者	従順	参与者（インフォームド・コンセント）	公正に満足する依頼者
良い関係	治療同盟 （医師と「その」患者）	パートナーシップ （専門職－利用者）	執事的任務 （サービス提供者－顧客） 援助契約：機関／住民
決定する者	医師（「科学と良心」において）	医師と病者が共同で（合意に基づく決定）	管理責任者と共同して行う機関の指導（話し合い）
指導原理	安寧	自律	正義

よっては，この視点からの考察を必要とする。

Ⅲ　治療中止の伝統的な判断基準──無用性概念の現代化

ここでは，臨床現場で伝統的に用いられてきた「無用性」の基準を現代化し，それに基づいて，医療者側と患者側が共同で決定すべきであるとするペレグリーノ博士の見解[24]を要約する。

Ann Ist Super Sanità 2010, Vol. 46, No. 2: 204-209; C. Petrini, S. Gainotti, A Personalist approach to Public Health Ethics, Bulletin of the WHO 2008; 86: 624-629 等がある。

(24) Pellegrino, op. cit.; オランダにおけるほぼ同旨の講演の記録として，Ibid., Futility in Medical Decision: The Word and Concept, HFC Forum 2005; 17(4): 308-318 がある。

1　無用性概念の変化

臨床の現場においては，3000年以上にわたる医学史を通じて，「無用性」（futility）が治療中止の基準であった。エジプトの外科のパピルスには，「病が上回ったとき，医学が無力であることを医師は認めるべき」と記されており，ヒポクラテスの時代には，「患者は治療を試みられてはならない。しかし医師は治療が失敗した理由を研究し，医学の欠陥を正すことを試み，無用な治療による害を防ぐべき」とされていた。

1970年に自律原則が導入されたことで，変化がもたらされる。自律原則はカレン・クィンラン事件以降，法的権利として強化され，消極的な治療拒否権から治療を要求する権利へと高められる。家族や代理人は，死が不可避なときも，すべてをなすことを要求するようになり，同時に，無用性の概念が放棄される。こうして医師は，too much も too little も要求されるようになったのだが，いずれにしても，治療が客観的に過剰か過少かの判断は残る。それは結局のところ，何らかの形態の無用性の判断に集約される。

患者の自律時代の無用性の判断は，主観的・心理的要素が，客観的な臨床上の要素とうまくかみ合わせられなければならない。治療決定のために適用される基準としての無用性は，医師と患者またはその代理との間で生じなければならない。

無用性の概念は，①有効性（efficiency），②善益（benefits），③負担（burden），の3つの異なった次元を含み，それぞれの次元ごとに区別して，相互のバランスが判断される。有効性は医師によって医学的見地から，善益は患者サイドから，負担は医師，患者のほか患者を取り巻くスタッフ全員によって判断される。導かれた決定は全員が共有するが，選択がもたらした結果に対する最終的な責任は医師が負う。

2　無用性の評価

（a）　医学的・技術的特性と，人格的価値的特性の双方を対象とする。

①有効性：主として「人格」の身体的側面（医学的・技術的特性）に着目する。医師の専門的判断（expertise）の領域内で評価される。当該介入が，利用可能な最良の科学的証拠に基づいて，望まれている目的を達成しうるか，

またどの程度達成しうるかについて，医師が精通していることに依拠する。臨床上の有効性は，無用性の評価に不可欠だが，十分な決定子ではない。

②善益：主として「人格」の精神的側面（人格的価値的特性）に着目する。関係内でファクターとして作用するものであり，患者の本分である。患者または患者の代理人の主観的，情緒的評価である。患者の価値，教育，文化的背景を反映した，個人的で，しばしば特異なものである。

有効性と善益はしばしば融合させられる。しかし，これは不幸な，人を誤らせるものであり，医師，患者，家族，看護師，ソーシャルワーカーの役割を混同するものである。有効性と分離された善益の評価は，特定のケースにおける無用性の主観的および客観的評価，また人格的および専門職的決定のよりよい評価を可能にする。

③負担：主として「人格」の社会的側面（医学的・技術的特性と人格的価値的特性の双方）に着目する。医師，患者双方が果たすべき役割を有する。医師は，当該介入に特有の，承知しているまたは予想される身体的，感情的，財政的負担を述べる。その負担が，果たして期待される善益に釣り合うかどうかを評価するのは，患者または患者の代理人の決定である。

負担の評価は，治療のコスト（主観的，客観的，財産的，非財産的コストを含む），不快，苦痛，不便（不自由），患者のQOL評価を含み，医師，患者の双方，あるいは患者と共に活動する代理人によって決定される。

患者の年齢，QOL，経済の評価については，別段の考察と明示的な議論に値する[25]。

（b）　以上のような無用性評価のメリットは以下のとおりである。

この相互的評価は，専門的判断と道徳的権威（判断）との間の固有の分割を可能にする。評価の変更は，臨床上の状況の変化に応じてなされなければならない。評価された3つの要素は質的なものであって数学的正確さは達成できない。無用性の決定を数量化する努力は成功しない。

（c）　チームの決定と責任の所在は以下のように考えられる。

ケアチームのメンバーは患者の望みや気持ちを医師の何倍も心得ている。しかし医師が最終的な命令にサインして，他のチームの発見を知る道徳的責

---

(25)　おそらく，公衆衛生倫理の枠組みでの議論を指すものと思われる。

任を負う。医師が倫理的に防御可能な形で無用性の評価をするべきであるなら，チームの他のメンバーの対診（相談）を経る道徳的義務を負う。しかし決定の結果，患者に害悪がもたらされたときは，医師が責任を負う。

3　「無用性」概念の濫用と誤用を回避するための注意点

（a）　ケアは決して無用ではない[26]。

（b）　極端に弱い立場の患者を社会的，経済的価値に関する議題に巻き込んではならない。

（c）　歪んだ同情の観念からこの語を使用する誘惑（自殺，安楽死）を回避しなければならない。

植物状態や，高齢者に対する栄養補給の中止については，それが課する負担との関係において，治療の釣り合いが極めて重要になる。治療の無用性は決して一次元的な決定ではない。有効性，善益，負担のすべてが各々の関係において量られなければならない。

（d）　厳格すぎる解釈は回避されなければならない。医学的有効性がなくとも，道徳的に命ぜられるケアもある（たとえば，家族が真実を受入れる時間を確保するため）。このような場合には，無用性概念の寛大な適用が賢明である。医師は患者にとって何が最善と思うかを勧める責任を負う。自律尊重の名においてすべてを代理人に移行させることは，道徳的な責任放棄である。

（e）　DNR（Do Not Resuscitate＝蘇生禁止）指示は不可避に死をもたらす。しかしここでも「有効」，「善益」，「負担」は，各々の間で測定されうる。たとえば心肺蘇生術（CPR）は，たとえ死が不可避の場合でも心臓を動かすことができる（＝無効）。しかしそれは家族との最後の対面を可能にする（＝善益）。とは言え，他方で，肋骨の骨折や脾臓の破裂，永続的植物状態に陥る可能性がある（＝負担）。

4　無用性概念によらない判断の試み

無用性概念によらない手続的代案，すなわちプロセス・ガイドラインの策

---

[26]　人格主義を主導してきたカトリックの医の倫理の基本的スタンスであり，「可能ならば治療すること，そして常に看護すること」と簡潔に表現される。岩本潤一『現代カトリシズムの公共性』65頁（知泉書館，2012年）参照。

定は，治療中止の決定プロセスの明確化，透明化によって，医師の不当な治療中止が阻止される限りで，患者の人権保護に寄与しうる。しかしプロセス・ガイドラインは手段にすぎず，いずれにせよ道徳的権威を持ちえない。

Ⅳ 結 論

以上の考察を通して，人工延命処置の差控え・中止論議の意義と限界は，人格主義生命倫理学の見地からは以下のようなものと考えられる。

1 治療中止の臨床上の判断から無用性の判断を消し去ることはできない。そして，その一角を医師による医学的有効性の判断が占める。患者に最善のケアがもたらされるためには，医専門職の技能（科学的，道徳的能力）が大きな役割を果たすことは明らかである。治療中止をめぐる議論は，ただ患者の自己決定権を一方的に主張するだけでなく，医専門職の技能を最大限有効活用するための建設的な議論であるべきである。

2 医師は他方，患者の人格の精神面（価値観，世界観，文化，事情）をも配慮すべきである。それは，患者の人格と自由の尊重，また患者の善益の判断に不可欠である。
　しかしそれは一方通行的な尊重ではなく，相互関係的なものである。医療行為は単なる科学にとどまらない。医師も患者も人格的存在であり，両者の人格的関わりは患者の精神に大きな影響を及ぼす。そして精神の働きは身体にも及ぶ。信頼関係が重視されるゆえんである。実際に，人格同士の関係（交わり）の相互作用によってもたらされるいやしもある。法規範は，患者に害を与えないことを医師に命ずるから，患者に対する医師の人権侵害を防止することができる。しかし医師の職業倫理は，単に患者を害さないことを命ずるのではなく——それは刑法が市民全員に要求する最低限の規範である——，はるかにそれ以上の，すなわち専門技能を用いて患者を最大限益するための特別に高い倫理を要求する[27]。医師の職業倫理に立脚する人格主義は，

---

(27) Sgreccia, op. cit., p. 15, pp. 294-296.

この医療の最高地点を目指す。

　3　臨床医学上，治療の差控え・中止の明確な判断基準を設けることは厳密には不可能である。臨床現場での決定は，つねに個別的，一回的，質的，多次元的，関係的，相対的なものだからである。また，医学はすべてを予見することはできないからである[28]。

　治療の決定の基準は，最終的には医職の良心がよりどころとなる。良心は専門職の行動のための重要な源泉である。そして，道徳的良心は牽引力として働く[29]。

　もちろん，何らかの指針を設けることは必要であり，また可能であろうが，臨床医学上の判断を度外視した法的基準の設定は，医専門職の技能の自由な発現と良心の自由と最善の医療の実現を妨げるおそれがある。同様に，倫理なき法律の議論，倫理教育のない法律教育の偏重が，医師の職業倫理と良心的な医療を侵害するような事態は回避されなければならない。

V　付論──わが国における人格主義生命倫理学の受容について

　人格主義生命倫理学は，科学的医学の創始者であるヒポクラテス（B.C.460-377）の医の倫理を継承した立場であり，第二次世界大戦後は諸々の人権条約・宣言，世界医師会の文書や医の倫理関係の条約等にも採用され，今日では各国の国内法や職業倫理規程，公立病院においても一般に通用している[30]。しかし特に最近500年はカトリック教会によって学問体系化されてきたため，わが国における適用可能性を疑問視する声もある。しかし，このような疑問は必ずしも当を得たものではない。その理由を簡単に付記する。

　1　ヒポクラテスの医の倫理は，わが国の臨床現場においても，かなり早い時期に受容された。ヒポクラテスの医の倫理は東洋の徳の思想にも共通す

---

(28)　コモレット＝スパニョーロ・前掲注（9）103頁。
(29)　A. Jensen, E. Lidell, The influence of concience in nursing, Nursing Ethics 2009; 16(1): 31-42.
(30)　Sgreccia, op.cit., p.323.

る。「医は仁術」の「仁」は儒教の最高道徳である仁慈、慈愛を示す。ペレグリーノ博士はヒポクラテスの時代，すでに東西間に交流があった史実を指摘し，ヒポクラテスの思想が東洋に伝えられた可能性を示唆されている[31]。

医学史を繙くと，日本の臨床医の間では，キリスト教の医の倫理も割合早い時期に受容された様子が窺える。鎖国時代，杉田玄白の孫である杉田成卿と，後に大阪に医学塾「適塾」を開いた緒方洪庵が，深いキリスト教信仰に根差したドイツ人医師フーフェラントの医の倫理（『扶氏医戒』）を伝え，当時の医療従事者や医学生らに熱狂的に受け入れられたことはわが国でもよく知られている[32]。

一方，海外の文献は，16世紀の『延寿院の17の（わが学派の弟子のための）規則』と『ヒポクラテスの誓い』との類似に注目している[33]が，京都の医学史研究は，『延寿院の17の規則』は，イエズス会の宣教師であり医師でもあったポルトガル人フィゲイレドから，カトリックの医の倫理を学んだ京都の臨床医曲直瀬道三が，その高度な「医の倫理性」に心酔して入信し，後に道三の後継者である甥の玄朔が起草した史実と，この規則が以後260年続くキリスト教弾圧の歴史に耐えて，今日まで京都の臨床医の間で連綿と継受されてきた経緯を明らかにしている[34]。

---

(31) Edmund D. Pellegrino, Some Personal Reflections on the "Appearance" of Bioethics Today, Studia Bioetica, Vol. 1, 2008, no.1, p. 52, 邦訳としてE. D. ペレグリーノ（拙訳）「今日の生命倫理学の『出現』に関するいくつかの個人的考察」平成20年～22年度科学研究費基盤研究（B）課題番号20320004（研究代表者・盛永審一郎）「生命・環境倫理における「尊厳」・「価値」・「権利」に関する思想史的・規範的研究」報告書『生命倫理研究資料集Ⅳ』59頁（2010年）。

(32) C. W. フーフェラント（杉田成卿訳，杉本つとむ解説）『医戒——幕末の西欧医学思想』（講談社現代教養文庫，1972年）。

(33) S. G. Post (ed.), Encyclopedia of Bioethics 3rd ed. vol.5, Macmillan Reference USA, 2004, pp. 2653-2654; Mario Tavini, Mario Picozzi, Gavriella Salvati, Manuale di Deontologia Medica, Giuffrè Editore, 2007, pp.526-527.

(34) 守屋正「江戸時代の医の倫理におけるキリスト教の影響——ヒューマニズムの分析」日本医事新報2767号59-61頁（1977.5.7）；阿知波五郎＝守屋正「第4編　安土・桃山時代の医学・医療」京都府医師会医学史編纂室『京都の医学史』177-287頁（思文閣出版，1980年）。

2 国家主導で設立された日本医師会は，独立の裁判機構まで備えた欧州諸国の自律的な職能団体のそれとは性質を異にし，2000年に制定された『医の倫理綱領』は，患者の善よりもむしろ国家に対する義務，すなわち医の公共財としての側面に照準が合わされている。しかし1951年に制定された『医師の倫理』総則第1条は，ヒポクラテス以来の伝統的な医師像を明快に記している：「医師は，もと聖職たるべきもので，従って医師の行為の根本は，仁術である」。各学会が定める具体的な倫理指針や会告も，国際的な医の倫理を踏まえた厳格なものが少なくない。英米と比較して，わが国の医療は良心的な医師によって辛うじて支えられている現状も指摘されており，実際の医療現場には，人格主義的な医の倫理が浸透しているように見える[35]。

もし上述の医学史研究の指摘どおり，日本の医の倫理には「イエズス会によるキリスト教が底流に存在して，その宗教色を全く消失して倫理面のみのエッセンスとして，日本の医師の心の中にヒューマニズムとして普及していった」[36]のであれば，日本がキリスト教国ではないこと，人格主義倫理学がカトリックによって発展させられてきたことを理由に，それを排除する合理的な理由はないばかりでなく，人格主義生命倫理学こそがわが国で実践されてきた医の倫理のルーツであり，同時に目指すべき模範とも言える。

看護師の職業倫理においては，日本看護協会の『看護者の倫理綱領』(2003年) に表明されているとおり，人間の尊厳の尊重に立脚する『ナイチンゲール誓詞』(1893年)[37]の精神が今日まで堅持されてきたことを指摘すれば十分であろう。

〔付記〕『延寿院の17の規則』の由来に関しては，昭和大学病院長有賀徹教授および昭和大学医学部長久光正教授から貴重なご教示を賜った。記して深謝申し上げる。

---

(35) 大井玄「小児科志願急減」関西学院同窓会東日本センター東京支部オフィシャルサイト。
(36) 守屋・前掲注(34) 61頁。
(37) ナイチンゲールが自らのキリスト教信仰と看護倫理との関係を記したモノグラフとして，フロレンス・ナイチンゲール (小林章夫・監訳)『真理の探究』(うぶすな書院，2005年) がある。

5　人工延命処置の差控え・中止(尊厳死)論議の意義と限界 [秋葉悦子]

　本稿は，科学研究費助成事業（平成 22 年度〜24 年度基盤研究（C）22630102「イタリアの医師職業倫理規程の研究」の補助を受けた研究成果の一部である。

6　アメリカにおける人工延命処置の差控え・中止(尊厳死)論議

新 谷 一 朗

医事法講座 第 4 巻　終末期医療と医事法

- I　序
- II　生命維持医療拒否権をめぐる議論
- III　事前指示をめぐる問題
- IV　明白かつ説得力ある証拠
- V　無益なケア
- VI　結　語

I 序

　1937年にアメリカ安楽死協会が設立されて以来，人工延命処置の差控え・中止に関して現在まで長きにわたる様々な議論が行われてきたアメリカの状況を参照することは，我が国における尊厳死をめぐる論点に対してもまた有益であると思われる。しかしながら，我が国においていまだ議論の行われている問題であっても，アメリカにおいてはすでに一定の解決を見ている論点も多く，さらにそれらについては我が国においても紹介され，すでに詳細な検討が加えられている[1]。そこで本稿においては，すでにアメリカにおいて一定の解決を見ている論点については「II　生命維持医療拒否権をめぐる議論」において簡潔な記述に留めることとして，アメリカにおいてもいまだ議論されている論点でかつ，我が国の議論に対しても有益なものとして，①人工延命処置を拒否する書面（事前指示）をめぐる問題点，②事前指示を本人が作成していないため他者が本人の意思を代行して判断する場合には明白かつ説得力ある証拠による本人の意思の立証が望ましいとされるが，裁判例におけるその具体的な運用，③医療側によって無益だと判断された医療行為，以上3つの論点に焦点を当てることとする[2]。

II　生命維持医療拒否権をめぐる議論

1　生命維持医療拒否権の根拠

　1976年の著名なQuinlan判決[3]が生命維持医療拒否権の根拠としたのはプライバシー権であった。すなわち，Quinlan判決が採用した論法は，憲法

（1）　代表的なものとして，甲斐克則『尊厳死と刑法』（成文堂，2004年），唄孝一『生命維持治療の法理と倫理』（有斐閣，1990年）。

（2）　なお，アメリカにおける議論状況を問わず，網羅的に尊厳死に関わる論点に触れたものとして，新谷一朗「アメリカにおける尊厳死」甲斐克則＝谷田憲俊（編）『安楽死・尊厳死（シリーズ生命倫理学：第5巻）』180頁以下（丸善出版，2012年）。

（3）　In re Quinlan 70 N.J. 10, 355 A.2d 647 (1976). 本判決については，甲斐・前掲注（1）9頁以下，唄・前掲（1）289頁以下。

は明白にはプライバシー権に言及していないものの，ニュージャージー州最高裁判所の諸判決は個人のプライバシー権が存在することを認めてきたことを確認したうえで，この権利が一定の状況において医療処置を拒否する患者の決定を包摂するほどに十分広範なものであることを推定し，この権利は身体的侵襲の程度が増え予後の見込みが弱くなるにつれて増大し，最終的にこの権利が州の生命を保護する利益を上回るポイントに至る，というものであった[4]。

しかしながら，連邦最高裁判所の Cruzan 判決[5]は，「多くの州裁判所が処置を拒否する権利を，一般化された憲法上のプライバシー権に包摂されると判示しているが，我々がそのように判示したことはない」と指摘したうえで，「この問題は，修正14条の自由利益という見地からより適切に分析される」と述べた。そしてこのような理解に基づいて，「合衆国憲法は，能力者に，生命維持のための水分補給および栄養補給を拒否する憲法上保護された権利を認めている」と仮定したのである[6]。

なお Cruzan 判決において，その中止が問題となった生命維持処置の種類は人工水分補給および人工栄養補給であった。我が国においては生命維持処置の中でも，人工水分・栄養補給の中断は許容されないとする見解も根強く[7]，アメリカの学説においてもその可否は1980年代に大きな論点となっていたが[8]，アメリカの判例は伝統的に，人工水分・栄養補給もまた通常の医療手続に対して適用される基準によって規定される医療の一形式であるとみなしており[9]，これらを通常の医療と区別してその可否を特別に論ずるこ

(4) id. 70 N.J. at 39-41.
(5) Cruzan v. Director, 497 U.S. 261, 110 S. Ct. 2841 (1990). 本判決については，甲斐・前掲注(1)261頁以下，髙井裕之「判批」英米判例百選[第3版]86頁以下（1996年），谷直之「アメリカ合衆国における安楽死議論の礎石」同志社法学56巻6号743頁以下（2005年），樋口範雄「植物状態患者と『死ぬ権利』」ジュリスト975号102頁以下（1991年），丸山英二「判批」アメリカ法[1991-1]121頁以下（1991年）.
(6) id. 497 U.S. at 279.
(7) 浅田和茂『刑法総論[補正版]』217頁（成文堂，2007年），内藤謙『刑法講義総論(中)』575頁（有斐閣，1986年），山中敬一『刑法総論[第2版]』699頁（成文堂，2008年）.
(8) See William May et al., *Feeding and Hydrating the Permanently unconscious and Other vulnerable persons*, 3 Issues L. & Med. 203 (1988).

とはなされていない。

2 生命維持医療拒否権の行使

　生命維持医療を拒否する権利が認められるとしても，その権利行使においては——本人の意思が決定的な意味を持つにもかかわらず——本人の意思決定能力が失われているため，その意思を知ることが困難な状況が起こりうる[10]。このような状況への解決策の1つは，事前に書面によって自らの希望を表明しておく，という手段である。1969年に，イリノイ州の弁護士であったLuis Kutnerがリビング・ウィルを提案したことを嚆矢として[11]，人工延命処置を拒否する意思を伝えるための文書は，現在まで様々な書式が提案されている。このような文書の特徴およびそれに伴う問題点についてはⅢにおいて詳述する。

　また，本人が事前に文書によって自らの希望を表明せずに意思決定能力を喪失したとしても，直ちに彼／彼女の生命維持医療拒否権が失われるわけではない。このような場合には代行者が本人に代わって人工延命処置を拒否する権利を行使することが考えられる。前述のCruzan判決もまたこのような本人の意思の代行判断のケースであり，これについて連邦最高裁判所が，ミズーリ州法が「明白かつ説得力ある」証拠によって本人の意思を証明することを求めていることは違憲ではない，との判断を示したものであった。Cruzan判決以後も，この「明白かつ説得力ある」証拠という基準によってこの種の問題を扱った事案は多数存在するため，実際にどのような証拠が提出された場合に「明白かつ説得力ある」証拠が存在する，あるいは存在しないと判断されたのかを分析することは有用であると思われる。そこで，人工延命処置の拒否という文脈における「明白かつ説得力ある」証拠の具体的な運用について，Ⅳにおいて検討することとする[12]。

（9）　丸山・前掲注（5）126頁参照。
（10）　曽根威彦『刑法総論［第4版］』128頁（弘文堂，2008年）参照。
（11）　Luis Kutner, *The Living Will: A Proposal*, 44 Indiana Law Journal 539 (1969).
（12）　なお，本人の人工延命措置を拒否する意思を代行判断するに際しては，「明白かつ説得力ある証拠」以外にも様々な基準が用いられてきた。これについては，新谷一朗「終末期医療における代行判断の法理について——アメリカ合衆国の判例分析を素材として」早稲田法学会誌59巻1号191頁以下（2008年）参照。

3　差控えと中止の区別

　我が国においては，人工延命処置を未然に差し控えることと，すでに提供されている人工延命処置を中止すること，すなわち不作為と作為との質的な違いが論じられることが多いが[13]，アメリカにおいては双方の差異は重視されていない。著名な1914年のSchloendorff判決においてCardozo判事が，「健全な精神であるすべての成人は自らの身体になされることを決定する権利を有し，患者の同意なく手術を実施する外科医は暴行を犯しているのであり，このために彼は損害について責任を負う」と述べて以来[14]，患者はあらゆる医療処置を拒否する権利を有しているとされてきた。そしてKay Richardの指摘によると，「これと同じ理由によって」事前の拒否だけでなく，実施されている医療処置を望まない場合の中止を要求する権利もまた認められてきたとされている[15]。

　もっとも，長期にわたって患者に対して実施されている医療行為の取外しについて，事前の拒否と実施後の中止との差異が特異な形で表面化した事案は存在する。McKay判決[16]の事実の概要は以下の通りである。Bergstedtは10歳の時に四肢麻痺となり，それ以来20年以上レスピレーターと両親の介護によって生存していた。ところが母親が死亡し，父親も末期疾患となったため，彼自身は末期ではないものの，彼を介護する者がいなくなることから，レスピレーターの中止を求め，父親も彼の決定に同意していた。事実審裁判所はレスピレーターの中止を許容する宣言的判決を認めた。この宣言的判決に対する州からの上訴の申立てを受けたネヴァダ州最高裁判所が判決を下す前にBergstedtは死亡したものの（直後に彼の父親も亡くなった），上訴によって提起された問題を判断するために，同裁判所は上訴管轄権を行使した。本件における反対意見は特徴的である。Springer判事は，生命維持の

---

(13) 例えば，武藤眞朗「生命維持装置の取り外し」『西原春夫先生古稀祝賀論文集第1巻』361頁以下（成文堂，1998年）。

(14) Schloendorff v. Society of the New York Hospital, 105 N.E. 92 at 93 (N.Y. 1914).

(15) Kay Richard, *Causing Death for Compassionate Reasons in American Law*, 54 Am. J. Comp. L. 693 at 697 (2006).

(16) McKay v. Bergstedt, 106 Nev. 808, 801 P.2d 617 (1990).

ために23年間提供されてきたレスピレーターは，単なる医療処置を超えるもので，患者にとって不可欠な部分となっていると見られるべきであるから，その中止は安定した患者からのペースメーカー，義肢および人工臓器の取り外しと同等にみなされるべきであり，本件の中止行為は自己破壊行為を構成するので許容されないと主張した[17]。もっとも法定意見は，人工延命処置によって生命を維持されている意思決定能力ある成人の場合には，個人の決定が州の生命を保護する利益を上回る場合がある，として中止を許容した事実審裁判所の宣言的判決を維持している。Norman Cantor もまた，医療介入は長期間継続されていても体内に設置されていても医療介入であることに変わりはなく，こうした特定の医療処置の拒否を自殺のように見せかけるために医療機器を擬人化する Springer 判示の努力は，有益でも説得力のあるものでもないと指摘している[18]。

III 事前指示をめぐる問題

1 リビング・ウィルと持続的代理権

1976年のカリフォルニア州自然死法は，人工延命処置の差控えおよび中止を文書によって要請する権利を成人患者に対してはじめて認めたものであった。カリフォルニア州に続いて，他の州も同様の立法を可決し始め，1990年代の半ばまでに，すべての州がいわゆるリビング・ウィルに法的効力を与える立法を有するに至った。

人工延命処置を拒否する意思を表明するための別の手段として，自分の代わりに終末期医療における意思決定をなすための信頼に値する者を指名しておく，という方法もまた考えられる。このような方式は，ヘルスケアのための持続的代理権（Durable Power of Attorney for Health Care：以下，「DPAHC」とする）と呼ばれている。リビング・ウィルの作成においては，特定の医療処置を受け入れるあるいは拒否する選択をするために，自己の将来の医療状

---

(17)　*id*. 106 Nev. at 834-839.
(18)　Norman Cantor, *Advance Directives and the Pursuit of Death with Dignity* 16 (Indiana University Press) (1993).

況を予期する困難さが常に伴うことから，DPAHC の方がより利用しやすい手段となっているとされるが[19]，このような代行者を指名するだけの事前の意思表示が，本当の意味でのインフォームド・コンセントと言えるのか，という疑問も投げかけられている[20]。しかしながら，ここで重要となるのは，リビング・ウィルと DPAHC が相互排他的な存在となるのではなく，これらを併せた「事前指示」として，むしろ双方が相互補完的な関係にあることである。患者が作成したリビング・ウィルを具体的な医療状況に応じて DPAHC によって指名された者が解釈を行う，という形で本人の自己決定権が実現されることが考えられるであろう。

2 事前指示の特徴

典型的な事前指示法は，不可逆的な疾患など一定の状況において人工延命処置を差し控える旨の本人による指示の有効性を認めるものである。もちろん事前指示法はそれぞれの州によって，実施のための要件や権限の範囲などにおいて相違がみられるものの，法定の要件に従って事前指示を尊重した者に対して民事上および刑事上の免責を認める点では一致している。逆に，事前指示の偽造，毀損，その他の手段による改変に対しては，ほとんどの州の事前指示法において民事上もしくは刑事上の制裁が規定されている[21]。

すべての事前指示法は，事前指示への署名と日付の記入を要件としている。そして通常は，最低2名の「能力ある」成人が書面の証人となることが要求されており，加えて証人の面前で患者が自発的に署名したことを証人が証明しなければならない州も存在する[22]。さらに家族，ヘルスケア提供者，相続人などを証人から除外している事前指示法もあり，また事前指示についてもその形式的な要件を公正証書あるいは遺言文書に準じるように求めている州も存在している[23]。

---

(19) Elena Cohen et al., *Rules Governing End-of-Life Decisions for Patients Without Capacity*, 3-18 Treatise on Health Care Law § 18.04 (Matthew Bender) (2011).

(20) 例えば，Rebecca Dresser, *Life, Death, and Incompetent Patients: Conceptual Infirmities and Hidden Values in the Law*, 28 Ariz. L. Rev. 373 (1986); Joanne Lynn, *Why I Don't have a Living Will*, 19 Law Med. & Health Care 101 (1991).

(21) Cohen *supra* note 19.

(22) N.Y. Pub. Health Law §§ 2981(2)(a).

3 事前指示の取消し

事前指示に伴う法的問題点として，その取消しを挙げることができる。事前指示に関する法は，簡易な方法での事前指示の取消しを規定しており，例えばイリノイ州のリビング・ウィル法は，本人はリビング・ウィルを「その精神的・身体的状況を問わず，いつでも取り消しうる」と規定していることから，意思決定能力を喪失した段階であってもなお，リビング・ウィルの取消しが可能となっている[24]。原則的には，人工延命処置の拒否がインフォームド・コンセントの延長線上にある以上，その撤回も「インフォームド」であるべきだが，この文脈においては疑わしきは生命保護の利益に，という一般原則が働くことによって，意思決定能力を喪失した後であっても取消しが認められていると考えられる[25]。

これに対して，本人以外の者による事前指示の取消しは基本的に認められていない。しかしながら例外的に，人工延命処置を拒否する旨のリビング・ウィルが，本人の意思に合致してないと親族が判断した場合に，リビング・ウィルの実施の取り消しが認められた判例も存在する[26]。当該事案は，当該患者のリビング・ウィルに基づいて，患者の身体的な状況が生命維持処置を中止するための特定の基準を充足したにもかかわらず，代理人らが「蘇生拒否」書式に署名することを拒否したので，病院側が，代理人らは患者が実行した文書によって患者が表明した意思に反して行為している，と主張したものである。代理人らは，リビング・ウィルを実行したおばが熱心なローマ・カトリック信者であったことから生命維持の中止は教義に反すること，彼女が署名した文書を十分には理解していない，と家族にほのめかしていたこと，そして彼女がリビング・ウィルと代理権を取り消しもしくは修正するつもりであったことを主張した。裁判所は，患者のリビング・ウィルに記載された

---

(23) See e.g., Idaho Code § 39-4515 ; Ky. Rev. Stat. Ann. § 216.267 ; La. Rev. Stat. Ann. § 40 : 1299.58.3(D).

(24) 755 Ill. Comp. Stat. 35/5.

(25) See Cohen *supra* note 19.

(26) In re University Hospital of the State University of New York Upstate Medical University, 194 Misc. 2d 372, 754 N.Y.S.2d 153 (2002).

証人による証言など，多くの記録を精査したうえで，証拠として提出された彼女の言動は，彼女のリビング・ウィルおよび代理権を無効とするために十分であると結論づけた。

4　生命維持処置のための医師指示書

2005年にアメリカで行われた調査によると，リビング・ウィルを有していると回答した者は全体の29%であり，これは1990年の同じ機関による調査における値が12%だったことに比べれば，リビング・ウィルへの関心が15年間の間に確実に高まっていること反映しているが，半数以上はいまだリビング・ウィルを有していないという事実もまた示している[27]。このような普及率の低さと医療現場において事前指示に対する不満がいまだ根強い現状の中で注目されているのが生命維持処置のための医師指示書（Physician Orders for Life-Sustaining Treatment：以下，「POLST」とする）と呼ばれる書式である。これは患者が自身で作成する事前指示とは異なり，患者の医療記録の中に含まれる文書であり，標準化された実行可能な医師の命令，という形で患者の処置に関する決定および終末期における希望を明白に述べた文書である。したがってPOLSTは，――これもまた事前指示とは異なり――医療命令（medical order）としての地位を有する。

1990年にオレゴン州において，事前指示法と蘇生拒否命令（Do Not Resuscitate Order）の不備に関する医療者間の議論が行われたことを端緒として考案された文書が，このPOLSTである。オレゴン州のPOLSTは，文書の右上に患者の氏名および生年月日などを記入する欄があり，左上には「これらの医療命令は患者の現在の医療状況および選好に基づいている。記入されていないセクションは書面を無効化するものではなく，当該セクションの処置を最大限に行うことを意味するものである。状況に重大な変化が生じた場合には，新たな命令が作成される必要がある」旨が記入されている。処置に関するセクションは5つに分かれ，それぞれ心肺蘇生，医療処置，人工栄

---

[27] The Pew Research Center for the People and the Press, More Americans Discussing-and Planning-End-of-Life Treatment ; Strong Public Support for Right to Die (Jan. 5, 2006), available at http://www.people-press.org/2006/01/05/strong-public-support-for-right-to-die/ (last visited October 4, 2012).

養補給，文書化にあたり患者が医療処置について議論した者，そして医師の署名という順序になっている[28]。心肺蘇生のセクションは蘇生拒否命令と同様に脈拍と呼吸がない場合に蘇生するか否かについての指示を与えており，患者に脈拍もしくは呼吸がある場合には，次の医療処置に関するセクションが適用される。「コンフォートな措置のみ（Comfort Measures Only）」の項目を選択すれば，苦痛を緩和するために必要な措置のみが提供され，「制限付きの追加的医療処置（Limited Additional Interventions）」を選択すれば，コンフォートな措置に加えて，抗生物質や心臓モニターなども受け入れることができ，そして「最大限の処置（Full Treatment）」を選択すれば，さらにこれらに加えて気道インターベンションや人工呼吸器などの提供を受けることができる。人工栄養補給に関するセクションは，患者が経口による食物および水分の摂取が不可能な場合に適用され，人工栄養補給の可否を指示することができる。次のセクションでは，医療処置に関する患者の最終的な選好について患者と議論した者が特定されている[29]。

オレゴン州における成功を契機として，2000年のワシントン州[30]および2002年のウェスト・ヴァージニア州[31]に続いて10に近い州でこのような書式の有効性を認める立法が可決されており，さらに2010年にはこのような文書の有効性を争う事案が裁判例にも現れており[32]，今後の影響が注目される書式である。

---

(28) http://www.ohsu.edu/polst/programs/documents/POLST.June2011smaple.pdf (last visited October 4, 2012).
(29) See Keith Sonderling, *POLST: A Cure for the Common Advance Directive — It's Just What the Doctor Ordered*, 33 Nova L. Rev. 451 at 460 (2009).
(30) WASH. REV. CODE § 43.70.480.
(31) W. VA. CODE § 16-30-25. 同州は，処置の範囲に関する医師の命令（Physician's orders for scope of treatment：POST）という名称を用いている。
(32) In re Zornow, 31 Misc. 3d 450, 919 N.Y.S.2d 273 (2010). 死が差し迫っているかあるいは適切な最期を迎えるために食物や水分の提供が不適当である場合を除いては，彼女が信仰しているローマ・カトリックの教義によって，彼女は人工栄養補給を継続する義務を負うとして，進行したアルツハイマー病に罹患している93歳の女性のためのMOLST（ニューヨーク州でのPOLSTの呼称）が，無効とされた事案である。

Ⅳ　明白かつ説得力ある証拠

　前述の Cruzan 判決が，一般的な民事事件で用いられる「証拠の優越」ではなく，それより厳格な「明白かつ説得力ある証拠」による延命拒否の意思の証明を要求しているミズーリ州法を合憲とした理由の1つは，「[人工延命処置を]中止しないという誤った決定はそのままの状態の維持に帰着し，医学の進歩，患者の意思に関する新たな証拠の発見，法改正，あるいは単に生命維持処置の実施にもかかわらず患者が予期せず死亡することなどその後の進展の可能性は，少なくとも，誤った決定が最終的に訂正されるか，あるいはその影響力が軽減される可能性を与えている。しかしながら，生命維持処置を中止するという誤った決定が訂正されることはない」というものであった[33]。意思決定能力を喪失した者の生命の保護という観点からこの立場は支持されうるものであり，さらに人工延命処置を拒否する権利の根拠を自己決定権に求めるのであれば，拒否を望む本人の意思の確実な立証が要求されるべきであろう。しかしながら，同じ「明白かつ説得力ある」証拠とはいえ州による立証の程度の相違点も指摘されているため[34]，以下具体的な事例を検討することとする。

1　否定例

(a) Jobes 判決

　事案の概要　1976 年に著名な Quinlan 判決[35]を下したニュージャージー州は，本人の意思に関する証拠基準を明確化するために 1985 年の Conroy 判決において，主観的テスト，制限的客観的テストおよび純客観的テストという3つのテストを提示し，それらが充足される条件を明確化した[36]。1987

---

(33)　Cruzan *supra* note 5, 497 U.S. at 283.
(34)　Cohen *supra* note 19.
(35)　In re Quinlan *supra* note 3.
(36)　In re Conroy, 98 N.J. 321, 486 A.2d 1209 (1985). 本判決については，甲斐克則「意思決定無能力患者からの人工栄養補給チューブ撤去の許容性に関する重要判例──アメリカ・ニュージャージー州のコンロイ事件判決」海保大研究報告 35 巻 1 号 85 頁以下(1989 年)参照。

年に下された本判決は，自動車事故によって植物状態となった妻から腸瘻造設術（jejunostomy）チューブを取り外す許可を夫が求めた事案である。裁判所は，植物状態にある患者について Conroy 判決における「主観的テスト」が採用されるべきことを確認したうえで，本件において患者がチューブの取外しを望んでいたことについて，主観的テストを満足させるほどの明白かつ説得力ある証拠が存在するのか否かを調査した[37]。

提出された証拠 Jobes 夫人の友人の 1 人は，1971 年に，Jobes 夫人が看護していた筋ジストロフィーと多発性硬化症に罹っている身体的に不自由な子どもについて，自分がそのような状態であれば生存したくないと彼女が述べていたこと，および 1979 年に，ALS 患者のようにレスピレーターによって生きたくはない旨詳細に述べていたと証言した。Jobes 夫人のいとこは，1975 年の夏に心臓電気刺激装置（cardiac stimulator）によって生きている自動車事故の被害者について彼女と議論した際に，彼女はそういった処置を望まないと述べていたと証言した。夫もまた，Quinlan 判決に関するニュースが報道されていた 1976 から 77 年の間に頻繁に，Jobes 夫人が Karen Quinlan のような状況で生きることを望まない旨発言していたと証言した。さらに，彼女が信仰していた長老教会は，人工延命処置の中止を禁止していない旨の証言も提出された。

これらの証拠を調査したうえで，裁判所は，患者のそれぞれの発言は「関係が薄く一般的かつ偶発的で何気ない状況でなされたもの」であるから，主観的テストを充足する明白かつ説得力ある証拠は存在しないと判示した（もっとも裁判所は，2 名の医師によって患者が植物状態から回復する合理的可能性がないことが確認されれば，患者の親密な家族によって決定が下されてよい，と結論づけている）。

(b) O'Connor 判決

事案の概要 ニューヨーク州においては，1981 年の Eichner 判決において人工延命処置の拒否という領域においては「明白かつ説得力ある」証拠が適切な立証負担であることが確認されている[38]。1988 年に下された本判決は，

---

(37) In re Jobes, 108 N.J. 394, 529 A.2d 434 (1987). 本判決については，髙井裕之「判批」アメリカ法［1990-1］137 頁以下（1990 年）参照．

病院の入院患者であった老年の女性が，卒中によって精神無能力となり補助なしでは食物と水分を得ることができなくなったので，病院がフィーディング・チューブを挿入しようとしたため，患者の子どもたちが彼女の意思に基づいてそれを拒否した事案である[39]。

提出された証拠 本件において，まず O'Connor 夫人の友人は，1969 年に，がんであった彼の父親が人工的な方法での生命の継続を望んでいないことを彼女に伝えた際に，彼女がそれに心から同意していたこと，そして 1969 年から 1973 にも 2・3 回同様の会話をして，回復の見込みがないのに機械の使用によって人を生存させることは「ぞっとする（monstrous）」と述べていた旨証言した。また 2 人の娘もまた，父親ががんで入院した後の 1967 年に，彼女が同様の状況に陥りたくないと述べており，また彼女の継母ががんで死亡し彼女自身も心臓発作で入院した際に，自分は延命のためのいかなる生命補助システムの介入も望まないと発言した，と証言した。

しかしながら裁判所は，O'Connor 夫人に実施されようとしている人工栄養補給の拒否について彼女は意思決定能力を喪失する前に何も述べておらず，また証言における彼女の発言はがん患者などに対する苦痛を伴う延命処置についてなされたものであるから，現在の状況において彼女が人工栄養補給を拒否していたことについて，明白かつ説得力ある立証は存在しないと判示し，病院側の申立てを認めた。

2 肯定例

(a) L.M.R.判決

事案の概要 デラウェア州においては 1995 年の Tavel 判決において，「後見人が，遷延性植物状態にあると診断された患者への栄養補給および水分補給の中止を求めている場合には，州はその手続において明白かつ説得力ある証拠基準を適用することができる」と述べられている[40]。2008 年の事案で

---

(38) In re Eichner v. Dillon, 52 N.Y.2d 363, 420 N.E.2d 64 (1981). 本判決については，唄孝一「判批」アメリカ法［1989-2］438 頁以下（1990 年）参照。

(39) In re Westchester County Med. Ctr. ex rel. O'Connor, 72 N.Y.2d 517, 534 N.Y.S.2d 886, 531 N.E.2d 607, 612 (1988).

(40) In re Tavel, 661 A.2d 1061 (Del. 1995).

ある本件においては，22歳の女性（L）がヘロインの過剰摂取のために呼吸停止に陥り，彼女が蘇生されるまでの間に，無酸素症により脳への損傷が生じたため彼女は遷延性植物状態となり，人工栄養補給および水分補給が提供されなければ生存できない状態となった。そこで彼女の両親は離婚し，父親が人工栄養補給および水分補給を継続し医療処置を受けさせ彼女を延命することが彼女の最善の利益であると述べてLの在宅看護を望んだのに対して，母親は処置の中止を主張し，双方が後見人としての指定を求めた[41]。

提出された証拠 裁判所は，考慮されるべき証拠は，無能力者の「個人の価値体系（value system）」に関するあらゆる要素を含むべきで，これには現在の医療状況に関する事前の発言および無能力者の人格の「あらゆる側面」，とりわけ哲学，神学および倫理学に関するものが含まれるとした。そして具体的に重視されたのは，Lと一緒にTerri Shiavoについてのテレビ番組を観ていた際に，彼女のような悲運に遭わないように，生命維持をしないように相互に約束をした，との母親の証言である。Lの病状がShiavoのそれと類似しているとの医師の証言を加えて，裁判所は母親の証言を，Lが遷延性植物状態において生命を維持する処置の拒否を望んでいるとの，きわめて強い証拠であると認定した。またLのおじによる，Lが人工延命措置によって生存することを望まないと述べていた，という証言もまた母親による証言ほど詳細ではないものの，補強的なものであるとされている。なお，彼女のボーイフレンドによる同様の証言もなされたが，これはLが酩酊状態で気持ちが塞いでいる時の発言であったため，重視されていない。Lの発言に加えて，Lがヘロインを過剰摂取する以前に時間を費やして読んでいた本の内容もまた証拠の1つとなった。同書には「人工延命措置の使用を拒否することによって尊厳を保つことできる」との記述があり，裁判所は，Lがこの信条を採用していたか否かは証拠から明らかでないが，著者の哲学に対する彼女の熱意は，生命維持措置の拒否と矛盾しない哲学的・神学的な体系をLが受容していたことを示している，とした。そしてこれらの証拠を基に，裁判所は，Lに意思決定能力がありそのような決定ができるならば，人工的に延命措置をとられることを望んでいなかったことが，明白かつ説得力ある証

---

(41) In re L.M.R., 2008 Del. Ch. Lexis 255.

拠によって証明されたとして，母親を後見人として指定した。

（b） Biersack 判決

事案の概要 2004年にオハイオ州で下された本判決において問題となったのは，自動車事故によって意識を喪失した43歳の Biersack の生命維持のために必要な人工栄養補給であった。事故以来 Biersack の容態は昏睡状態のまま快方に向かわなかったため，事故からおよそ10年後に医師と家族との協議に基づいて後見人らが生命維持措置の中止を申し立てたが，事実審裁判所は Biersack が人工栄養補給を拒否していたことが明白かつ説得力ある証拠によって立証されていないとして申立てを却下したため申立人が上訴したのが本件である[42]。なお，オハイオ州改正末期疾患の統一権利法§2133.09(c)(2)は，「患者に提供されている栄養補給および水分補給を差し控えもしくは中止する決定が，患者が事前に表明した意図に一致すること」を申立人が明白かつ説得力ある証拠によって立証することを要求している。

提出された証拠 本件では Biersack の3人の子どもがそれぞれ証言をした。Gregory は，母親が「決して機械やどんなタイプの生命維持によっても生き続けたくない」と述べていたと証言し，母親はフィーディング・チューブの取り外しを望んでいるだろうと述べた。Todd もまた，フィーディング・チューブを取り外すことは正しいことであると証言した。Matthew は，植物状態にある女性についてのテレビ番組を母親と観ていた際に，このような状態で生きていたくないと述べたと証言し，さらに自身の意見として，母親は人工的な手段で生存することを望んでおらず，彼女が選択できるのならばフィーディング・チューブの取り外しを決定していたであろうと述べた。オハイオ州控訴裁判所は，これらの証言に基づいて，栄養補給の中止が Biersack の希望に一致しているとの推論を支えるための明白かつ説得力ある証拠が本件には存在していると結論づけた（ただし，栄養補給を中止するための患者の容態に関する医師の意見に不適切な部分があるとして，事実審の判決自体は差し戻されている）。

---

[42] In re Biersack, 2004 Ohio App. LEXIS 5915.

3 小 括

　人工延命処置には，人工呼吸器や人工栄養補給など様々なタイプの医療が含まれうる。ここで，患者が意思決定能力を喪失する前の言動によって人工延命処置を拒否する意思を代行者が判断する場合には，患者が現在の状況において「患者に現在実施されている，あるいは実施されようとしている医療処置を拒否していること」について，明白かつ説得力ある証拠による立証が必要であると思われる。それゆえ，他者の人工延命処置について自分はそれを望まない旨の発言をしていたとしても，Jobes 判決や O'Connor 判決のように，患者が拒否の意思を示した医療処置と現在患者について問題となっている医療処置との間に類似性が認められない場合，あるいは発言そのものがあまりに漠然としている場合に，明白かつ説得力ある証拠による立証を否定することは妥当である。そして，その他者の病状や提供されている医療処置と患者本人のそれらとの間に強い類似性が認められる場合には，L.M.R.判決のように明白かつ説得力ある証拠による本人の意思の立証を認める方向に働くことが考えられる。これとは逆に，Biersack 判決のように，関連性の薄い，あるいはあまりに一般的な人工延命処置の拒否の意思によって，特定の医療行為の拒否についての明白かつ説得力ある証拠による立証を認めるのであれば，「証拠の優越」よりも厳格な「明白かつ説得力ある」証拠という基準を，あえてこの終末期医療における代行判断という領域に設けている趣旨が形骸化されるように思われる[43]。

V　無益なケア

　これまでの議論の基礎には，患者の生命維持医療を拒否する権利が据えら

---

(43)　なお，マサチューセッツ州においては，「証拠上の保護のための特別な措置を伴う証拠の優越 (preponderance of the evidence with an extra measure of evidentiary protection)」という形でニュージャージー州における代行判断に接近する枠組みを用いているが，同州がこの規準によって，生来の無能力者からの人工延命処置の中止・差控えを認めていることには注意が必要である。See In re Guardianship of Jane Doe, 411 Mass. 512, 583 N. E. 2d 1263 (1992).

れていたが，これとは逆に1990年代後半から，医療者が無益（futile）だと判断した医療処置は患者が望んでいても提供する必要はない，という議論が行われ始めた。アメリカ医師会の医師の職業倫理指針もまた，「医師は，その最善の専門的な判断において患者にとって利益となる合理的な可能性を有さないケアを提供する倫理的義務を負わない」という立場を明らかにしている[44]。このような議論を受けて，通常は処置を拒否する指示を与える機能を有する事前指示において，特定の処置の「要求」を求める文書の有効性を認める州も現れ始めている[45]。ここでは「無益なケア」に関する論点を扱った数少ない判例の中の1つ[46]と「無益なケア」を提供しないことを明文で正当化しているテキサス州の事前指示法を扱うこととする。

1 Wanglie 判決

Wanglie 判決は，遷延性植物状態にあると診断され，自力での呼吸と食事ができない85歳の女性に対する医療行為の提供をめぐる事案である[47]。彼女が回復不能であることが明らかになった際に，彼女を担当している医師らが家族に対して，彼女に対して提供されている積極的な（aggressive）処置には医療上の利益がないので中止すべきだと提案した。しかし，彼女の夫はそれに異議を唱え，あらゆる処置を継続するように要求した。その後，両者を和解させる，あるいは彼女を転院させる努力もなされたがこれらが失敗したので，最終的に，医師が自らを患者の最善の利益を決定する後見人に指定するように裁判所に申し立てたのが本件である。Belois 判事は，「本件にお

---

(44) AMA CEJA Ethics Code, §§ 2.03, 2.035, 2.09, 2.095, 2.17. ただし，処置の拒否が「無益」という概念によって正当化されるものではない，という立場もまた明確にされている。See Cohen *supra* note 19.

(45) See e.g., Ind. Code Ann. § 16-36-4-11.

(46) もっとも，後に述べるように，Wanglie 判決はあくまで夫と病院どちらが医療上の決定をなすことが無能力者の女性にとって最善の利益であるかを裁判所が判断しただけであるので，本判決を「無益さ」の議論を司法の場へと先導した判決と位置づけることに疑問を呈する見解もある。See Judith Daar, *Medical Futility and Implications for Physician Autonomy*, 21 Am. J. L. and Med. 221 at 224 (1995).

(47) In re Conservatorship of Wanglie, No. PX-91-283 (Minn. Dist. Ct. P. Div. Hennepin County July 1, 1991).

いては Wanglie 夫人に対して医療処置を継続もしくは中止させる裁判所の命令がなされたわけではない」と無益さをめぐる議論に対して慎重な態度を示しつつ，処置の中止を求めた医師ではなく，あらゆる処置の提供を求めた彼女の夫を後見人として指定した。

このように本判決においては，結論として裁判所は，医師らが無益と判断した医療行為の継続を認めたわけであるが，1991 年の本判決の態度が，医療資源の不足に直面している現代においてもなお——とりわけ病院が，要求された医療処置は医療上不適切で無益だという立場を明白に示している場合には——判例として維持されうるのかは疑問である，という指摘がなされている[48]。

2　テキサス州事前指示法

テキサス州法は，本人あるいはその代行者の要請にもかかわらず，医療者側が，彼らが「不適切」だと判断した処置を差し控えることを認めている[49]。もちろん，この規定が濫用されないために，治療要請を拒否する医師の決定が，病院が指定した医療・倫理委員会による審査を受けること，およびその審査の過程に患者の家族が参加することなどの条件を満たすことが必要であり，さらに家族には 10 日間の猶予が与えられ，その間に裁判所が，延長された期間内に処置を提供してくれる医療者を家族が見つけることができると判断した場合には，家族は期間の延長を求めることができる，という救済措置も設定されている。しかし，家族が期間の延長を求めない場合，あるいは裁判所がこれを認可しなかった場合には，当該医療行為は一方的に撤去されうることとなる。

しかしながら，テキサス州事前指示法に対しては，本人の意思に反して医療行為の提供を拒否するのであるから，その手続面をより厳格にすべきだとの批判も向けられ[50]，さらにこの条項をめぐってはすでに複数の裁判例が存在することからも窺い知れるように[51]，「無益さ」に関する議論にはより慎

---

(48) Cohen *supra* note 19.
(49) Tex. Health & Safety Code § 166.046.
(50) Robert Truog, *Tackling Medical Futility in Texas*, 357 New Eng. J. Med. 1 at 2 (2007).

重な態度が要求されるように思われる。

VI 結 語

　アメリカにおける人工延命処置の差控え・中止（尊厳死）をめぐる議論は，1970年代以降の医療現場における患者の権利意識の高揚，とりわけ自己決定権を基調とするインフォームド・コンセントの原則を通じた患者の自律の保護と同一線上に存在してきた。しかしながら，現在において終末期医療における自己決定権の考え方は2つの意味で変化を現している。その1つを象徴しているのがPOLSTの普及である。これは事前指示の作成にあたって患者が直面する困難さと，患者が自身で作成した事前指示の解釈に伴う困難さとの双方を緩和するために考案されたものである。すなわち，文書の作成において医療者との協議を経ることにより，終末期医療における実質的な患者の自己決定を促進すること，つまりインフォームド・コンセントの充実を意図するものであるから，その目的は賛成できるものと思われる。

　他方で，無益さをめぐる議論に顕れている2つ目の変化は，自己決定と対置するものである。これは，医療側が無益だと判断した医療行為はたとえ本人が希望したとしても提供する必要はない，ということを含意しているため，同じく終末期医療における人工延命処置の差控え・中止に関する議論ではあるが，その性質は従来の議論とは全く異なることに留意すべきである。さらにこの無益さをめぐる議論は，立法上[52]も判例[53]においても未成年者の保護

---

(51) Hudson v. Texas Children's Hosp., 177 S.W.3d 232 (Tex. App. 2005), Nikolouzos v. St. Luke's Episcopal Hosp., 162 S.W.3d 678 (Tex. App. 2005); In re Nikolouzos, 179 S.W.3d 581 (Tex. App. 2005).

(52) 前述のテキサス州事前指示法は，2003年の改正によって未成年者にも適用されることとなった。See Thomas Mayo, *The Baby Doe Rules and Texas's Futility Law in the NICU*, 25 Ga. St. U.L. Rev. 1003 at 1006 (2009).

(53) In re Baby "K", 16 F.3d 590 (4th Cir. 1994). 医療上および倫理的に不適切だとみなされる無脳症の子どもに対する緊急医療処置の提供が，緊急医療及び出産法（Emergency Medical Treatment and Active Labor Act）の下で義務付けられるのか，という争点を解決するために，病院が，提供を拒否する決定が連邦法や州法に違反しないという宣言的判決を求めた事案である。これについて裁判所は，病院にそのような医療行為を提供する義務があるとした判決を維持した。本判決については，永水裕子「ア

という論点と相まって，より複雑な問題を提起している。このようにアメリカにおける人工延命処置の差控え・中止に関する現在の議論においては，深刻な医療資源の不足の影響を受け，自己決定とは別の領域で扱われるべき問題点が注目を集めているが，我が国における議論との関係でまず参考とすべきは，終末期医療において患者の自己決定をどのように具体化することが望ましいのか，という問題に関わる議論であると思われる。

メリカにおける重症新生児の治療中止——連邦規則の批判的考察とわが国に対する示唆」桃山法学 8 号 6 頁以下（2006 年）参照。

7　イギリスにおける人工延命措置の差控え・中止(尊厳死)論議

甲　斐　克　則

Ⅰ 序
Ⅱ イギリスにおける判例の動向
　　——トニー・ブランド事件判決の射程
Ⅲ イギリスにおける終末期医療の意思決定のルール作り
Ⅳ 結　語

I 序

イギリス（ここでは，イングランドおよびウェールズのほか，スコットランドも加えることにする）において，終末期医療と法の問題は，長い間，真摯に議論されてきた。

安楽死の問題は，古くから議論され，現在に至るまで，いくつかの裁判例もある。イギリスでも，日本やドイツと同様，一般的に「安楽死（euthanasia）」という場合，「任意的安楽死（voluntary euthanasia）」を前提とすることが多いが，議論においては，「非任意的安楽死（involuntary euthanasia）」も射程に入れる場合もある[1]。また最近では，医師による自殺幇助の問題が真摯に議論されている。イギリスでは，自殺法により，自殺自体は犯罪でないものの，自殺幇助は犯罪である。しかし，上述のように，積極的安楽死が違法で法的に認められないことから，自殺幇助の合法性に打開策を見いだす動きが出ている。特に，進行性ニューロン病に罹患した女性が夫に自殺幇助を依頼するに当たり，法務総裁に起訴をしないよう請願書を出し，ヨーロッパ人権裁判所まで争った（最終的には棄却された）2001年のダイアン・プリティー事件は，世界の注目を浴びたが，最終的に，「死ぬ権利」ないし「自殺の権利」はヨーロッパ人権条約には含まれないという判決が下された[2]。しかし，それ以後も，いくつかの事件が起きた。とりわけパーディー事件（R (Purdy) v Director of Public Procecutions [2009] UKHL 45, [2010] ac 345 at [56]）を契機に，公訴局長官（Director of Public Procecutions = DPP）が，2010年2月25日，自殺幇助の訴追について「検察官のための指針」（DPP, Policy for Prosecutors in respect of Cases of Assisted Suicide）を公表した[3]。そ

---

(1) 詳細については，甲斐克則『安楽死と刑法』115頁以下（成文堂，2003年），同「欧州（イギリス・ドイツ・フランス）における安楽死・尊厳死」甲斐克則＝谷田憲俊編『安楽死・尊厳死（シリーズ生命倫理学：第5巻）』197頁以下（丸善，2012年）参照。

(2) 詳細については，甲斐克則「自殺幇助と患者の『死ぬ権利』——難病患者の『死ぬ権利』を否定した事例：プリティー判決」戸波江二ほか編『ヨーロッパ人権裁判所の判例』199頁以下（信山社，2008年）参照。

(3) 詳細については，ペニー・ルイス（甲斐克則監訳・福山好典・天田悠訳）「自殺幇

れは，訴追に有利な要素と不利な要素を挙げて，訴追の際の基準にするものである。公訴局長官は，その後，ある事案で同指針を適用して，自己の両親のためにスイスのホテルを予約し，スイスまでその両親を送り出し，その両親を，その後，自殺支援団体ディグニタス（DIGNITAS）の援助を受けて自殺するに至らせた被疑者の行為は，「犯罪の定義に十分に該当するけれども，きわめて軽微な幇助にすぎなかった」として不起訴の決定を下した[4]。この指針は，イギリスでも論議を呼んでおり，今後の動向に注目する必要がある。

　これに対して，人工延命治療の差控え・中止の問題を中心とする尊厳死の議論は，1970年代後半から1980年代にかけて始まったが，1990年代になって具体的にトニー・ブランド事件（後述）等の裁判で争われるようになった[5]。また，医学界も，それに応じていくつかのガイドラインを策定するようになった。それは，アメリカともドイツも異なるものを内包しており，日本の議論にとっても示唆深いものがある。そこで，本章では，イギリスにおける人工延命措置の差控え・中止（尊厳死）をめぐる論議について，判例，法制度，およびガイドラインを中心に論じることにする。

II　イギリスにおける判例の動向——トニー・ブランド事件判決の射程

　1　イギリスにおける尊厳死でまず想起されるのが，1993年2月4日のアンソニー（愛称トニー）・ブランド（Anthony Bland）事件貴族院判決（Airedale NHS Trust v Bland, [1993] 1 All ER 821）[6]である。本件では，1989

　　助に関するインフォーマルな法の変容：検察官のための指針」早稲田法学87巻1号205頁以下（2011年），福山好典「自殺関与と刑事規制に関する一考察——イギリスの近時の動向を手がかりに（1）（2・完）」早稲田大学大学院法研論集143号305頁以下（2012年），144号189頁以下（2012年），髙島響子・児玉聡「英国における自殺幇助をめぐる論争とスイスへの渡航幇助自殺——渡航医療が国内医療の法規制に及ぼす影響の一考察」生命倫理22巻1号75頁以下（2012年）参照。
（4）　ルイス（甲斐監訳）・前掲注（3）参照。
（5）　甲斐克則『尊厳死と刑法』264頁以下（成文堂，2004年），同・前掲注（1）『安楽死と刑法』129頁以下参照。
（6）　トニー・ブランド事件の詳細については，甲斐・前掲注（5）『尊厳死と刑法』271頁以下，三木妙子「イギリスの植物状態患者トニー・ブランド事件」ジュリスト1061号50頁以下（1995年），町野朔ほか編『安楽死・尊厳死・末期医療』201頁以下［西

年4月15日，サッカー場で惨事に巻き込まれ，肺が押しつぶされ，脳への酸素供給ができなくなり，エアデール病院（Airedale Genaral Hospital）での濃厚治療にもかかわらず意識がなく，遷延性植物状態（persistent vegetative state ＝ PVS）が続いた患者（事件当時17歳，貴族院判決当時21歳）の鼻腔チューブによる人工栄養補給を中止してよいか，が争われた。主治医のホウ（Howe）医師は，神経学の専門家らの意見を参考に，1989年8月には，患者の回復の見込みがないと診断し，それ以上の治療を中止することが適当であると考えた。もしこの治療を中止すれば，遅くとも14日以内に患者は死ぬことが予測された。刑事訴追のリスクのことも考えたほうがよいとのコロナーの指摘・警告に基づいて，ホウ医師は，同病院の管理責任を負っているエアデールNHS Trustに相談したところ，同NHS Trustは，患者を被告として，合法的に治療を中止することのできる宣言を求めて高等法院家事部（the Family Devision of the High Court）に，①患者をPVS状態のまま生かし続けている人工呼吸，人工栄養補給，水分補給を含むすべての生命維持治療および医的援助措置を合法的に中止しうること，②最大限の尊厳と最も少ない苦痛しか伴わない安らかな死を迎えさせること以外の治療行為を合法的に中止でき，かつそれを提供する必要がないこと等の確認判決を申し立てた。同家事部は，1992年11月19日，この主張を認め，同年12月9日，控訴院（the Court of Appeal）によってもこれは維持された。ところが，患者の訴訟後見人である最高法院付ソリシタ（Official Solicitor）は，医師たちは鼻腔チューブにより患者の食物を与える義務を有しており，もしこの義務に違反すれば故殺罪になる，として貴族院に上訴した。

2　貴族院は，1993年2月4日，5人の裁判官全員一致で上訴を棄却し，延命治療中止を認めた。代表的意見としてゴフ裁判官（Lord Goff of Chieveley）は，患者の意思の尊重（自己決定権の原則）を強調し，「この原則は，患者が意識を喪失するか意思を伝えることが不可能になる以前に拒否することを表明している場合にも，その事前の指示が事後に生じた状況におい

村秀二執筆〕（信山社，1997年），John Keown, Restoring Moral and Intellectual Shape to the Law after Bland, 113 Law Quarterly Review (1997), pp.481-503, ジョン・キオン（城下祐二訳）「イギリスにおける生命維持治療の中止——ブランド判決の道徳的・理性的再検討」札幌学院法学15巻2号123頁以下（1999年）参照。

ても適用可能なものである」とし，「このような場合には，患者が自殺をしたことは問題にならないし，それゆえに医師が自殺教唆ないし幇助を行ったことも問題とならない。患者は，……延命効果のある処置に同意することを拒否する権利があり，また医師は患者の願望に従う義務が存在するにすぎない」，という前提に立脚して，本件のような患者の場合について主に8点にわたり次のように述べている。

①「多くの場合に患者は，当該治療やケアに同意するか否かを言うことができない状態にないのみならず，それに関する自己の願望の事前の指示を与えてもいない。裁判所の被後見人である子どもの場合，裁判所は自ら，医学上の意見を考慮しつつ，治療が子どもの最善の利益において提供されるべきか否かを決定するであろう。しかし，裁判所は，治療に同意するか否かを自ら決定することのできない成人患者に成り代わってその同意を与えることはできない。それにもかかわらず，患者のケアを担当している医師には，いかなる場合にも延命義務が絶対的に課せられるわけではない」。

②「強調しなければならないのは，患者の生命を延長することのできる治療やケアを提供し続けるか否かを医師が決定する場合と，例えば，致死薬を与えることによって積極的に患者を死に至らしめる場合とを，法が厳格に区別している点である。……前者は，医師が治療ないしケアを差し控えることによって患者の願望どおりにしているか，あるいは……患者が同意するか否かを表明できない状態にあるのであるから，合法である。しかし，医師が患者に致死薬を投与することは，たとえそれが苦痛を取り除くという人道主義的願望によるものであれ，しかも苦痛がどんなに大きいものであれ，合法とはいえない」。

③「生命維持措置を中止する医師の行為が適切にも不作為として範疇づけられうることに私も賛同する。……生命維持措置の中止は，当面の目的に照らせば，最初から生命維持措置を施さないことと何ら異なるところはない。いずれの場合も，一定の条件で，事前に存在する条件の結果として患者が死ぬことを防止する手段を採ることを断念するという意味において，患者を死にゆくにまかせているにすぎないのである。そして，このような不作為の一般原則からして，それが患者に対する義務違反を構成しないかぎり，違法とはならないであろう」。

7 イギリスにおける人工延命措置の差控え・中止(尊厳死)論議 [甲斐克則]

④「本件の核心にある問題は, その [患者の最善の利益] 原則によれば, アンソニー・ブランドの治療とケアに対して責任を有する医師が, 彼の延命が依拠する人工栄養補給処置を正当に中止することができるか否か, という点にある。[原文改行] ……問題は, 医師が, もし続ければ患者の生命を延長するであろう治療やケアを患者に提供し続けるべきか否か, ということである。……問題は, このような形態の治療ないしケアを継続することによって患者の生命を延長することが患者の最善の利益となるか否か, である」。

⑤「本件のように患者が完全に意識を喪失している状況の改善の見込みが何らない場合には, 問題の定式化が特に重要である。このような状況においては, 治療を終わらせることが患者の最善の利益になると言うことは困難かもしれない。しかし, 人工延命効果を有する治療を継続することが患者の最善の利益となるか否かという問題が問われるならば, 私見では, その問題は, そうすることが患者の最善の利益ではないと解答するのが賢明である」。

⑥「アンソニーは, 一人で食べることができないだけではない。彼は, 飲み込むこともできない。それゆえに, 通常の言語の意味における飲食ができないのである。医プロフェッションにおいては, 人工栄養補給を治療行為の一形態とみなすのが一般的であり, たとえ厳密に治療行為でなくとも, 患者のメディカル・ケアの一部を形成するものである。実際, アンソニーのケースにおける鼻腔チューブによる人工栄養補給の機能は, 生命維持の一形態を提供することであり, それは, ……ベンチレーターに類似している。いずれの場合も, 担当医が合法的に生命維持治療ないしケアを中止することができるか否かが問題とされるときには, 同じ原理が適用されなければならない」。

⑦「治療に同意すべきか否かについて言う能力がない者のために治療を提供する場合, 治療の形態を決定するに際して, 医師は責任ある適格な関連専門家集団の見解に従って行為しなければならないことは, F v West Berkshire Health Authority [1989] 2 All ER 545, [1990] 2 AC 1 において述べられたところである……。私見によれば, この原理は, 他の治療形態の場合と同様に, 生命維持を開始または中止することを決定する場合にも等しく適用されなければならない。しかしながら, このような重要かつセンシティヴな問題の場合には, 専門家のためのガイダンスが与えられるべきであり, 本件のような場合のガイダンスは, 英国医師会 (British Medical Association) の

153

医療倫理委員会によって 1992 年に出された遷延性植物状態患者の治療に関するディスカッション・ペーパーの中に見いだされる」。

　⑧「以上の関係証拠の検討から，PVS 患者を治療する医師が英国医師会の医療倫理委員会によっていまや発展させられた医療慣行に従って行為していれば，……責任ある適格な関連専門家集団からガイダンスを受けて行為していることになるであろう。……医師は，その職業上しばしば患者の生存に影響を及ぼす決定をしなければならないし，この種の事案においては裁判官よりも多くの経験を積んでいる。他方，裁判官の任務は，医師の行為の合法性の基礎となる法原理を述べることにあるが，最終的には，個々の事案においてなされる決定は，医師自身に委ねられなければならない。ここで要求されることは，裁判官と医師による相互の任務のセンシティヴな理解であり，とりわけ裁判官が判決を下す際に重要なことは，この種の事案において医プロフェッションが直面している諸問題を理解することのみならず，彼らのプロフェッショナル・スタンダードを尊重することでもある。医師と裁判官の相互理解こそが，健全な倫理的基盤に基づきつつ患者自身の利益ともなる，治療とケアに関するセンシティヴで賢明な法的枠組みを発展させる最善の方法である」[7]。

　3　以上のように述べて，貴族院は，患者は延命処置に同意することを拒否する権利を認めつつ，意思決定能力のない患者の場合，患者の「最善の利益」テストを中心にして判断すべきだとすることを鮮明に打ち出したのである。そこから治療義務の限界も導かれるというわけである。しかも，アメリカの判例のように，「代行判断（substituted judgement）の法理」を採用しないことを明確に述べている。もちろん，ジョン・キオンのように，鼻腔チューブによる栄養補給を病院およびその医療・看護スタッフが行うべき義務のある基本ケアとみる見解からの批判もあるが[8]，侵襲という要因を考えると，鼻腔チューブ等による人工栄養補給と人工呼吸器の使用とは，いずれも人工延命措置として同視しうるものと思われる。かくして，本判決は，イギリスにおいて大きな支持を得ており，大きな影響を今でも有している[9]。

(7)　以上の判決部分の叙述は，甲斐・前掲注（5）『尊厳死と刑法』272-276 頁による。
(8)　キオン（城下訳）・前掲注（6）136 頁以下。
(9)　その後の判例として，Frenchay Healthcare NHS Trust v S [1994] 2 All ER 403,

ただ,「代行判断の法理」と「最善の利益テスト」との間に,どのような差異があるかについては,さらに検討する必要がある。本判決は,イギリスの法的考えを入念に結集して本件に当てはめたものであり,自己決定権を否定するわけではなく,それで対応困難な意思決定能力のない患者の事案に対して「患者の最善の利益」というテストを用いて解決を図ろうとするものである。その際に,「プロフェッショナル・スタンダードを尊重すること」を重視している点にイギリスの特徴を見いだすことができる。そう言えるためには,医プロフェッションの自律意識と尊重に値する医療倫理の確立が不可欠である。そうなってはじめて,「医師と裁判官の相互理解こそが,健全な倫理的基盤に基づきつつ患者自身の利益ともなる」と言うことができるのである。そして,「患者の最善の利益」の中に何を盛り込むかが一定程度明確になれば,その方向性は,きわめて参考になる。以後のイギリスの動向は,それに向けて動き始める。

Ⅲ イギリスにおける終末期医療の意思決定のルール作り

1 その後,貴族院は,問題点を検討すべく特別委員会を作り,1994年

[1994] BMLR 156, CA.; Swindon and Marlborough NHS Trust v S, [1995] Med LR 84 をはじめ,最近では,W Healthcare NHS Trust v H and others [2005] 等がある。
最近の動向については,2008年2月25日に早稲田大学比較法研究所主催・早稲田大学「生命医療・法と倫理」研究所(代表:岩志和一郎教授)および平成19年度医療安全・医療技術評価綜合研究推進事業(外国人研究者招聘事業)(代表:林謙治・国立保健医療科学院次長))共催で開催された英国グラスゴー大学法学部・医療の法と倫理研究所所長シーラ・マクリーン(Sheila A. M. McLean)教授の講演「英国における終末期の意思決定」(Making End of Life Decisions in the United Kingdom)(甲斐克則・新谷一朗訳・ジュリスト1360号93頁以下(2008年)参照),2010年8月にオックスフォード大学法学部のジョナサン・ヘリング(Jonathan Herring)教授および生命倫理研究所所長のデイビッド・ジョーンズ(David A Jones)教授に対する質疑応答,2012年4月26日に早稲田大学比較法研究所主催・早稲田大学医事法研究会(代表:甲斐克則)共催で行われたロンドン大学キングズ・カレッジ「生命倫理と法」研究所のペニー・ルイス(Penney Lewis)教授の講演「植物状態患者の治療中止:法的パースペクティブ」(Withdrawal of Treatment from Patients in a vegetative state: A Legal Perspective)から多くを学んだことを特記しておきたい。

2月に『報告書』[10]を作成し、一方で、法は作為による意図的殺人の許容まで緩和されるべきではない、と勧告しつつ、他方で、遷延性植物状態患者に対するチューブによる栄養補給の中止については正当とみなした。この見解に対しては、若干の疑問も提起されたが、概ね好意的に受け止められた。そして、1994年には、この『報告書』に基づいて、4か条から成る「治療中止法案（Withdrawal of Treatment Bill）」が提出されたが、すぐ撤回された。議論は続き、1999年に英国医師会（British Medical Association = BMA）が、『延命治療の差控えと中止──意思決定のためのガイダンス』[11]を発表した。このガイドラインは、概ね好意的に受け止められていたが、その後、1998年に成立し2000年10月から施行された人権法（Human Rights Act）と整合性をとるために2001年に第2版が出され、さらに、2000年にはスコットランドで「意思決定能力なき成人法」（Adults with Incapacity (Scotland) Act 2000）が、2005年にはイングランドおよびウェールズで「精神能力法」（Mental Capacity Act）が成立して2007年に施行されたことに伴い、2007年に第3版[12]が出された。また、2006年に、緩和ケアのための国家評議会（National Council for Palliative Care）は、『ギアチェンジ──成人における生命の最後の日々をマネジメントするためのガイドライン』[13]を公表している。ここでは、紙数の関係で、臨床現場に影響力のあるBMAガイダンスの第3版（以下「BMAガイダンス」という）を中心に取り上げてみよう。

　2　BMAガイダンスは、全体が9部に分かれ、本文が113頁、付録等も入れると全体で130頁を超える極めて詳細なものである。第1部が「このガイダンスの活用方法」、第2部が「鍵となる用語および概念」、第3部が「治療を差し控えることまたは中止することのすべての決定に適用される法的お

---

(10) House of Lords Select Committee, Report of the House of Lords Select Committee on Medical Ethics, H.L. Paper 21-1 of 1993-1994（1994）．この報告書の抄訳として、町野ほか編著・前掲注(6) 209頁以下〔西村秀二執筆〕がある。
(11) British Medical Association (BMA), Withholding and Withdrawing Life-prolonging Medical Treatment ; Guidance for decision making, 1999.
(12) British Medical Association (BMA), Withholding and Withdrawing Life-prolonging Medical Treatment ; Guidance for decision making, Third Edition, 2007.
(13) The National Council for Palliative Care, Changing Gear: Guideline for Managing the Last Days of Life in Adults, 2006.

7　イギリスにおける人工延命措置の差控え・中止（尊厳死）論議［甲斐克則］

よび倫理的考慮」，第4部が「治療を差し控えることまたは中止することのすべての決定に適用される医学的考慮」，第5部「意思決定能力のある成人による意思決定」，第6部「意思決定能力のない成人のための意思決定」，第7部が「意思決定能力のある若者［未成年者：甲斐補足］による意思決定」，第8部が「意思決定能力のない子どもおよび若者［未成年者：甲斐補足］のための意思決定」，第9部が「一度決定がなされたら」，である。BMAガイダンスは，上記のイングランドおよびウェールズで「精神能力法」およびスコットランドの「意思決定能力なき成人法」を基礎に置いているが，前者の引用が多い。その全貌を詳細に取り上げることは，紙数の関係で不可能であることから，ここでは，その考えの中心部分を析出してみよう。

このBMAガイダンスの焦点は，第1部で示されているように，治療が施されれば数週間，数か月，もしくは数年間生存するであろうが，治療が施されなければそれよりも早く死ぬであろう患者（意思決定能力を有する成人，意思決定能力を欠く成人，意思決定能力を有する若者，および意思決定能力を欠く子ども・若者）から延命治療を中止するかもしくは差し控えることを決定することにある（para. 1.2.）。しかし，このガイドラインは，これに従わなければならないルールを定めようとする試みではなく，ある決定に達するに当たり考慮すべき諸々の原理と要素に関する一般的ガイダンスを提供するものである（para. 1.3）。

また，第2部で示されているように，キー・タームおよびキー・コンセプトが重要である。BMAガイダンスによれば，「治療の第一義的目標は，できるかぎり患者の健康を回復しもしくは維持し，ベネフィット（benefit）を最大にし，そして害（harm）を最小にすることである。もし，意思決定を有する患者が治療を拒否するか，または，もし，患者が意思決定能力を欠いていて，その治療が患者に対して最終的なベネフィットを提供することができなければ，その目標は達成できず，その治療は，倫理的および法的に，差し控えられるべきであるし，もしくは中止されるべきである。しかしながら，良き質をもったケアと症状の緩和は，継続されるべきである」（para. 2.1）。ここに，BMAガイダンスの基本的スタンスが出ている。そして，「必ずしも常にというわけではないが，患者の延命は，通常，その患者にベネフィットをもたらす。裁判所は，延命治療を提供することに好意的な強い推定があ

ると強調したことがあるけれども，治療の質もしくは負担を無視して，いかなる犠牲を払ってでも延命することが医療の適切な目標であるとはかぎらない」(para2.2)，とも説く。これは，一般論として，妥当である。

　ここで，延命治療とは，「患者の死を引き延ばす可能性のあるすべての治療もしくは措置」のことをいい，心肺蘇生，人工換気，化学療法ないし透析のような特殊な状況に用いられる特別な治療，生命を脅かす可能性のある感染症に対して投与される抗生物質，人工栄養・水分が含まれる（para. 3.1.）。また，「16歳以上の患者は，反対のことが証明されないかぎり，自ら決定する能力を有する，と推定される。個人が当該決定を行う能力を有するかどうかについて疑いがある場合は，さらなる調査が行われるべきである」(para. 4.1.)，とも述べる。これは，精神能力法3条1項の規定に沿うものであり[14]，それ以前に1997年の判例 (Re MB (medical treatment) [1997] 2 FLR No3) でも認められていた原則でもある。精神能力法3条1項によれば，以下の4項目について行うことができなければ，その人は，意思決定ができない者とされる。(a) その決定にとって重要な情報を理解すること，(b) その情報を保持すること，(c) その情報を意思決定と行うプロセスの一部として利用し，もしくは重きを置くこと，(d) 彼の決定を（会話か，サイン・ランゲージか，もしくはその他の手段によって）コミュニケートすること。

　そして，2005年，45歳の抹消神経系小脳症候群機能障害患者のオリバー・レスリー・バーク (Oliver Leslie Burke) 事件控訴審判決 (R (on the application of Burke) v General Medical Council [2005] 2 FLR 1223) では，意思決定能力がある患者が人工栄養・水分を要求する場合，これが提供されなければならない，と判示している。すなわち，これは，患者が特殊な形式の治療を要求する権利を有するということを意味するものではなく，患者の願望が分かっている場合は注意義務の基本的な点として，患者の生存を維持する合理的なステップを踏むべきである，ということを意味するものであった。

　3　BMA ガイダンスの中で法的観点から重要なキーワードは，「ベネフィット (benefit)」，「ハーム (harm)」，および「最善の利益 (best interests)」である。

---

(14) 詳細については，マクリーン（甲斐・新谷訳）・前掲注(9) 93頁参照。

まず,「ベネフィット」は,医療専門職者が患者のために有する一般的な治療提供義務のコンテキストの中で,その患者にとっての有利な点ないし利点という意味を有するが,単にその治療が特殊な生理学的目標を達成するかどうかということ以上に広いものである,とされ,医学的なベネフィットとそれ以外の触知できないベネフィットの両方を含む,とされる (para. 7.1)。延命治療の提供は,通常はベネフィットであるが,必ずしも常にそうとはかぎらない,というのがBMAの基本的スタンスである。重度の障害がある場合,延命治療の提供の負担は,潜在的なベネフィットを凌駕し,良い質の終末期ケアの提供に注意がシフトされるべきだ,とされる。

「ハーム」は,より法的に馴染みやすい概念であるが,BMAガイダンスによれば,「患者は,あまりに早すぎる治療の中止によっても,またその患者にベネフィットとならない時点を超えた延命治療によっても害される。意思決定能力のある患者,またはその考えが不明な患者もまた,自己の意思に反する治療提供もしくは治療中止によって害される」(para. 8.1)。ここには,ハームが患者の意思に依存する傾向も看取される。もっとも,意思決定能力のない患者の場合,ハームとなるか否かは,それだけでは判断できない。もちろん,意思決定のない患者の場合も,患者のベネフィットのなる延命治療を受けられなければ害されることになるが,一方で,過剰な延命治療によっても害されることになる。しかし,その判断を何に求めるかは,実に難解である。そこで,「最善の利益」概念が登場する。

4　私が最も関心を抱いている「最善の利益」について,BMAガイダンスは,「自ら意思決定を行う能力がない患者の場合,治療が提供されるべきか否かの決定をするために用いられなければならないテストが,『最善の利益 (best interests)』である。これは,医療上の利益よりも広く,患者自身の願望および価値も含む」,と述べている (para. 9.1)。「最善の利益」が「医療上の利益」よりも広い点は,重要である。これは,純医学的判断では済まされないことを意味する。「これらの意思決定における重要な要因は,患者が自己の環境もしくは自己自身の生存について認識していると考えられるかどうか,である」(para. 40.1)。

この点について,精神能力法4条は,「最善の利益」の評価に際して考慮すべき3つの事項を以下のように規定している。

1）本人の過去および現在の願望および感情（特に能力喪失以前に患者によってなされた書面による一切の言辞）。
2）もし患者が能力を有していたならばその決定に影響を及ぼすであろう信念および価値。
3）もし患者がそうすることができるならば考慮するであろうその他の要因。

 延命治療を提供することは，通常，精神能力を欠く患者の最善の利益であろうが，これは，必ずしもこの場合に常に当てはまるとはかぎらない。そこで，同ガイダンスは，延命治療の提供が患者の最善の利益となるかどうかを評価するに際して考慮されるべき要因の類型を以下のように 9 つ呈示している。
1）患者が意思決定能力があったときに行ったあらゆる文書による言辞を含む患者自身の願望および価値（これらが確認できる場合）。
2）提案された治療の効果に関する臨床上の判断。
3）手の施しようのない疼痛または苦痛を経験している患者の見込み（likelihood）。
4）患者が，例示されたようなその生存および環境について有している認知の程度。例えば，以下のものが挙げられる。
 −他者との交流能力。ただし，表明されたもの。
 −自ら方向づけた行動をする能力または自己の生のあらゆる面をコントロールする能力。
5）治療が提供された場合の患者の状態の改善の程度の見込みおよび範囲。
6）その治療の侵襲性がその状況下で正当化されるかどうか。
7）患者が子どもの場合，その両親の見解。
8）指定されたヘルスケア代理人，福祉担当法定代理人，もしくは患者の弁護士の見解。
9）それについて患者が有益と見なすであろうことについての，患者と親しい人々，特に患者の近親者，パートナー，世話人の見解。

 これらは，全体としてみると，良好なコミュニケーションに基づいた決定

を重視しており，日本で「患者の最善の利益」について議論をする際にも考慮に値する内容である。そして，BMA ガイダンスが適切にも指摘するように，イギリスの裁判所は，意思決定能力のない成人の意思決定の基準として「代行判断」を拒否して，より客観的な「最善の利益」という評価を用いているが，実際は，「最善の利益」の評価の一部は，「代行判断」のいくつかの点に依拠している（p.13）。したがって，「最善の利益」テストと「代行判断」テストとは，相矛盾するものではなく，相互補完的な部分もあるのではないか，と考える。

5 そして，これらを前提として，BMA ガイダンスが「心理学的には治療を差し控えることのほうが，すでに開始された治療を中止することよりも容易であるけれども，その2つの行為の間に法的もしくは道徳的に重要な必然的相違はない」（para. 15.1），と述べている点も重要である。これは，筆者が 2010 年 8 月にイギリスに調査に行って確認したところ，イギリスにおいて一般的に承認された命題である。

日本では，事前の延命治療差控えに対してはかなり寛大に許容しつつ，1度開始した延命治療・措置に対しては，中止すれば殺人罪になる懸念があるとして過剰に抑制的であるが，これは，あまりに形式的な対応である[15]。

6 その後，2010 年には英国一般医療審議会（General Medical Council = GMC）報告書『終末期に向けた治療とケア：意思決定における良き実践』[16]が公表されたが，筆者が 2010 年 8 月にオックスフォード大学に調査に赴いたときに確認したところによれば，これが，現在のイギリスにおいて最も権威ある見解であり，ガイドラインである（以下「GMC ガイドライン」という）。GMC ガイドラインは，章番号を付しているわけではないので，便宜上章番号を付して内容を示せば，以下の構成になっている。序文にあたる「このガイダンスについて」を受けて，1「ガイダンス」（para. 1-6），2「原理」（para. 7-13），3「意思決定モデル」（para. 14-16），4「原理と意思

---

[15] 詳細については，甲斐克則「日本における人工延命措置の差控え・中止（尊厳死）」甲斐＝谷田編・前掲注（1）『安楽死・尊厳死』127 頁以下，同「終末期医療と臨床倫理」ICU と CCU36 巻 9 号（2012 年）651 頁以下。

[16] General Medical Council, Treatment and care towards the end of life: good practice in decision making, 2010.

決定モデルを用いた作業」(para. 17-89)，5「新生児，子ども，および若者」(para. 90-108)，6「患者の栄養分および水分の必要性を充足すること」(para. 109-111)，7「臨床上援助された栄養分および水分」(para. 112-127)，8「心肺蘇生（CPR）」(para. 128-146)，と続き，そして最後に，「レファレンス」，「法律の付録」，「法律の付録のための巻末注」，「用語解説」が掲載されている。全体で 88 頁ながら，内容が濃く，それでいて実に読みやすく，利便性の高いものである。これも，ここで全貌を示すことは，紙数の関係で困難であり，骨子のみを取り上げることにする[17]。

その基本的スタンスは，BMA ガイダンスと共通するものが多いが，GMC ガイドラインの基本理念は，人の生命の尊重，患者の健康保護，尊重と尊厳をもって患者を処遇すること，および患者のケアであり（「このガイダンスについて」），主に 12 か月以内に死亡するであろう患者を対象としている (para. 2)。延命治療の差控え・中止の場合，一連の措置のベネフィット，負担，およびリスクの証拠は，必ずしもクリアーカットではなく，一定の条件の下では，死にゆくプロセスを引き延ばすにすぎない場合があるが，特にいかなる場合に延命治療を中止してよいかを慎重に判断することが求められている。その際，医師と患者の共同意思決定に基づき，しかも「患者の最善の利益」が中心に置かれる。また，従来の「人工的 (artificial)」栄養・水分補給という用語に代えて「臨床上援助された (clinically assisted)」栄養・水分補給という用語を用いている点にも留意する必要がある (para. 112)。さらに，（1）意思決定能力のある患者と（2）意思決定能力のない患者に分けて対応をしている (para. 14-16)。特に後者の場合，患者の「最善の利益」のほか，家族の同意も考慮している (para. 17ff.)。また，「あなたは，患者の近親者およびヘルスケアチームに対して，その治療がチェックされ審査されることを明確に説明しなければならず，そして，その治療がベネフィットとの関係で患者にとって効果のない過大な負担を提供するものであれば，後の段階で中止することができる」(para. 33)，とも述べている。このように，GMC ガイドラインも，BMA ガイダンスと同様，延命治療の差控えと中止

---

(17) このうち，5「新生児，子ども，および若者」(para. 90-108) については，すでに，甲斐克則「イギリスにおける小児の終末期医療をめぐる法と倫理」比較法学 45 巻 1 号 27-28 頁（2011 年）で紹介した。

に法的・倫理的差異を認めていないのである。

　以上のように，GMC ガイドラインは，現在のイギリスの英知を結集したものであり，詳細は BMA ガイダンスが補足していくということでイギリスの終末期医療は運用されていくことになるであろう。

Ⅳ　結　語

　以上，イギリスの終末期医療と法について概観してきた。イギリスの裁判所は，意思決定能力のない成人の意思決定の基準として「代行判断」を拒否して，より客観的な「最善の利益」という評価を用いているが，実際は，「最善の利益」の評価の一部は，「代行判断」のいくつかの点に依拠している。したがって，「最善の利益」テストと「代行判断」テストとは，相矛盾するものではなく，相互補完的な部分もあるのではないか，と考えることができる。しかも，イギリスのルールは，終末期医療に特化した法律ではなく，ガイドラインないしガイダンスで対応している点も特徴である。そこには，ナショナル・ヘルスサービス（NHS）という医療制度と医師への信頼という背景があるのであろうが，モデルとして参考になる。

　また，BMA ガイダンスが「心理学的には治療を差し控えることのほうが，すでに開始された治療を中止することよりも容易であるけれども，その2つの行為の間に法的もしくは道徳的に重要な必然的相違はない」(para. 15.1)，と述べている点も重要である。日本では，事前の延命治療差控えに対してはかなり寛大に許容しつつ，1度開始した延命治療・措置に対しては，中止すれば殺人罪になる懸念があるとして過剰に抑制的であるが，これでは，救助できる患者でも最初から見放すことになり，医療の本質からかけ離れ，病院ないし医療職者の自己防衛に重きが置かれることになり，何のための終末期医療であるか，疑問である。本稿でみたイギリスの状況は，こうした日本の憂うべき現状を再考する契機を提供するものと思われる。[18]

---

(18)　私見の詳細については，甲斐・前掲注(15)の諸文献参照。

8　フランスにおける人工延命処置の差控え・中止（尊厳死）論議

本田まり

Ⅰ　はじめに
Ⅱ　2005年法の制定
Ⅲ　2005年法に対する評価
Ⅳ　おわりに

I　はじめに

　フランスにおいては，2002年に「病者の権利および保健制度の質に関する法律[1]」（以下，2002年法）で病者の自己決定が尊重された。その後2005年に，"尊厳死"法とされる「病者の権利および終末期に関する法律[2]」（以下，2005年法）で，特に末期状態について規定が設けられた。2005年法については，2008年に評価団による調査報告書が公表され，それに基づき創設された監視所により，2012年には最初の年次報告書が提出されている。この章では，2005年法（II）とその評価（III）を中心として，緩和ケアに関する法整備，国家倫理諮問委員会（Comité Consultatif National d'Éthique pour les sciences de la vie et de la santé, CCNE）（以下，委員会ということもある）の関与，および政治的動向について述べる。

II　2005年法の制定

1　制定以前

　フランスでは，意図的な殺害行為（故殺，刑法221-1条）および致死性の物質により生命に侵害を加える行為（毒殺，221-5条）は，30年の懲役に処せられる。危険な状態にある人に対する救助を意図的に差し控えた者は，5年の禁錮および75,000ユーロの罰金に処せられる（不救助罪，223-6条2項）。
　1980年に創設された尊厳死の権利協会（Association pour le Droit de Mourir dans la Dignité, ADMD）[3]は，積極的安楽死（euthanasie active）[4]および自

---

[1]　〔インターネット上のサイトはすべて，2012年12月22日現在〕
　　Loi n°2002-303 du 4 mars 2002 relative aux droits des malades et à la qualité du système de santé: JO n°54 du 5 mars 2002, p.4118
[2]　Loi n°2005-370 du 22 avril 2005 relative aux droits des malades et à la fin de vie: JO n°95 du 23 avril 2005, p.7089
[3]　⟨http://www.admd.net/⟩
[4]　安楽死は，一般的に「純粋な安楽死/間接的安楽死/積極的安楽死/消極的安楽死」に分類される。「積極的安楽死」とは，殺害により病者の苦痛を除去する行為をいう。

殺幇助を認める法律の制定を求めている。このような法律により，ベネルクス三国（オランダ，ベルギーおよびルクセンブルク）で制定されているのと同様に，フランス人は究極の自由（ultime liberté）を享受できるという。この協会の長を務めたアンリ・カイヤヴェ（Henri CAILLAVET）氏をはじめとする議員らにより，1970年代〜90年代にかけて，安楽死または尊厳死を認める法案が度々提出された。しかし，これらは法律として制定されていない[5]。1999年には緩和ケアに関する法律が制定され（a），翌2000年には国家倫理諮問委員会が安楽死に関する答申等を公表した（b）。

（a）　緩和ケアに関する法律

1999年に制定された「緩和ケアへのアクセス権を保障する法律[6]」（以下，1999年法）においては，「すべての病者は，その状態により必要とされる場合には，緩和ケアおよび付添いにアクセスする権利を有する」と規定されていた（1条A）。この文言は，2000年のオルドナンス[7]および2002年法により，公衆衛生法典にそのまま取り込まれている（L. 1110-9条）。1999年法では「緩和ケアとは，施設または自宅において，学際的なチームにより行われる積極的かつ継続的なケアをいう。これは，苦痛を緩和し，精神的苦しみを和らげ，病者の尊厳を守り，その周囲の者を支えることを目的とする」と定義されており（1条B），これも公衆衛生法典に引き継がれている（L. 1110-10条）。さらに1999年法においては，「病者は，すべての診察または治療に反対することができる」と規定されていた（1条C）。国家倫理諮問委員会によれば，この法律の有効性は財政に左右される[8]。

　甲斐克則『安楽死と刑法』3-5頁（成文堂，2003年）。
（5）　これらの内容については，稲葉実香「フランスにおける安楽死議論の歩み（1）——『人間の尊厳』の原理の憲法化の中で」法学論叢152巻1号91頁（2002年）および鈴木尊紘「フランスにおける尊厳死法制——患者の権利及び生の終末に関する2005年法を中心として」外国の立法235号77頁以下（2008年）を参照。
（6）　Loi n°99-477 du 9 juin 1999 visant à garantir le droit à l'accès aux soins palliatifs: JO n°132 du 10 juin 1999, p.8487
（7）　Ordonnance n°2000-548 du 15 juin 2000 relative à la partie Législative du code de la santé publique: JO n°143 du 22 juin 2000 p.9337
（8）　〈http://www.ccne-ethique.fr/docs/fr/avis063.pdf〉

(b) 国家倫理諮問委員会による答申

国家倫理諮問委員会は，2000年に「終末期，生命の停止，安楽死に関する答申（Avis sur Fin de vie, arrêt de vie, euthanasie）」63号を公表した（2000年1月27日）[9]。ここでは，過剰な医療を拒否するという枠組みの中で消極的安楽死（euthanasie passive）が語られている（ⅰ）。同じ年には「新生児の蘇生をめぐる倫理的考察（Réflexions éthiques autour de la réanimation néonatale）」と題する答申65号も出されている（2000年9月14日）[10]（ⅱ）。

（ⅰ）安楽死

安楽死に関する答申においては，「安楽死」は，「耐え難いと判断される状況に終止符を打つ目的で，ある人の生命を故意に終結させる第三者の行為」とされている。委員会は，本人もしくは代理人による請求または同意の手続がすべて満たされることなく検討され，かつ実施されるこのような行為を全会一致で非難する。このことは「治療または研究の行為に参加する者の，説明に基づく同意および情報に関する答申」58号（1998年9月14日）を踏まえている[11]。

委員会は，医師の職業倫理規範（1995年）に基づき，「治療上の執拗さ，執拗な治療（acharnement thérapeutique）」を「不合理な固執（obstination déraisonnable）」と定義付ける。「不合理な固執」とは，「ある人が死に定められており治療できないと認めることを，頑（かたくな）な論理によって拒否する[12]」ことと説明されている。

この答申においては，蘇生を開始しない，もしくは延長させない，または深い鎮静を行うという医療上の決定は，消極的安楽死と呼ばれることがあり，死期を早める可能性があると確認されている。ケア（soins）の限界という状況は，執拗な治療の拒否に含まれ，倫理的な面でこれを非難することはできないとされる。自殺幇助または積極的安楽死への関与を支持することなく，委員会は，十分に意識があり，かつ正しく情報を与えられた患者の依頼によ

---

(9) CCNE, préc. note(8)：飯田亘之＝甲斐克則編集『終末期医療と生命倫理』168-205頁（太陽出版，2008年）に翻訳が掲載されている。
(10) 〈http://www.ccne-ethique.fr/docs/fr/avis065.pdf〉
(11) 〈http://www.ccne-ethique.fr/docs/fr/avis058.pdf〉
(12) CCNE, préc. note(8) 2.3

る，積極的な治療の制限または放棄（retrait）は，自律という倫理的原則に従って有効であると考えている。

答申のまとめとして，「社会が対峙させられる真の挑戦は，各人が最もよく（または最小限の悪で）死を生きる（vivre sa mort）こと，および可能なかぎり死を奪われないことに帰着する。緩和ケア政策，終末期の人々への付添い，および執拗な治療の拒否を断固として実現することは，そこに至らなければならない[13]」と述べられている。委員会は，「安楽死の例外（exception d'euthanasie）」という語を用いる。すなわち，「連帯による参加（engagement solidaire）」という立場は，同意に関する現実の様々な側面により結集され，連帯を実現することを促す。連帯は，「安楽死の例外」を創設することにおいて，法的に表現される可能性があるという。

(ⅱ) 新 生 児

新生児に関しては，「人間的連帯（solidarité humaine）および耐え難い（insupportable）と考えている終末期の患者に対する共感（compassion）に基づく，同じ考え方を用いることはできない[14]」と述べられている。当事者である新生児の苦痛というよりも，植物状態での生活が長引き"耐え難く"なるのは，「現実的な負担を引き受ける家族，敗北を喫するケア・チーム，または成長することのない生命に高額な費用を投資しなければならない社会ではないか[15]」と指摘されている。

委員会によれば，両親が耐え難いと考えるのは，終末期（生命の終結）ではなく，関係性を構築する見込みが全くない植物状態での生活の持続であり，両親の感覚が最重視される。「責任，識別および人間性」がキーワードとなり，特にケア・チームは，困難に勇気をもって立ち向かい，最善を尽くし，子にあらゆる機会を与えるという点で，さらに正式な手続を踏む決定という点で重責を負い，蘇生（延命）とその中止を識別しなければならない。

左派の社会党（Parti Socialiste, PS）に所属する医師であり，2002年5月まで雇用連帯大臣付き保健担当大臣を務めたベルナール・クシュネル（Ber-

---

(13) CCNE, préc. note(8)
(14) CCNE, préc. note(10)
(15) CCNE, préc. note(10)

nard KOUCHNER) 氏のもとで, 2002 年法が制定された。この法律の冒頭に"反ペリュシュ法"と呼ばれる規定を挿入することを主張したのが, 医学教授で国民議会議員のジャン＝フランソワ・マテイ (Jean-François MATTEI) 氏である。マテイ議員は, 2002 年の大統領選に際し創設された, 保守で右派の国民運動連合 (Union pour un Mouvement Populaire, UMP) へ移っており[16], 再選されたジャック・シラク (Jacques CHIRAC) 大統領により, 保健・家族および障害者担当大臣に任命された。

　2002 年法により, 公衆衛生法典に「すべての者は, 保健専門家とともに, 本人に提供された情報および勧奨を考慮に入れて, 自らの健康に関する決定を行う」(L. 1111-4 条 1 項) という規定が設けられた。この背景には, エホバの証人輸血拒否事件という国務院 (Conseil d'État, CE) の判例[17]がある。

　2005 年法の制定に拍車をかけたのが, ヴァンサン・アンベール (Vincent HUMBERT) という青年 (当時 19 歳) の事件である。2000 年 9 月に交通事故に遭ったヴァンサンは, 四肢麻痺, 盲目および発声障害を伴うものの, 意識は明確で苦痛を感じており, シラク大統領に宛てて死ぬ権利を要求する書簡を送った[18]。母親が致死量のバルビツール剤を注入し, その後, 医師が呼吸器を外すことによって, 2003 年 9 月にヴァンサンは死亡する[19]。この事件にはフランス中が動揺し, 翌 10 月には「終末期の付添いに関する調査団」が設立された[20]。調査団の長は, 当時与党であった国民運動連合所属の国民議会議員であり, かつ医師であるジャン・レオネッティ (Jean LEONETTI) 氏が務めた。この調査団は, 積極的安楽死を認める立法を既に行っていたオランダおよびベルギーを訪問している。レオネッティ議員により提出された法案が, 国民議会および元老院において全会一致で可決され, 2005 年法が

---

(16)　自由民主独立党 (Démocratie Libérale et Indépendants, DLI) の党首であった。
(17)　CE, 26 oct. 2001, SENANAYAKÉ: D.2001, IR p.3253. CE, 16 août 2002: JCP G 2002, II 10184; D.2004, p.692
(18)　Vincent HUMBERT, Je vous demande le droit de mourir, Éditions 84, 2004：ヴァンサン・アンベール著, 山本知子訳『僕に死ぬ権利をください』(NHK 出版, 2004 年)
(19)　2006 年 2 月 27 日, 母および医師に対して, 検察官の請求に従った予審判事により免訴の決定が下されている。
(20)　"Accompagnement" という語には「看取り」という訳も充てられる。藤野美都子「終末期：延命治療の拒否」ジュリスト 1299 号 157 頁 (2005 年) 参照。

成立した。

2　2005年法の内容

　15ヵ条からなる2005年法は,「不合理な固執」(無駄な延命治療)を避けることを主たる目的とする。それまでは「治療上の執拗さ」という語が用いられていたが,不明確であるとして変更された。キリスト教ローマ・カトリックは「治療上の執拗さ」を否定し,積極的安楽死についても否定的な見解を示す。

　2005年法は,刑法典には触れずに公衆衛生法典を一部改正する。予防,診察またはケアの「行為は,不合理な固執によって続行されてはならない。これらの行為が無益,不均衡,または生命の人工的な維持という効果のみをもたらすに過ぎない場合には,これらの行為を停止または差し控えることができる」(公衆衛生法典L. 1110-5条1項および2項)という規定は,医師の職業倫理規範 (code de déontologie médicale) から影響を受けている[21]。この規範では,2004年の改正により「ケアの継続または着手がもはや病者に利益をもたらさず,生命の人工的な維持という結果になるに過ぎないことが示される場合には,緩和ケアのみに制限することができる」(37条)という規定が設けられていた。その後,37条は2005年法に準じて改正され,全国医師会 (Conseil National de l'Ordre des Médecins) の提案に基づき,同様の規定が公衆衛生法典R. 4127-37条に設けられている[22]（2010年に改正される）。

　間接的安楽死[23]に関しては,「重篤かつ治療不可能な疾患が進行した,または末期の段階にある者の苦痛を和らげることができるのは,生命を短縮させる副作用をもちうる治療法の適用のみであると医師が確認した場合には,医師はそのことを」病者または受託者 (personne de confiance)[24]等に知らせなくてはならず,「遂行される手続は診療録(カルテ)に記載される」(公衆

---

(21)　〈http://www.assemblee-nationale.fr/12/rapports/r1929.asp〉
(22)　Décret n°2006-120 du 6 févr. 2006, art.1: JO n°32 du 7 févr. 2006, p.1974
(23)　「間接的安楽死」とは,鎮痛薬(モルヒネ等)の継続投与による苦痛緩和・除去の付随的効果として死期が早まる場合をいう。甲斐・前掲注(4) 3-5頁。
(24)　直訳すると「信頼された者」「信頼できる者」となるが,「信任人」「預信者」「受任者」等の訳語が挙げられる。

衛生法典 L. 1110-5 条 5 項)。「二重の効果をもつ」治療は苦痛緩和のための処置であり，その目的は死ではないと論じられる。立法に際しては，「死なせる (faire mourir) のではなく，死ぬにまかせる (laisser mourir)」と繰り返されていた。

2005 年法により，公衆衛生法典の法律の部第 1 部第 1 編第 1 章第 1 節が 2 つの款に分けられた。第 1 款では本人の意思表示に関する一般原則が (a)，第 2 款では末期状態にある病者の意思表示に関する規定が設けられている (b)。

（a） 病者の意思

2005 年法により，治療の拒否または中止に関して，単なる「治療 (traitement)」という文言が「すべての治療」(L. 1111-4 条 2 項) に改正された。これは人工的な栄養補給も拒否できることを示す。次いで 3 つの手続的な措置が規定される。すなわち，「医師は医療チームの他のメンバーに相談することができる。あらゆる場合において病者は，合理的期間の後に決定を繰り返さなくてはならない。これは診療録に記載される」(同項)。

意識のない者に関しては，医師が合議による手続を遵守し (L. 1111-13 条)，受託者，家族またはそれらがいない場合には近親者の 1 人に相談し，かつ場合によっては本人の事前の指示書 (directives anticipées) を参照することが必要となる。そうでなければ，生命を危険に晒す可能性のある治療の制限または停止は行うことができない (L. 1111-4 条 5 項)。

2002 年法により「すべての成年者は，受託者を 1 人指名することができ，この者は親，近親者または主治医であり，本人が意思を表明することや，その目的のために必要な情報を受けることができなくなった場合に意見を求められる」(L. 1111-6 条) という規定が設けられた。書面によるこの指名は，いつでも撤回することができる。病者の希望に従い，その意思決定の過程に受託者は付き添い，診察に立ち会う。

（b） 末期状態にある病者の意思表示

死期が迫っている場合には，治療を制限または停止するという本人の選択の結果に関する情報を，医師は提供しなければならない (L. 1111-10 条)。

時間の制約により，一般的に必要となる3つの手続のうち，診療録への記載以外は要求されない。

　2005年法上，リビング・ウィル（testament de la vie）という語は用いられていない。意識がないからといって死期が切迫しているとは限らないが，「意思を表明できなくなる場合のために，事前の指示書を作成することができる」（L. 1111-11条1項）という規定は，末期状態に関する款に置かれている。事前の指示書は，意識不明の状態になる前の3年未満に作成されていることが要求される（L. 1111-11条2項）。受託者の意見は，事前の指示書を除いた他のすべての非医療的な意見に優先する（L. 1111-12条）。ただし，ここでも最終的な決定は医師が下す。

　2005年法により，病者および周囲の者の意思ならびに診療録への記載に基づき，医師の行為は法的に正当化される。しかし，ヴァンサンとその母が願っていた積極的安楽死は認められていない。

Ⅲ　2005年法に対する評価

1　報告書および法整備

（a）　2008年の報告書

　2005年法が問題になったのは，シャンタル・セビール（Chantal SÉBIRE）という女性（当時52歳）が「尊厳のうちに人生を終わらせる」ことを請求した事件においてである。彼女は，顔および鼻腔の稀な腫瘍（不治かつ苦痛を伴うもの）に罹患しており，不可逆的な悪化に耐え続けなければならないことを拒否していた。欧州（ヨーロッパ）人権条約，民法典および公衆衛生法典に基づき[25]，セビールは，医師により処方されるチオペンタールを服用することによって死の瞬間を選ぶことができるよう許可を求める。彼女は，公衆衛生法典L. 1110-5条5項が適用されることを拒んでいた。

　ディジョン大審裁判所は，2008年3月17日に次のような判決を下した。セビールの行動は人間的に理解できるものであるし，その身体的な悪化は共

---

(25)　欧州人権条約2条，5条および8条，民法典9条，ならびに公衆衛生法典L. 1110-2条，L. 1110-5条，L. 1110-10条，L. 1111-4条およびL. 1111-10条に基づく。

感に値するが，フランスの法状況では請求は棄却される。欧州人権条約2条から死ぬ権利を導き出すことはできないし，請求は医師の職業倫理規範および刑法223-13条（自殺幇助に関する共犯）に反するという。同月19日夜，セビールは自宅にて遺体で発見され，これにより終末期に関する討論が再燃する[26]。

レオネッティ議員は2008年11月28日付で，2005年法の評価団による「病者の権利および終末期に関する調査報告書[27]」（以下，2008年報告書）を国民議会へ提出した。この評価団には，2005年法の制定に関与した様々な政治的立場の代表者らが参加した。2008年報告書は，約300ページにわたる報告書部分と，約700ページにわたる聴聞部分の2巻から構成されている[28]。

2008年報告書によると，2003-2004年の調査団では，終末期の問題が哲学的，人類学的，宗教的，社会的および法的な観点で捉えられていた。2008年の評価団では，病者，介護者，医師，近親者，患者団体の代表者，ボランティアおよび死ぬ権利の承認を求める活動家らの意見を聴き，緩和ケア等に携わる医療関係者らの経験を参考とする。多元性および実用性の重視により，医療活動に関する経済的および財政的な側面は，もはや覆い隠されていない。諸外国（ベルギー，オランダ，イギリスおよびスイス）における実践からも，議会で検討すべきことが得られるという[29]。

2005年法については，緩和ケアの不十分さ，患者の費用負担に関する批判，不適切な医療実務，法の適用に関する医療関係者の沈黙，「不合理な固執」の禁止と「診療報酬制（tarification hospitalière à l'activité）[30]」（以下，T2A）との間の財政的な矛盾等により，人々は現状に満足していないことが

---

(26) Le Monde, 21 mars 2008
(27) 〈http://www.assemblee-nationale.fr/13/rap-info/i1287-t1.asp〉〈http://www.assemblee-nationale.fr/13/rap-info/i1287-t2.asp〉
(28) 公聴会における議論に関しては，末道康之「終末期医療とフランス刑法」南山法学34巻2号29-63頁，とりわけ44-52頁（2011年）を参照。
(29) Rapport n°1287, préc. note(27) tome 1, p.12
(30) TAAとも略される。2つの制度（公立病院等に関する総合交付金，および民間営利施設に関する診療報酬）が存在することによる弊害を解消する。〈http://www.sante.gouv.fr/tarification-a-l-activite.html〉

裏付けられる[31]。

　議論を明確にするために，調査団は，次の3点について報告書で言及する。すなわち，「2005年法が十分に適用されていないこと」「死ぬ権利の否定」および「終末期の病者の利益および権利に対する考慮」が中心となる[32]。
　提言[33]としては，まず，終末期の医療実務に関する監視所（Observatoire）を規則によって創設することが述べられている。この機関は，病者の権利および終末期ならびに緩和ケアに関する立法を伝え，終末期の医療現場の実態を研究するという2つの責務を負う（提言1号）。
　次いで，2002年法と2005年法との継続性において病者の権利を強化するために，合議による手続を求める権利を拡大させ，事前の指示書および受託者に対する医師らによる拒否を正当化することが述べられている（提言6号および7号）。付添い休暇の制度も実験的に検討される（提言9号）。
　さらに，緩和ケアに関する倫理的な争点に医師らがよりよく対応できるよう，研修において熟考させ国家試験の際に問題を課すこと（提言10号），および医学部において講座を設置すること（提言11号）による教育が提唱されている。患者の苦痛が評価できない場合の延命治療の停止に伴う，鎮静のための治療方法について，医師の職業倫理規範に詳述することも指摘されている（提言12号）。
　最後に，緩和ケア・システムを終末期の問題に適応させるため，自宅における緩和ケアに対する給与についてデクレを公布すること（提言15号），ならびにT2Aによる財政を整備すること（提言19号および20号）が言及されている。報告書の提出を受けたフランソワ・フィヨン首相およびロズリーヌ・バシュロ＝ナルカン保健担当大臣[34]は，緩和ケア発展のために，2012年までに2億2900万ユーロ投入することを確認した。

---

(31)　Rapport n°1287, préc. note(27) tome 1, p.13
(32)　Rapport n°1287, préc. note(27) tome 1, p.14
(33)　Rapport n°1287, préc. note(27) tome 1, pp.237-240
(34)　〈http://www.sante-sports.gouv.fr/remise-du-rapport-d-evaluation-sur-la-loi-du-22-avril-2005-relatifs-aux-droits-des-malades-et-a-la-fin-de-vie-par-jean-leonetti.html〉

(b) 国務院による報告

　国務院による報告「生命倫理法の見直し（La révision des lois de bioéthique）[35]」（2009年5月6日）では,「終末期の付添い」についても提言がなされている。終末期における付添いが保健システムによって保障されるための要件は, 生命倫理法では扱われておらず, 独立した法規定の対象となっている。しかし, これらは生命倫理と同じ性質の医療倫理の問題を引き起こすため, 国務院はこれらに取り組むことを望んでいる。

　国務院の作業グループは, 緩和ケアに関する現行法および苦痛に対する費用負担が十分に適用されていないことを強調する。ケア・システムの人的および物的な弱体化が批判の主要な原因となっており, 医療の機能不全が終末期の人々の苦痛を増加させているという[36]。

　生命倫理に関する改正法案は, 2010年10月20日付で国民議会へ提出された。しかし, それに先立ち法整備（後述）がなされており, この改正法案では終末期に関する事項は言及されていない。

(c) 2010年の法整備および2012年の報告書

　2008年報告書の影響を受け, フランスでは2010年の1月から3月にかけて, 相次いで法律およびデクレが制定された[37]。それらは,「終末期の人のための付添い手当を創設する2010年3月2日の法律[38]」,「治療の制限または停止の決定を実現するための要件に関する2010年1月29日のデクレ[39]」および「終末期に関する国立監視所（Observatoire national de la fin de vie, ONFV）の創設に関する2010年2月19日のデクレ[40]」である。この監視所

---

(35) 〈http://www.conseil-etat.fr/cde/media/document//etude-bioethique_ok.pdf〉
(36) CE, préc. note(35) p.85
(37) 詳細は, 甲斐克則＝本田まり「第11章　欧州（イギリス・ドイツ・フランス）における安楽死・尊厳死」甲斐克則・谷田憲俊責任編集『シリーズ生命倫理学　第5巻　安楽死・尊厳死』207-217頁（丸善, 2012年）を参照。
(38) Loi n° 2010-209 du 2 mars 2010 visant à créer une allocation journalière d'accompagnement d'une personne en fin de vie: JO n°52 du 3 mars 2010, p.4310
(39) Décret n°2010-107 du 29 janv. 2010 relatif aux conditions de mise en œuvre des décisions de limitation ou d'arrêt de traitement: JO n°25 du 30 janv. 2010, p.1869
(40) Décret n°2010-158 du 19 févr. 2010 portant création de l'Observatoire national de la

は，終末期の状況およびそれに関わる医療実務の研究に基づき，公衆および保健専門家にとっての情報の必要性を指摘する（1条）。

2012年2月14日に監視所は，最初の年次報告書（2011年版）[41]を，フィヨン首相，連帯・社会団結担当大臣および保健担当大臣補佐に提出した。この報告書では，一般的な結論として次のように述べられている。すなわち，「監視所は，終末期の状況（conditions）に関する情報のすべてを収集し，見通しを立てることを任務とする。認識に関するこの現場の状況は，保健専門家の実務を明らかにし，新たな研究作業を推進し，公的な決定機関および立法者に不可欠な事実評価の要素を供給し，かつ，すべてのフランス人に関係する問題について公の議論を提供しうるものでなければならない[42]。」

2010年のデータとして，病院等の保健施設で死亡する人は，20年前（1990年）と同様にフランス人の60%を占めており，増加していないことが示されている。自宅で死亡する人の割合（約1／4，26.7%）も減少していない。フランスは，他の欧州諸国に比べて病院で死亡する人が多い国の1つであり，このことは，特にがん患者の終末期における医療体制の充実に関連すると考えられている。

「不合理な固執」に関しては，「治療上の執拗さ」を禁じる法律があることをフランス人の2／3が知らないため，終末期の患者の権利をより周知させるべきだとされている。病死する人の2／3は，緩和ケアの領域に属する。ところが，病院で死亡する患者の1／3しか，緩和ケアを受けていない。救急部門においては，死亡する患者の2／3が緩和ケアに属するとしても，7.5%しか緩和ケアを受けていない。

未解決の，改善されるべき問題点として，専門家養成，治療上の執拗さに関する適正実施の促進，または終末期の患者の体験をよりよく理解するための質的研究が挙げられている。優先される課題は，専門家の養成であり，重要な文化変容の原動力となるにもかかわらず，ほとんど投資されていないと

---

　　fin de vie: JO n°44 du 21 févr. 2010, p.3242

(41) 〈https://sites.google.com/site/observatoirenationalfindevie/publications/rapport-annuel〉; Maryline BRUGGEMAN, Premier rapport annuel sur la fin de vie, Droit de la famille n°4, avril 2012, alerte 21

(42) ONFV, préc. note(41) p.265

指摘されている。2005年法の可決以降，一般医のわずか2.6％しか，終末期の付添いのための養成を受けることができていない。5年間で，医療関係者の15％のみが，緩和ケアの養成を受けている。

　監視所による報告書では，扱えるデータが不十分であり，現在の情報システムでは，終末期の過程および実際に提供される緩和ケアの状況が，十分に正確な方法で説明されていないと指摘されている。安楽死に関しては，学術研究がほとんどなく，終末期の問題に関する意見調査が唯一の情報源となっている（メディアおよび決定機関によって収集される）が，これらの情報源は，状況および実務の現実に関するものではないという。

　国立人口統計学研究所（Institut National des Études Démographiques, INED）は，監視所等の協力を得て，終末期に関する国家規模のアンケート調査を2012年5月から6月にかけて行うと公表している[43]。

2　フランス国内外の動向

（a）　国家倫理諮問委員会による答申

　国家倫理諮問委員会は，2009年に「緩和ケアの発展および財政に関連する倫理的問題に関する答申（Avis sur les questions éthiques liées au développement et au financement des soins palliatifs）」108号を公表した（2009年11月12日）[44]。そこでは，次のように結論付けられている。すなわち，「人間の生死に関する倫理的な問題は，社会的な絆の永続性を問うものである。財政および終末期に関わる医療行為の費用の問題は，すべての人に対する責任から切り離されてはならない。ケアの範囲は，そこから除外される一部の人々を犠牲にすることになると考えてはならない。緩和ケアは，富裕層だけに許された贅沢ではなく，ケア活動の《刷新される可能性（potentiel novateur）》である。緩和ケアが導かなくてはならない考察および活動は，《合理的な保健の目的》を有するものである[45]。」

---

(43)　〈http://fdv.site.ined.fr/fr/〉
(44)　〈http://www.ccne-ethique.fr/docs/avis_108.pdf〉
(45)　CCNE, préc. note (44) p.13

（b） 欧州評議会の見解

2012年1月25日、欧州評議会における諮問機関である議員会議（Assemblée Parlementaire du Conseil de l'Europe, APCE）は、「患者により前もって示された願望を考慮する、人権および人の尊厳の保護（Protéger les droits humains et la dignité de la personne en tenant compte des souhaits précédemment exprimés par les patients）」と題する決議1859号[46]を採択した。そこでは、安楽死および自殺幇助はこの決議の対象ではないこと、および安楽死[47]は常に禁止されることが表明されている。この決議の対象は、事前指示（書）、リビング・ウィルおよび永続的委任（状）（procuration permanente）に限定される[48]。永続的委任（状）とは、法的能力のある成年者により付与される委任（mandat）であり、委任者の能力が欠如した場合でも、その目的は持続するか発効するものと説明される[49]。

議員会議は、まず、欧州人権条約8条（私生活の尊重）に基づき、本人の同意がない介入は実施されてはならず、何人も意思に反する治療を受けることを強制されないと指摘する[50]。次いで、人権および生物医学に関する条約（オヴィエド条約）は、患者が意思をもはや表明できない状況にも適用されることが述べられている。この条約は、医的介入について患者により前もって示された願望は、介入時に本人が意思を表明できなくても《考慮される》と規定しているからである[51]。さらに、永続的委任（状）および事前指示（書）に関する勧告（2009年）[52]において、閣僚委員会（Comité de Ministres）

---

[46] Résolution 1859（2012）〈http://assembly.coe.int/Mainf.asp?link=/Documents/AdoptedText/ta12/FRES1859.htm〉

[47] 自立していない（dépendant）者に、本人のためとして意図的に死をもたらすような行動または不作為という意味で用いられるものと説明される。

[48] Résolution, préc. note(46) 5

[49] これに対し、事前指示（書）とは、将来において能力が欠如した場合に提起される問題について、能力のある成年者により与えられる指示または示される願望である。Recommandation CM/Rec（2009）11: Les principes concernant les procurations permanentes et les directives anticipées ayant trait à l'incapacité〈http://www.coe.int/t/dghl/standardsetting/family/Fact%20Sheet%20on%20continuing%20powers%20of%20attorney_fr.pdf〉

[50] Résolution, préc. note(46) 1

[51] Résolution, préc. note(46) 2

が加盟国に対し，これらの実践を進めるよう勧告し，加盟国の法規制を助けるための諸原則を規定したと言及されている[53]。

（c）　社会党政権における取組み

社会党のフランソワ・オランド（François HOLLANDE）氏は，大統領選挙の公約において「耐え難く緩和できない肉体的または精神的な苦痛をもたらす，不治の疾患が進行した，または末期の段階にある成年者はすべて，的確かつ厳格な条件において，尊厳のうちに自らの生命を終えるために医療上の援助（assistance médicalisée）を受けることを請求できる」と提案していた（60の公約のうち，21番目の約束において述べられている）[54]。2012年5月に当選したオランド大統領は，7月17日，緩和ケアを発展させ《数ヵ月以内に》改革を行うことを約束した[55]。大統領は「治療の放棄（abstention thérapeutique）が患者[56]を解放するために十分ではない例外的な場合には，さらに一歩進むことができるのではないか」として議論を再び喚起するが，選挙戦の間と同様に「安楽死」という語を発していない[57]。同時に大統領は，終末期に関する任務を，医師であり国家倫理諮問委員会の名誉委員長であるディディエ・シカール（Didier SICARD）教授に付託した[58]。委員会は，市民会議（生命倫理法46条）に率先して取り組むことを表明し，9月から12月にかけて，9都市で公開討論が開催された[59]。シカール教授を長とする終末期に関する検討委員会（commission réflexion）は，12月18日に「終末期を運

---

(52)　Recommandation, préc. note (49)
(53)　Résolution, préc. note (46) 3
(54)　Les 60 engagements pour la France, le projet de François Hollande 〈http://www.parti-socialiste.fr/articles/les-60-engagements-pour-la-france-le-projet-de-francois-hollande〉
(55)　Le Monde, 17 juill. 2012
(56)　「不可逆的な苦痛に苛まれ，共有され熟考された決定の末に責任を負う医療行為を要求する患者」と限定されている。
(57)　「安楽死」という語は禁忌(タブー)なのかという記者の質問に対しては，単に「それは私が用いた語ではない」と述べている。
(58)　〈http://www.sante.gouv.fr/IMG/pdf/Lettre_de_mission_-_Mission_Sicard.pdf〉
(59)　〈http://www.ccne-ethique.fr/〉〈http://www.sante.gouv.fr/mission-presidentielle-de-reflexion-sur-la-fin-de-vie,12160.html〉

帯して考える」と題する報告書を大統領に提出した[60]。

　社会党は，自己決定権が欧州人権条約でも正当化されている長年の成果であることを理由に，2005年法は，これを補うような個人の権利を認めていないとして問題視していた[61]。2012年には，1月31日のジャン＝ピエール・ゴドフロワ（Jean-Pierre GODEFROY）議員らによる，死のための医療上の援助に関する法案（312号）をはじめとし，6月から7月にかけて，死のための援助に関する法案が相次いで元老院に提出された。

　2005年法の起草者であるレオネッティ議員自身も，次の2つの点において，この法律は修正しうると述べる[62]。1つ目は事前の指示書であり，「より拘束力のある制度にすることが考えられる。たとえば，重篤な合併症の後には蘇生を望まないという意思を知らせる病者は，《…でない場合には》という指示書を利用することができ，（脆弱性等の）特殊な状況により正当化されないかぎり，医師はその指示を尊重しなければならない[63]」というものである。他の例は，アルツハイマー病に罹患していると自覚している患者は，本人にとって不均衡な（disproportionné）治療が開始されないように，将来に備えて限界を設定し，指示を与えることができるというものである。2つ目の点は，蘇生後の苦しみを伴う特殊な状況に関するものである。すなわち，「非常に早産の乳児であって，植物状態での生活が予想されている者，事故後に脳損傷を負い，意識の回復が見込めない若者等である。脳に重篤な損傷を負っているため，見ることも，歩くことも，考えることも，そして一度も関係を築くことさえできない赤ん坊を，その母に返すことが責任ある倫理的なものとは思われない。このような痛ましい事例においては，末期の鎮静を想定する必要がある。それはまさに，極端な場合には安楽死となるが，治療停止後1〜2週間のうちに人を徐々に死ぬにまかせるということは問題にな

---

(60) 〈http://www.elysee.fr/assets/pdf/Rapport-de-la-commission-de-reflexion-sur-la-fin-de-vie-en-France.pdf〉

(61) Karine BRÉHAUX, Avortement et euthanasie en débat: Les cas de la France et de la Belgique, Éditions universitaires européennes, 2010, p.172

(62) La Croix, 2 oct. 2012 〈http://www.la-croix.com/Actualite/S-informer/France/Jean-Leonetti-La-loi-sur-la-fin-de-vie-pourrait-etre-amendee-sur-deux-points-_EG_-2012-10-03-860518〉

(63) La Croix, préc. note(62)

らないために，正当化される[64]」という。

2012年10月4日，フランス付添い・緩和ケア協会（Société Française d'Accompagnement et de soins Palliatifs, SFAP）は，緩和ケアの改善を唱える具体的な提案を行った[65]。会長であるヴァンサン・モレル（Vincent MOREL）医師は，安楽死への傾向に強く反対する[66]。同日，フランス世論研究所（Institut Français d'Opinion Publique, IFOP）およびペルラン誌（Le Pèlerin）の調査（2010人を対象とするもの）により，フランス人の86％が安楽死に賛成するという結果が出たと報じられていた[67]。

Ⅳ　おわりに

2002年法および2005年法の制定は，医師である政治家により推進されたということができる。オランド大統領により検討を託されたシカール教授も医師であり，教授が率いる検討委員会の報告書では，自殺幇助を合法化する場合に考慮しなければならない要素が挙げられている。

終末期医療の問題には，政治的および財政的な要因が関わる。フランスにおける傾向としては，国民運動連合の議員らが2005年法の維持を，社会党系の議員らが法改正を主張している。しかし，国民運動連合でもレオネッティ議員をはじめとして法改正を唱える者がおり，党派によって一概に分けることはできない。

ベネルクス三国においては，緩和ケアにおける医師－患者間の信頼関係に基づき，安楽死が適正に実施されているという。フランスにおいては，緩和ケアの充実という基盤が整備される前に，安楽死または自殺幇助を認める法改正が行われるのではないかと懸念される。

〔付記〕国立人口統計学研究所は，監視所とともに遂行した研究の成果を公表した（2012年11月）。2010年には，死亡事例の47.7％（2,252件）にお

---

(64) La Croix, préc. note (62)
(65) 〈http://www.sfap.org/pdf/presentation-medias-DEF.pdf〉
(66) Le Monde, 4 oct. 2012
(67) Le Pèlerin, 4 oct. 2012

いて患者の死を早める可能性のある医療上の決定が行われていたこと，ただし生命終結のために薬が投与されていたのは0.8％（38件）であること等が指摘されている。2005年法については認識されておらず，医療チームとの議論がなされた事例は63％，受託者が指名されたのは38％，および事前の指示書が作成されたのは2.5％にすぎない。
〈http://www.ined.fr/fichier/t_publication/1618/publi_pdf1_494.pdf〉

9　ドイツにおける治療中止
──ドイツにおける世話法改正と連邦通常裁判所判例をめぐって──

武 藤 眞 朗

Ⅰ　はじめに
Ⅱ　従来の判例
Ⅲ　ドイツ世話法の改正
Ⅳ　世話法改正後の連邦通常裁判所判例
Ⅴ　改正連邦医師会原則（2011年）
Ⅵ　現在のドイツにおける「治療中止」をめぐる論点の整理
Ⅶ　結　語

I　はじめに

　医学および医療機器の発達は，疾病の治癒，苦痛緩和に加え，生命の維持・延長をもたらすこととなった。しかし，これらが同時に実現されない場合には，治癒の可能性なく生命が維持・延長され，場合によっては，苦痛を伴ったまま生命が維持されるという事態も生じるようになった。終末期医療の問題点の一つは，どのような要件の下で治療を中止し，死を迎えさせることが許容されるかということである。医療により生命が維持できるにもかかわらずこれを行わず患者を死亡させた場合に，（不作為による）殺人罪の成否が問題となる。さらに，いったん開始した治療を中止することによって，生命維持治療を継続した場合よりも早く死をもたらすことは，どのような刑法的評価を受けるのかが問われなければならない。生命維持治療が生命維持装置（人工呼吸器）による酸素補給・血液循環維持，チューブを通した継続的栄養補給などの形態を取る場合には，「治療中止」はスイッチ切断，抜管などの行為態様が取られることになる。このような行為態様も治療不開始と同様に不作為として評価したうえで不可罰性を導くのか，作為として評価し，殺人罪，同意殺人罪の構成要件該当性を認めたうえで正当化を認めるのか，解釈論上の争いがある。この問題をめぐり，2010年にドイツ連邦通常裁判所で重要な判決，決定が下された。

　治療を中止し，患者の生命維持・延長を終了することが許容されるためには，患者の身体状態とともに，患者の意思が問われることになる。ドイツでは2009年に世話法（民法典）に「患者の指示書（Patientenvefügung）[1]」に関する規定が追加され，終末期医療において，患者の意思が果たすべき役割が明確にされた。前述の判例も，この世話法改正が大きな影響を及ぼしている。

　本稿では，終末期における生命維持治療の中止許容について，ドイツの世話法改正および連邦通常裁判所判例およびそれらをふまえたドイツ医師会の

（1）　ドイツ民法典1901条aの（非公式）英語訳などでは，"Patientenverfügung"は，"living will"と翻訳されているが http://www.gesetze-im-internet.de/englisch_bgb/englisch_bgb.html#p6267，本稿では暫定的に「患者の指示書」と訳しておく。

ガイドラインを素材として検討する。

II 従来の判例

治療中止，とりわけ，人工的栄養補給の停止における患者の意思および指示書の位置づけ，許容されるための許容性をめぐる2009年の世話法改正以前の連邦通常裁判所判例として，次の2例を概観しておく[2]。

1 ケンプテン事件判決(1994)BGHSt 40, 257

1994年のケンプテン事件判決では，不治の病にかかり，決定能力を失った患者に対して，胃瘻により栄養補給をしていたが，看護者（Pfleger）（＝現行法の世話人に対応する）の求めに応じて，この栄養補給を停止させて死亡させた事案に対するものである。原審が，患者がまだ「死の過程」が始まったものではないにもかかわらず，生命維持措置を中止したとして，故殺未遂罪の成立を認めたのに対し，連邦通常裁判所第1刑事部は，ⅰ）「死の過程」が始まっておらず，医師会の（当時の）指針によれば，消極的臨死介助の基準を満たしていないとしても，患者の（推定的）意思に基づいて，これが許容される場合がある，ⅱ）推定的合意を認めるためには，特に，患者の以前の口頭および文書による発言，宗教的確信，その他の個人的価値観，余命，苦痛の程度など，厳格な要件が充足されなければならない，ⅲ）病者の個人的な推定意思を確定するための事情が見つからない場合は，一般的価値観念に合致する基準に頼らなければならず，疑わしい場合には，人間の生命が，医師，親族，その他の関係者の個人的考慮よりも優先されるとして，原判決を破棄し，原審に差し戻した。

2 リューベック事件決定(2003)BGHZ 154, 205

失外套症候群（Apallisches Syndrom）に陥り，胃瘻を通しての栄養補給を受けていた患者に対して，世話人（Betreuer）が患者の指示書に基づいて，胃瘻による栄養補給の中止許可を区裁判所に求め，これが拒絶されると，ラ

---
(2) 両判例については，武藤眞朗「人工的栄養補給の停止と患者の意思」東洋法学49巻1号1頁（2005年）を参照。

ント裁判所，上級ラント裁判所に抗告，再抗告をした事案に対する連邦通常裁判所第12民事部の決定である。

連邦通常裁判所は，ⅰ）患者に同意能力がなく，基礎疾患が死への不可逆的な経過をたどり始めた場合には，患者が以前に，たとえば，いわゆる「患者の指示書」の形態で表示していた意思と合致する場合には，生命維持または生命延長措置を止めなければならない，ⅱ）患者に世話人が選任されている場合には，世話人は，この患者の意思を医師や看護スタッフに対して，自らの法的責任および民法1901条の基準に従って表現し，認めさせなければならない，（ⅲ）医師から提供された生命維持・延長処置に対する同意を世話人が有効に拒絶することができるのは，後見裁判所の同意があった場合に限られるとして，区裁判所，ラント裁判所の決定を破棄して，区裁判所に差し戻したものである。

3　両判例の意義とその後の動き

死期を早める治療中止が処罰の対象とならないためには，その治療中止措置が患者の意思に対応したものであることが前提となる[3]。これが，患者の同意の延長線上のものであるとしても，現実的には，中止の時点で患者が明確に中止の意思を表示できる状態であるとは限らず，むしろ，当該時点では同意能力を喪失している方が原則であるとさえいえる。それでもなお，患者の意思に合致することが治療中止不処罰のための要件となるとすれば，当該時点における現実的意思表示に代わって，推定的意思が重要な意味をもつことになる。患者の意思を探るために「患者の指示書」がどのような役割を果たすべきかが問われることになる。

従来，患者の指示書についての法的意義づけについて法律上の規定が存在しておらず，それについては判例に委ねられていた。前述のリューベック事件決定においては，指示書が拘束力をもつのは，「基礎疾患が死に至る不可

---

[3]　生命の短縮が患者の意思に反して行われてはならないことは，共通の理解であるとされる（Engländer, JZ 2011, 513）。もっとも，日本における川崎協同病院事件控訴審判決では，「治療義務の限界」を治療中止不処罰の一要素と考えられており（東京高判平成19年2月28日刑集63巻11号2135，2152頁），これとの関係は別途検討する必要がある。

逆的経過」が前提とされた。この判例によれば，死の過程（Sterbephase）と生命を危険にさらす疾病（lebensbedrohliche Krankheit）を区別しなければならないが，予後が悪いからといっても必ずしも死に至るわけではなく，両者の区別は明確ではない。また，ケンプテン事件判決において，予後の悪い患者（infauste Prognose）の治療中止について，死に直接的な近接を要求していないこととも矛盾するといった批判がなされる[4]。

また，リューベック事件決定では，世話人の要求に基づいて生命維持治療を終了するために，世話裁判所による許可を要件としたが，それは，医師による治療継続が患者の意思に反するという見解を世話人が表示する場合に限られるとした（BGH NJW 2003, 1588）。

これらの連邦通常裁判所判例によって，治療中止における患者の意思，とりわけ，患者の指示書の取り扱いについては，明確になったといえるが，それでも，新たな問題が続出し，患者の指示書についての立法的な解決を求める声が増大した。そこで，連邦司法省の「生命の終焉における患者の自律」委員会（いわゆる Kutzer 委員会）他の専門家委員会が複数組織され，立法提案がなされたが，政府提案はされず，議員立法の形で3案が提出された。これらは，患者の指示書の前提要件および射程について大きな隔たりがあったが，後述のように，2009年6月18日に，その中の一つの草案（Stünker 草案）が採択された[5]。

Ⅲ　ドイツ世話法の改正

1　2009年世話法改正以前の状況

ドイツでは，心身の障害によって，自分の用件について処理することができない場合は，世話裁判所は，本人の申立により，または，職権により世話

---

(4) Olzen, JR 2009, 354, 355.
(5) 世話法改正の経緯については，松田純「ドイツ事前指示法の成立とその審議過程——患者の自己決定と，他者による代行解釈とのはざまで」『医療・生命と倫理・社会』（大阪大学大学院医学系研究科 医の倫理学教室 編）Vol. 9 No. 1/2, 34 頁以下（2010年）で詳細に紹介されている。

人（Betreuer）を選任することができるという，成年後見にあたる制度が規定されている（民法1896条以下）。世話人は，被世話人の希望に沿うように生活を形成する義務を負い（1901条1項），その中には，疾病や傷害を除去し，改善し，また，悪化を防止する任務も含まれている（1901条4項）。

　身体に対する侵襲，とりわけ生命短縮にかかわる措置に関しては，患者の自己決定権が重要な役割を果たすことについては争いがないが，患者自身が自己決定し，それを表明し得ない状況に陥った場合に，どのように患者の意思を反映させるべきかについて，判例をふまえ，その基準を明らかにすべく，本法が改正された[6]。

2　2009年世話法改正法（世話法第3次改正法＝「患者の指示書法」）

　2009年9月1日に施行された改正世話法（民法世話法編）において，患者指示書が法律上明文で規定され，それに関連する事項についての規定が整備された。本稿では，指示書について新設された1901条aの条文を紹介するとともに，患者の意思確認について規定した1901条bおよび，世話裁判所の認可について改正された1904条について内容を紹介する[7]。

① 患者の指示書についての新規定（民法1901条a）

　民法1901条aは，患者指示書について次のように規定する。「第1項　同意能力のある成人が同意能力を喪失した場合に備えて，指示書確定時点においてなお直前に切迫していない，患者の健康状態の診察，治療行為，もしくは，その他の医療侵襲に同意し，または，これを拒絶することを書面によって確定した場合には（患者の指示書），世話人は，この確定が生命および治療の現状に適合しているかどうか審査する。現状に適合している場合には，世話人は被世話人の意思を表現し，効力をもたさなければならない。患者の指示書は，随時撤回することができ，その形式は問わない。

---

(6)　本法改正前に，治療中止の際の原則，患者の意思・推定的意思，世話人，世話（後見）裁判所の規制などの個別問題について指摘して，立法を促したものとして，Otto, NJW2006, 2217f. などがある。
(7)　本法について紹介したものとして，新谷一朗「世話法の第3次改正法（患者の指示法）」年報医事法学25号201頁（2010年），松田純「ドイツにおける患者の事前指示の法制化と医師による自殺幇助をめぐる議論」『生命倫理研究資料集Ⅵ』（富山大学，2012年）4頁がある。

第2項　患者の指示書が存在せず，または，患者の指示書の確定事項が健康および治療の現状に適合しない場合は，世話人は，被世話人の治療希望または被世話人の推定的意思を確定し，これに基づいて，第1項の医療措置に同意するか拒否するかを決定しなければならない。推定的意思は，具体的根拠に基づいて探知されなければならない。顧慮されなければならないのは，とりわけ，被世話人による以前の口頭または書面による意思表明，倫理的または宗教的確信，およびその他の個人的価値観である。
第3項　第1項および第2項は，被世話人の疾病の種類および段階とは関係なく妥当する。
第4項　誰も，患者の指示書作成の義務は負わない。患者の指示書作成およびその提示は，契約締結の条件とされてはならない。
第5項　第1項から第3項までは，任意代理人（Bevollmächtigte）についても準用する。」

　これらの規定によれば，それが具体的であり，かつ，状況に関連していたとしても，口頭による意思表示は含まれず，直前に切迫している医療措置（手術など）に関する同意能力ある当事者の決定も「患者の指示書」の概念に含まれないことになる。また，「特定の医療措置に関する決定」という構成要件要素に，実際上非常に重要な意義が与えられ，「周囲と関係をもち耐えることができる生命という意味において回復の見込みがない場合には，生命維持措置を望まない」といった将来の治療に対する一般的な表現，指針は患者指示書として承認されず，拘束力をもたないことになる[8]。しかし，このような一般的な表現は注目すべきでないことにはならない。

　患者の指示書は，その更新期限について具体的な規定はないが[9]，指示書に基づいた医療措置（その中止を含む）にあたって，それが患者の現状に適合しているかどうか世話人は調査しなければならない。それが現状に合っていない場合，また，指示書が存在しない場合には，世話人が，患者（被世話人）の個人的観点から具体的根拠に基づいて，患者の意思を推定することが定められている（1901条a第2項）。その意味において，本規定は，患者に

（8）　Höfling, NJW 2009, 2849, 2850.
（9）　上記の草案の一つであるBosbach草案は，有効期限を5年としていた（§ 1901b Abs. 2 Nr. 2. BGB-E）。

対する医療措置について，本人が同意能力を失った場合にも，患者の意思に合致すべきであることと，その基準について定めた包括的規定であるということができる[10]。これが，後述の連邦通常裁判所判例の基礎となっている。

さらに，治療の中止が許容される時期（段階）に関連して，指示書および第2項の規定によって探知された患者の「推定的意思」が尊重されるのは，基礎疾患が不可逆的な過程をたどる場合，または死が直近に迫っている場合に限定されないことも明文で規定された（第3項）。

② 医師，世話人および世話裁判所の役割

1901条bにおいて，治療を行う医師は，患者の全身状態と予後を考慮して，どのような医療措置が適応性をもつのかを審査し，この医師および世話人は，1901条aに従って行われるべき決定の基礎としての患者の意思を考慮のうえ，この措置について検討すると規定されている。しかし，患者の指示書が存在している場合には，それが直接的に拘束力をもつのであるから，世話人（任意代理人）の同意は問題とされないはずであり，世話人（任意代理人）の同意は有効な指示書が存在しない場合にのみ問題とされるはずであるという指摘がある[11]。なお，患者の意思の探知に際しては，著しい遅延が生じない限り，近親者ならびにその他の利益代表に意思表明の機会が与えられる。

本改正においては，医療措置における世話裁判所の許可を規定した1904条も改正されている。第1項は，従来どおり，検査，治療その他の医療侵襲に対する世話人の同意に世話裁判所の許可を必要とするのは，その措置による死亡または重大かつ持続的な健康障害の危険がある場合に限られると規定し，本改正では，後見裁判所（Vormundgericht）が世話裁判所（Betreuungsgericht）に置き換えられただけである。他方，検査，治療行為その他の治療侵襲が医学的に適切であり，かつ，その措置を行わないことまたは中止することによって，被世話人が死亡するか重大かつ長時間持続的な健康障害を受ける危険性があるにもかかわらず，その措置に対して世話人が同意しない，または，同意を撤回することについては，世話裁判所による許可が必要であることが追加された（第2項）。また，医療措置に対する同意・不同意・撤

---

(10) Verrel, NStZ 2010, 671, 674.
(11) Olzen, a. a. O.（Anm. 4），358.

回が被世話人の意思に合致している場合には，世話裁判所は許可を与えなければならず（第3項），さらに，その措置実施について同意・不同意・撤回が，1901条aによって確定された被世話人の意思に合致することについて，世話人と治療に携わる医師の間で一致がある場合には，世話裁判所の許可は必要ないとされる（第4項）。立法者は，世話人と医師の相互チェックを求めることによって，裁判所による決定を必要としないとしたものと考えられている[12]。世話人と医師はそもそも濫用する疑念があると一般化するのではなく，世話人と医師が共同して権利濫用をしている個別的な手がかりがある場合には，第三者が世話裁判所に再審査を求める可能性を残している。

Ⅳ 世話法改正後の連邦通常裁判所判例

患者の指示書を明文化した前述の世話法改正後に，治療中止をめぐる連邦通常裁判所判決・決定が下された。これらの中でも明示的に述べられているように，世話法改正がそこに反映されている。本稿では，連邦通常裁判所第2刑事部による2010年6月25日判決（BGHSt 55, 191）と2010年11月10日決定（BGH NJW 2011, 161）を紹介し，検討する。

1 2010年6月25日判決（プッツ事件連邦通常裁判所判決）[13]

①（事実）2010年6月25日判決は，遷延性意識障害で，いわゆる胃瘻によって栄養補給されていた患者の栄養補給を停止した事案に対するものである。患者は，2002年10月に倒れる1ヶ月前に自分の子の問いかけに対し，自分が意識を失い，自分の思いを伝えられなくなった場合には，人工的栄養補給および人工的呼吸という形で延命は希望せず，「チューブ」につながれたくないと答えていたが，この会話内容は，文書化されていなかった。

2007年8月に世話人に選任された患者の子（原審相被告人とその兄弟）は，人工的栄養補給停止を目指し，主治医は，医学的観点から人工的栄養補給継続の適応性はもはや存在しないために，彼らの計画を支持して，それを停止

---

(12) Olzen, a. a. O. (Anm. 4) 359.
(13) 本判決を紹介したものとして，甲斐克則「ドイツにおける延命治療中止に関するBGH無罪判決」年報医事法学26号286頁（2011年）などがある。

するように明示的に指示したが，患者が滞在する介護施設の経営陣および職員の抵抗にあった。施設長は，職員は狭義の介護活動を行い，両世話人が胃瘻による人工的栄養補給を停止し，必要な緩和措置を施して，死に際して援助するという妥協案を提案し，世話人は，医事法を専門分野とする弁護士である被告人（Putz）と相談のうえ，これに応じることにした。これに基づいて，2007年12月20日に世話人は胃瘻による栄養補給を終了させ，水分補給も減少させた。しかし，翌日，施設運営会社の経営陣が施設長に人工的栄養補給再開を指示し，世話人がこれに同意しなければ，施設への立ち入りを禁止するように命じたので，同日，被告人は，世話人に対し，施設による違法な栄養補給継続に対しては，直ちに法的な保護措置はないので，胃瘻チューブの切断をするように電話で助言した。世話人は数分後にチューブを切断した。患者は施設職員らによって病院に搬送され，新しい胃瘻が設置され，栄養補給が再開された後の2008年1月5日に病死した。

　この事案に対し，原審（LG Fulda, 30. 4. 2009 ZfL 2009, 97）は，被告人および世話人の所為は，作為による故殺未遂の構成要件に該当し，推定的同意，緊急救助，正当化的緊急避難，免責的緊急避難を否定されるとして故殺罪の成立を認めた。世話人は，被告人の法的助言を受けており，回避不可能な許容の錯誤にあるとして無罪を言い渡した。

　②（判旨）被告人が上訴し，連邦通常裁判所第2刑事部は，原判決を破棄して，次のように判示して被告人に無罪を言い渡した。

　判旨を整理すると以下のようになる。

（ⅰ）世話人，医師の意思に反する治療（人工的栄養補給）継続の評価（各項目の分類は，著者が便宜上付したものである。以下同じ）

　まず，世話人および治療に携わっていた医師の意思に反した人工的栄養補給継続が，患者の自己決定権に対する違法な侵襲であるとするのは，それに先行する栄養補給終了が適法であることを前提としており，この出発点は，結論的には適切である。

（ⅱ）治療中止許容のための客観的前提

　次に，（死をもたらす）治療中止許容のための客観的要件について，前記の1994年に連邦通常裁判所判決（ケンプテン事件判決）においては，基礎疾患はまだ死に至る経過をたどっていなくても，患者が中止に同意していること

が推定される場合には，例外的に医学的治療または措置の中止によって死なせることを許容する可能性があることを認めているのに対し，2003年のリューベック事件決定は，同意能力のない患者に対して生命維持措置または延命措置を行わないためには，基礎疾患が死に至る不可逆的経過をたどっていることを前提としていたが，このような，患者の意思に基づく延命措置終了の許容要件および射程についての不確実性は，2009年6月29日の世話法第3次改正法によって，1901条a第3項が疾病の種類および段階を問題としないとした限りにおいて，取り除かれた。

(iii) 世話裁判所の許可

本件では，当事者（患者）の推定的意思ではなく，同意能力喪失前の現実的意思が確定されており，人工的栄養補給中止が患者の意思に合致していることは，世話人と治療に携わっていた医師の間で一致していたのであるから，世話裁判所の許可を必要とすることなく，人工的栄養補給の継続を行わないことが許容されている。

(iv) 治療中止の正当化根拠

本件について被告人および栄養補給を切断した世話人の行為について，緊急救助，（正当化的および免責的）緊急避難による正当化・免責は否定され，世話人によって主張された人工的栄養補給中止・不継続・不再開という当事者（患者）の意思からしか，殺害行為を正当化することはできない。

世話法第3次改正法の立法者は，憲法上保護された自己決定権と，同様に憲法上保護された生命保護原則を衡量して，その時点では同意能力のない患者が具体的な治療希望において表明していた現実的および推定的意思は，疾病の種類および段階と関係なく拘束力をもち，世話人および治療に携わっている医師を拘束すると決定した。

世話法新規定は，直接刑法の故殺罪・嘱託殺人罪の成立範囲を左右するわけではなく，刑法が自律的に決定すべきであるが，1901条a以下は，同意能力喪失者の自己決定実現のための手続的保障をも含んでおり，処罰の境界線を定めるにあたり，法秩序の統一性という観点から顧慮されなければならない。

（ⅴ）治療中止の作為性・不作為性と「積極的臨死介助」・「消極的臨死介助」の関係

　ラント裁判所は，従来の法によれば許容されるいわゆる「消極的臨死介助」の要件が存在しておらず，胃瘻チューブ切断は積極的作為であると評価して，患者の同意による正当化を否定した。

　この見解は，特定の要件の下で許容される「消極的臨死介助」および「間接的臨死介助」と，常に禁止されている「積極的臨死介助」を区別すべきであるという従来判例・学説で有力に主張されていた理解に対応している。これによれば，人工的栄養補給をたんに停止することは，外部的な現象形態からはもとより，いずれにせよ刑法的に重要性をもつ態度に重点を置くことで，積極的作為ではなく，不作為として，したがって，「消極的」態度とみられた。許容される「消極的臨死介助」は，従来の支配的見解による区別を基礎として，常に法的意味における不作為を前提とするが，これによれば，自然的意味における積極的行為は常に212条および216条の意味における違法な殺害行為として，可罰的であることになる。

　しかし，このように，積極的作為を規範的な不作為へと読み替えることは，そこで生じている問題を正当に扱っていない。すなわち，治療中止は，たんに「活動しないこと」に尽きるものではなく，ほぼ原則的に，多数の作為と不作為を包括する。したがって，医師の治療をこのように終了させることと関係があるすべての行為を，「治療中止」という評価的上位概念に統合することが有意義であり，必要である。この「治療中止」は客観的な行為要素とならんで，行為者の主観的な目標設定を含む。患者が治療をしないよう要求したとすれば，これは，もはや希望しない治療を終了する際にも同様に妥当しなければならないからであり，それが治療措置を継続しないということによるか，生命維持装置のスイッチを遮断したり，栄養補給用チューブを撤去したりするなどの積極的作為によって実現するかは問わない。同様のことは，患者の意思にもはや対応しない医学的措置が再開され，それを阻止しようとすることが問題となる場合にも妥当する。

　外部的な基準に従って作為と不作為を区別することは，適切に，かつ，個別事案の公正さを求めて境界を決定するには適していないので，このような区別を行う別の基準が妥当しなければならない。このような基準は，「臨死

介助」および「治療中止」という概念自体から，そして，憲法的秩序を背景として関係法益を衡量することから明らかにされる。

（vi）許容される臨死介助と禁止される臨死介助

治療を行わないこと，治療を制限すること，または，治療を中止することによる臨死介助という概念が前提とするのは，当該人物が生命の危機に瀕しており，当該措置が医学的に生命維持または延長に適していることである。このような狭い関連においてのみ，「臨死介助」という概念は，体系的に，また刑法的に正当化的意味をもつ。これに反して，疾病の治療とこのような関連のない行為は，同意による正当化に親しまない。これらは，216条（嘱託殺人罪）や228条（同意傷害罪）およびこれらの規定の根底にあるドイツの法秩序の評価から，直ちに明らかとなる。

同意により正当化される臨死介助が前提としているのは，さらに，それが客観的および主観的に，上記の意味における医学的治療と関連していることである。ここで捕捉されるのは，生命維持措置を行わないことまたは中止すること，および，医学的適応性のある緩和措置の副次的効果として，死の発生が早まる可能性があることを甘受したうえで行われる「間接的臨死介助」に限られる。

同意による正当化が考慮されるのは，その行為が，「たしかに苦痛は緩和するが，疾病はもはや治療されず，その結果として患者は死にゆくままにされることで，すでに開始した疾病の過程を成りゆきに任せる状態を作り出すこと」に限られる。それに対して，これによって捕捉されないのは，「病気の過程から生命を切り離す意図的な侵襲」の事例である。

治療関連性（Behandlungsbezogenheit）と当事者の治療に関連づけられた意思の実現という治療中止に内在する概念の基準に従って区別する方が，学説上疑問の余地があり，実際上ほとんど貫徹されない従来の基準である積極的行為と消極的行為の間の区別よりも，衡量する際の関係法益の重要性を有効なものとし，関係者に明確な法的方向づけを提供するには適している。

2　2010年11月10日決定（BGH NJW 2011, 161＝ケルン事件決定）

プッツ事件連邦通常裁判所判決後に下された「治療中止」に関するこの連邦通常裁判所決定は，プッツ事件連邦通常裁判所判決を前提としつつ，治療

中止行為者に故殺未遂罪の成立を肯定する。

　①（事実）2009年6月26日に，肺炎および心不全の疑いで当時82歳の患者が病院に搬送された。病院に入院の際には一般病棟であり，その後の2日間も意識があり，反応がある状態であり，治療に同意していた。2日後の6月28日に容態の悪化が生じた後で，医師は患者に対し，さらに悪化した場合には集中治療室に移さなければならないことを告知し，患者はこれに反対することもなく，静かに受け入れた。6月29日の朝5時頃に患者は，肺炎による敗血症となったため，集中治療室へと移された。そこで患者には鎮痛治療が施され，人工的に昏睡状態にされ，医療機器に接続され，シリンジポンプを通してアドレナリン，抗生物質，緩衝液および輸液を供給された。さらに，挿管され，100％酸素吸入を受けていた。治療に携わっていた医師たちの評価によれば，重篤な状態にあり，死に至ることもありえたが，医学的観点からして望みがないわけではなかった。知らせを受けて病院に来た患者の娘婿である被告人に対して，医師はその旨を告知した。被告人は，患者の指示書が存在することに言及したが，その内容を知らず，電話で妻に問い合わせたところ，妻は，自分の母は「生命維持措置」を希望していないことだけを被告人に伝えた。

　被告人は，入院が効を奏すると介護の必要な義理の母が自分と自分の家族にとって負担になるのではないかという密かな心配などもあり，主任医師に対して患者の指示書に言及して，攻撃的な口調で，最終的には最後通牒を突きつけて，すぐに機器をすべて停止するように何度も要請した。しかし，主任医師は，被告人の要求には応じず，医長と相談した後に，患者の指示書を提示するよう求め，患者の指示書がFAXで集中治療室に到達した。2004年7月3日付の患者の指示書には以下のような内容が記載されていた。

　「死の過程に直結した状態になり，どのような延命措置をしても，治療が成功する見込みなく死と苦痛を延長するだろう場合，または，生命にとって重要な身体の機能が死に至るような不全となり，それが回復不能なことが確定した場合には，延命措置を施されたくない。積極的安楽死措置は拒否する。

　緊急の状況の場合に，万が一，考えを変える場合には，意思の変更を明示的に表明するよう配慮し，自分の意思形成または表明ができない状態になったときのために，利益代表として自分の娘を指名し，必要な決定すべてを私

に代わって，治療する医師と申し合わせる代理権を与える。」
　被告人はこの患者の指示書を援用して，機器の停止を求めたが，医師は，患者の指示書を審査し，評価しなければならないと回答した。このため，被告人は，シリンジポンプの操作盤のスイッチを遮断して，血液循環機能維持のために重要なアドレナリンを含む5つの薬剤の供給を中断した。これによって数秒間のうちに患者の血圧および心拍数は劇的に低下した。続いて，被告人は呼吸器のスイッチを切ろうとしたが，看護師によって阻止された。その間に，主任医師の指示を受けて再びシリンジポンプのスイッチが入れられたが，患者はその後に重度の化膿性肺炎による敗血症ショックによって死亡したものの，被告人がシリンジポンプを短期間遮断したことが死の原因となったかどうかは証明されなかった。原審（LG Köln, 9. 2. 2010）はケルンラント裁判所は被告人を故殺未遂で有罪判決を言い渡した。
　②（決定要旨）被告人による上訴に対し，連邦通常裁判所第2刑事部は，次のように判示して，これを棄却した。
　（ⅰ）治療中止に関する患者の意思
　刑法216条の意味における明示的かつ真摯な嘱託が存在しておらず，患者は，指示書において，回復の可能性がなお存在する限り，医師の治療を受けたい旨を明示しており，患者の積極的臨死介助を拒否していた。さらに，なお反応がある時点で，健康状態が悪化した場合には，集中治療室に移さなければならないという知らせに対して，反対することもなく静かに反応していた。このことを，ラント裁判所は，少なくとも集中治療室に移すことと，そこにおいてまず指示された医療措置について黙示の同意があったと解釈したが，それは法的に適切であった。
　（ⅱ）治療中止許容のための客観的前提
　また，医学的観点からは，死の過程に直結した状態にもなく，生命にとって重要な身体の機能が死に至るような不全となり，もはや回復不可能となったわけでもないので，患者の指示書に記載されていた治療中止の前提が存在せず，このことは，被告人も知っていたのであり，被告人の態度は，2010年6月25日に当部が判示した原則による患者の意思を基礎とした治療中止としても正当化されない。

(iii) 世話法による手続要件

なお，患者の意思を基礎として治療中止の正当化が問題となる事例において，世話法第3次改正法によって追加された民法1901条aおよび1901条bの要件が尊重されなければならず，生命終了に因果関係をもつ措置の正当化を可能とする境界を定める際に，刑法にとっても効果をもつ。

被告人は世話人でも任意代理人でもなく，患者の意思を探知し，それを実現させる権限がなく，担当医とのいかなる共同作業も拒否し，それどころか，治療に携わっていた医師による医学的評価をも専断的かつ独断的に無視し，機器の遮断に際して医師たちの断固たる抵抗に反抗して行為したのであり，生命を維持する医学的措置の中止を正当化するために民法1901条aおよび1901条bが定めている手続法的基準も，本件では始めから充足されていない。

本件では，患者の指示書は存在していたものの，そこで示されていた治療中止のための前提が充足されていなかったこと，当該治療措置実施にあたって，当時同意能力があった患者本人の黙示の同意があり，少なくとも反対の意思表示は存在しなかったこと，被告人は世話人でも任意代理人でもなく，かつ，治療に携わる医師は治療中止に同意なかったことから，故殺罪は正当化されないとしたものである。

V 改正連邦医師会原則（2011年）

1 連邦医師会による指針・原則の経緯

ドイツ連邦医師会は，1979年に臨死介助のための連邦医師会指針（Richtlinien der Deutschen Bundesärztekammer für die Sterbehilfe）[14]を公表して以来，1993年には「医学的な看取りについての連邦医師会指針（Richtlinien der Bundesärztekammer für die ärztliche Sterbebegleitung）[15]」，1998年には「医学的な看取りのための連邦医師会原則（Grundsätze der Bundesärztekammer zur ärztlichen Sterbebegleitung）[16]」と名称を変更しつつ，改訂し，2004年

---

(14) Deutsches Ärzteblatt 1979, 957ff=MedR 1985, 38ff.
(15) Deutsches Ärzteblatt, Jg. 90, Heft37（17. 9. 1993）C-1628.

にも同名称で内容を改訂した[17]。2009年に世話法が改正され，また，2010年の連邦通常裁判所判例を顧慮することが重要となり，2011年2月に「医学的な看取りのための連邦医師会原則」を改めた[18]。

世話法第3次改正法は，患者の指示書および患者の意思を認定するための対話について規定しており，医師会原則も，基本理念と構造は維持しつつ，これに適合するように改正された。

2 「医師会原則」の構造と基本理念

「原則」のⅠからⅢまでは，患者の客観的状況に対応した医師の取るべき基本方針を規定し，Ⅳでは患者の意思の探知について改正法に対応させ，Ⅴにおいては児童および少年の特例について規定し，また，Ⅵでは医療実務において事前の任意代理および患者の指示書の取り扱いのために連邦医師会および連邦医師会倫理委員会が薦める中心的内容を要約している。職業規則によれば，医師は，生命を維持し，健康を保護し，回復し，苦痛を緩和するとともに，死に瀕した者を援助する任務をもつ。これに対して，医師が自殺に協力することは，医療の任務ではない。この点は，序章に明文で明らかにされている。このような明確な内容は医学的な看取りの基本的内容を確固たるものとしている。

序章においては，医師の任務は，患者の自己決定権を尊重しつつ，患者の生命を維持し，健康を保護，回復させ，苦痛を緩和するとともに，死に瀕した者の死を援助することであり，そのために，医師の生命維持義務は，どんな状況においても存在するわけではないとする。

したがって，治療の種類と程度は，医学的適応性に従って医師が責任を負うが，患者の意思を尊重しなければならないとする。そして，明白な死の経過は，延命治療によって人工的に長引かせないことが求められ，それが患者の意思に対応している場合には，開始された医学的治療を継続せず，制限し，または，終了することによって死亡するとしても許されるとしている。

なお，改訂前の「原則」は，「『積極的臨死介助（aktive Sterbehilfe）』は許

---

(16) Deutsches Ärzteblatt, Jg. 95, Heft 39 (25. 9. 1998) A-2336.
(17) Deutsches Ärzteblatt, Jg. 101, Heft 7 (7. 5. 2004) A-1298.
(18) Deutsches Ärzteblatt, Jg. 108, Heft 7 (18. 2. 2011) A-346.

容されない」としていたが，改訂後の「原則」は，「『患者を殺害すること（Tötung des Patienten）』は，患者の嘱託に基づいたとしても可罰的である。医師が自殺に協力することは，医療の任務ではない。」と文言が変更されている。

これらの「原則」は，医師に手引きを与えるものであるが，決定はすべて個別的状況を配慮して下されなければならず，疑わしい場合には倫理委員会の助言が役に立つとされている。

3　「医師会原則」の概略

「医師会原則」の個別的内容の概略を紹介する。

① 患者の状況別の取り扱い（Ⅰ～Ⅲ）

「原則」は，以下のように患者の状況に応じて医師の取るべき態度について区別して規定する。

死に瀕した者（Ⅰ），すなわち，生命に関わる一つ以上の機能の不可逆的不全に陥った病人または負傷者で，短期間で死亡することが見込まれる者に対しては，人間の尊厳に適うように死ぬことができるように援助する義務を負い，この援助は，緩和医療的処置と，基本介護への助力と配慮を内容とするが，栄養補給および水分補給が常にこれに属するとは限らないとする。そして，死に瀕した者に対しては苦痛緩和が前面に出ることがあるので，場合によっては，それに基づいて不可避的に生命が短縮することを甘受しなければならないことがあるとする。医師はこれらの患者に対して，その状況を考え，恐怖心を考慮したうえで，状況および措置について伝えるべきであるとしている。

次に，たしかに，まだ死に瀕しているわけではないが，医師の知見によれば，諸般の事情から予測して近いうちに死亡するであろう患者（Ⅱ）に対しては，生命維持措置が苦痛を引き延ばすにすぎない場合，または，治療目的の変更が患者の意思に合致している場合には，延命または生命維持に代わって，介護措置を含む緩和医療的な処置へと治療目的を変更する必要があると規定する。

また，大脳に重度の損傷があり，認知機能に障害をもった患者（Ⅲ）は，すべての患者と同様に，治療，介護，愛情のこもった心遣いを受ける権利を

もつ。治療の種類と程度は，医学的適応性に従って医師が責任を負うが，持続的な意識障害があるというだけでは，生命維持措置の放棄を正当化することにはならないとする。

② 患者の意思の探知（Ⅳ）

同意能力ある患者については，その意思が医学的観点から必要とされる診断措置および治療措置とは一致しないとしても，適切に説明を受けた患者がその時点で表明した意思を，医師は尊重しなければならない。これは，すでに開始された生命維持措置の終了についても適用される。

同意能力がない患者に対しては，患者の任意代理人ないし世話人の意思表明が基準となる。患者の意思と希望を推定する際には，任意代理人ないし世話人は，患者の親族およびその他の親しい人物から意見を聞くことが求められ，また，濫用や明らかに過った決断をしてしまう根拠が存在する場合には，医師は世話裁判所に問い合わせることが求められる。

また，代理人がいない場合には，医師は世話裁判所に，世話人の選任を提案しなければならないとする。

他方，民法1901条 a 第1項の意味における患者の指示書が存在する場合には，医師は患者の指示書を手がかりとして患者の意思を認定しなければならず，医師は，その場合，それが遅延なく可能である限り，患者の親族やその他の親しい人物の意見を聞くことが求められるとする。

もっとも，緊急状況で，患者の意思が知られておらず，個別的状況を探知する時間がない場合には，医学的に適応性のある措置を開始しなければならず，疑わしい場合には生命維持に向けられるとする。

③ 児童および少年の特例（Ⅴ）

Ⅴでは，児童および少年については，医学的な看取りに対して成人に対するのと同様な原則が適用されるが，児童および少年について，原則的に両親は監護権者として，そして児童の法定代理人として医療措置について説明を受けて同意しなければならないことが規定される。

また，重度の障害をもった新生児で，治癒または改善の見込みがない場合には，十分に診断を尽くし，両親の合意が得られれば，欠落しまたは不十分な生命機能に代替する生命維持治療を行わず，または，終了することができること，死亡することが不可避であると見込まれる超未熟児についても，ま

た，重度の大脳障害のある新生児についても同様のことが妥当すると規定される。

④ 患者の事前の意思表示（Ⅵ）

同意能力を喪失した場合に備えて，利益代表の選任および希望する治療について，患者が事前に表明した意思表示は，医療の決定にとって本質的な手がかりとなる。連邦医師会および連邦医師会の中央倫理委員会は，医療実務における事前委任状および患者の指示書と取り扱いについての勧告を作成した[19]。「原則」Ⅵにおいて，その概要が紹介される。

（ⅰ）利益代表（Vertrauensperson）の選任

利益代表の選抜および選任は，様々な方法で行われることがある。

事前の委任状によって患者は代理人（健康問題における任意代理人）を自ら選任する。患者に同意能力が欠ける場合には，利益代表は直ちに活動することができる。

世話に関する指示書においては，患者が裁判所に利益代表を提案する。患者が自分の問題をもはや自ら処理することができない限り，世話人の選任は世話裁判所が行う。

（ⅱ）患者の指示書と医学的および介護上の処置と世話のためのその他の意思表示

医師および代理人は患者の意思を常に尊重しなければならない。同意能力ある患者のその時点における意思はいつでも優先され，患者がもはや意思表明できないか，意思表明はできるが同意能力を失っている場合には，「以前の意思表示」が問題となるが，これは患者の意思を確定するための一つの手段である。

2009年の世話法第3次改正法によって患者の指示書が法律上規定され，それが将来になってはじめて必要となる可能性のある医療措置に対する同意または拒絶であること，特定の状況に対する具体的な記述であること，同意能力を前提とし，書面によるものであることを確認し，それ以外の形式の意思表示は，推定的意思を探知するための状況証拠として尊重されるべきことなどを定めている。

---

(19) Deutsches Ärzteblatt, Jg. 107, Heft 18 vom 18. Mai 2010, A877-882.

Ⅵ 現在のドイツにおける「治療中止」をめぐる論点の整理

これらの動きをふまえて，ドイツにおける「治療中止」をめぐる論点を，次の3つの観点から整理しておこう。

1 治療中止の法的性質——作為か不作為か

「治療中止」の形態は，多種多様にわたるが，従来は，「治療の不継続」と「治療の不開始」を，価値的に同様に扱う見解が有力であった。さらに，不継続の具体的な態様として栄養補給のためのチューブ（胃瘻チューブなど）を抜管する，装着されていたエアウェイなどを除去する，装着されていた人工呼吸器のスイッチを遮断するといったものについても，治療の不継続として捉えたうえで可罰性を評価するという見解が有力であった。

日本と同様に，ドイツでも嘱託殺人罪が可罰的であるために，治療中止の不可罰性を導くためには，それが不作為であるという構成が試みられたのである[20]。すなわち，医療現場においても，生命を短縮し，または，延長しない行為を作為と評価すると，それが患者の求めに応じて行ったとしても嘱託殺人罪（216条）となってしまうため，不作為と評価することによって，謀殺罪（211条），故殺罪（212条）および嘱託殺人罪の構成要件該当性を否定しようとするのである。臨死介助は積極的臨死介助，間接的臨死介助，消極的臨死介助に分類されるが，積極的臨死介助については許容の余地がないこと[21]を出発点とする。生命の短縮・不延長が「作為」と評価されれば，それは，諸要件を備えていたとしても「積極的臨死介助」とされ，正当化されないという筋道をたどるため，「治療中止」の不可罰性を導くには，自然的に観察すれば作為と評価されるとしても，価値的に不作為としたものと考えられる[22]。しかし，治療中止について「作為による不作為」[23]という概念を認

---

(20) Gropp, Schlüchter GedS (2002) 181ff., Roxin, Engisch FS (1969), 395ff. usw.

(21) Engländer, a. a. O.（Anm. 3), 513; BGHSt 37, 376; Duttge, GA2006, 577; Roxin, Handbuch des Medizinstrafrechts 4. Aufl. (2010), 111f.; Eser, Schönke-Schröder Strafgesetzbuch 28. Aufl. (2010), Vorbem. §§ 211ff, Rd. 25.

(22) Engländer, a. a. O.（Anm. 3), 514; Schneider, MK (2003), Vor § 211 ff. Rn 109f.;

めたとしても，エネルギーの投入が，「作為による不作為」では行為客体とは別の方向に向けられているが（たとえば，救助すべき現場からの立ち去り），スイッチ遮断などの生命延長を終了する行為は行為客体（患者）に向けられており，この概念では説明できないとする指摘もある[24]。

これに対してプッツ事件フルダ・ラント裁判所判決は，胃瘻チューブの切断を作為として，従来の基準どおり，作為による「積極的臨死介助」は違法であるとした。連邦通常裁判所判決も，同様に，これを作為と評価したうえで，治療中止措置が作為か不作為かを可罰性の決定的な基準としないことを明示している。すなわち，治療の中止が，スイッチ遮断などの生命の短縮をもたらす行為などを含む複合的な構造であるという実態を考慮し，価値的に，治療を継続「しない」と評価するのではなく，「治療の中止」という前記の複合体として捉えて，殺人罪（故殺罪，嘱託殺人罪）の構成要件該当性を肯定したうえで，違法性レベルでの解決を図っている[25]。本判決は，チューブ抜管（切断）が作為による故殺構成要件該当行為であることを明言しているわけではないが[26]，「治療中止」の中に作為的なものが含まれうることは前提にしている。それによって，作為による生命短縮を積極的臨死介助として正当化の可能性を一律に否定するという理論構成とは一線を画していると思われる。

他方，従来は「積極的臨死介助」として，ドイツにおいてはほとんど可罰性に争いがない行為は，「治療関連性」という観点から，病気の関連性から生命を意図的に切り離す行為として，作為を含む「治療の中止」とは区別して，可罰性を維持しようとしている。

もっとも，「治療の中止」という規範的な上位概念を設けることによって，可罰性の限界づけが明確になるかどうかは，別の問題として検討する必要がある。許容される臨死介助の一類型として，「治療放棄による消極的臨死介助」とならんで，「治療中止」を独立した類型と位置づける見解も主張され

　Popp ZStW 118（2006），643f.；Schöch, NStZ 1995, 154; Merkel, ZStW 107（1995），570f.
(23)　Roxin, Strafrecht AT Band Ⅱ（2003），§ 31, Rn 99f, 115f.
(24)　Hirsch, JR 2011, 37; Verrel, a. a. O.（Anm. 10），672.
(25)　Verrel, a. a. O.（Anm. 10），674.
(26)　Hirsch, a. a. O.（Anm. 24），37 は，本判決が作為と評価したものとして捉える。

るが[27]，解釈論上誤解を招く規範的上位概念であって，不要かつ余分であるとする評価もある[28]。プッツ事件連邦通常裁判所判決は，許容される「治療中止」が，「たしかに苦痛は緩和するが，疾病はもはや治療されず，その結果として患者は死にゆくままにされることで，すでに開始した疾病の過程を成りゆきに任せる状態を作り出すこと」に限定されるとするが，禁止される臨死介助との限界づけとして十分かどうかは，検討されなければならないとする[29]。さらに，故殺罪の構成要件該当行為について正当化の余地を認めることは，嘱託殺人罪処罰の趣旨に反し，許容される臨死介助が拡大される可能性がある，また，嘱託殺人罪処罰規定は本人の明示の殺害要求があった場合でさえ処罰するのであるから，ましてや推定的意思があったとしても処罰対象とされるはずであるとの批判もされる[30]。

人工呼吸器のスイッチ遮断，栄養補給チューブの抜管などの「治療中止」を作為とみるか不作為とみるかは，作為と不作為の区別の段階で，これらの行為を治療不開始または治療不継続と同様に扱うのか区別して扱うのかという問題に関わる[31]。規範的に同様に扱うとすれば，不作為として，作為義務（保障者的地位）の存否によって，故殺罪の構成要件該当性の問題として扱うことになるのに対し，人工呼吸器のスイッチを遮断し，または，人工的栄養補給のチューブを抜くことによって酸素や栄養の供給を停止し，死に至らせるという実態に照らして，自然的に評価するとすれば，構成要件該当性を肯定したうえで，違法性の問題として可罰性を決定することになる。従来，後者の解決が敬遠されてきたのは，生命侵害（殺人罪）の構成要件該当性を肯定したうえで正当化の余地を認めることに抵抗感があること，そして，嘱託殺人罪処罰規定の存在によって，患者の自己決定権のみでは正当化されないことが明文化されていることによるものと思われる。

これに対して，世話法（民法）による「患者の指示書」の明文化を始めと

---

(27) Brunhöber, JuS 2011, 401, 404.
(28) Hirsch, a. a. O. (Anm. 24), 38; Verrel, a. a. O. (Anm. 10), 673.
(29) 従来禁止されていた積極的臨死介助に対して影響を及ぼすと指摘するのは、Gaede, NJW 2010, 2925, 2927.
(30) Duttge, MedR 2011, 32, 38.
(31) Eser, Schönke-Schröder, a. a. O. (Anm. 21), Vorbem. § 211ff., Rn 31.

して，患者の自己決定権尊重の傾向が強化されることに伴って，殺人罪（故殺罪）の構成要件該当性を肯定しても「自己決定権＝患者の意思」を中核とする正当化の余地を認める方向性が示されたものとして，プッツ事件連邦通常裁判所判決を位置づけることも可能であろう。

2　治療中止のための客観的前提

　生命の延長を図らない治療中止，すなわち，治療の実施ないしは継続をした場合と比較して生命を短縮する行為について，殺人罪（故殺罪，嘱託殺人罪）の違法性が否定される余地があるとした場合，患者にどのような客観的前提が要求されるかが問題となる。すなわち，適法な「臨死介助（Sterbehilfe）」に，「死に際しての介助（Hilfe beim Sterben）」の他に「死への介助（Hilfe zum Sterben）」を含むかどうかについて，判例にもニュアンスの違いがあった。ケンプテン事件判決においては，「死の過程」が始まっていなくても，患者の現実的または推定的意思に合致していれば，治療中止は許容していたのに対し，リューベック事件決定では，基礎疾患が不可避的な死の経過をたどった場合には，患者の意思に合致する限りで延命措置を中止しなければならないとしており，客観的前提は不明確であるとされていた[32]。

　プッツ事件連邦通常裁判所判決では，致死的な基本疾患が，なお直接的に死に至る経過をたどる最終段階に達していない場合でも，患者の現実的または推定的な同意が存在すれば治療の中止が許容されることを明示している。世話法1901条a第3項も，中止当時その有効性が確認された患者の指示書や有効な指示書が存在しない場合にもその推定的な意思に従った治療措置（中止を含む）の実施が求められるが，その実施は疾病の種類およびその段階を問わないとされている。もっとも，前述のように，基本疾患は致死的なものであることが前提とされており，時間的に死が切迫していることを要件としていないのであり，その意味において，患者の生命に対する自己決定権を全面的に保護するわけでもなく，ましてや，「死ぬ権利」を認めるわけではない。疾病または負傷により死が不可避であることと，時間的に死が切迫していることは，必ずしも一致するものではなく[33]，プッツ事件連邦通常裁判

---

[32]　「消極的臨死介助」については，刑事判例と民事判例には相違があるとする分析もあり，プッツ事件連邦通常裁判所判決も，その点に言及している（BGHSt. 55, 195）。

所判決では，時間的切迫は不要としているにとどまるであろう[34]。もっとも，改正世話法1901条a第3項の「疾病の種類および段階」を問わないとしていることとの整合性はなお検討すべきである[35]。

3 治療中止の正当化根拠と患者の意思
――指示書の位置づけ（刑法的意味）と世話人，世話裁判所の役割

治療中止が，作為として故殺罪（または嘱託殺人罪）の構成要件該当性を肯定すべき場合があるとすれば，これが正当化される根拠を問わなければならない。

患者の自己決定権を根拠とするとしても，嘱託殺人罪の規定が存在する以上，患者の嘱託は故殺罪を嘱託殺人罪の構成要件該当性に変更するにとどまる可能性がある。そこで，正当化的緊急避難（34条）による解決が提起される[36]。プッツ事件連邦通常裁判所判決では，身体の完全性および自己決定と対立するのは，同一主体内の最高法益である生命であるとして，緊急避難による正当化を否定している。もっとも，間接的臨死介助において，正当化的緊急避難を正当化根拠にするとすれば[37]，それとの整合性は問われなければならない[38]。

そこで，患者の自己決定権を正当化根拠とすることについて，改めて検討

---

(33) Verrel, a. a. O.（Anm. 10）, 673 は，この判決は，治療中止が正当化されるのは，不可逆的に死に至る疾病であることにも限定していないと捉え，治療をしなければ死に至るものであればいいとする。

(34) 日本の臨死介助（安楽死）に関する判例における許容基準は，両者を明確に区別していないか，両者を連動させた要件としている（名古屋高判昭和37年12月22日高刑集15巻7号674頁における第1要件，横浜地判平成7年3月28日判時1530号28頁，判タ877号148頁における第2要件など）。両判決は積極的臨死介助に関するものであるが，後者では，傍論として治療中止要件についても言及し，ここでも，死が不可避であることと末期状態であることをともに要件としている。

(35) その限りにおいて，患者の客観的状況を問わず，自己決定権が生命に優越することであることを指摘するものとして，Wickens, MDR 2011, 143.

(36) Bosch, JA 2010, 911; Neumann, NK StGB 3. Aufl,（2010）, Vor § 211 Rn 99; Otto, a. a. O.（Anm. 6）, 2221.

(37) BGHSt 42, 301（305）; BGHSt 46, 279（285）.

(38) Engländer, a. a. O.（Anm. 3）, 517.

しなければならない。プッツ事件連邦通常裁判所判決は，患者の現実的または推定的意思を正当化根拠としており，「治療中止」が患者の意思に合致していれば，この意思に合致して治療を中止し，結果として生命の短縮を招いたとしても正当化されるとしている。他方，治療行為が患者の自己決定権に基づいて行われなければならず，これに反した治療侵襲は，患者の身体の完全性に対する侵害となり，その客観的合理性の如何を問わず，傷害罪の構成要件に該当し，違法であるとするのが，ライヒ裁判所以来の一貫した判例である[39]。そして，酸素補給・（とりわけ胃瘻を用いた）栄養補給も患者の身体に対する侵襲であるので，治療の実施（Vornahme der Behandlung）が患者の意思に合致して行われなければならず，これらを開始する場合のみならず，継続するためにも，患者の意思に合致していなければならないとする見解が有力に主張される[40]。これによれば，「患者の意思に合致しなければ治療を中止できない」のではなく，「患者の意思に合致しなければ，治療を継続できない」ことになる。そうすると，治療を中止するためには，患者の積極的同意は不要ということになり，むしろ，患者が同意することによってはじめて治療を継続することができることになる[41]。プッツ事件連邦通常裁判所判決自体も，患者の意思に反した「人工栄養継続」を違法とした原審を是認している。

　この見解は，翻って考えると，治療中止を治療不継続と捉えることとなり，結局は従来どおり，「治療中止」を規範的に不作為と評価することが前提になると思われる。すなわち，「治療中止」とは，当該措置を継続すれば延命が可能であるにもかかわらず，患者の（推定的）意思に従って，これを行わないことと捉えることになる[42]。そして，この見解は，従来の判例・通説どおり，生命維持・延長をすべき保障人的地位を否定することによって，致死的な治療中止の不可罰性を導くことになる。もっとも，「作為による治療中

---

(39)　RGSt 23, 375; BGHSt 11, 111 usw.
(40)　Kubiciel, ZJS 2010, 660.
(41)　Engländer, a. a. O.（Anm. 3), 517.
(42)　もっとも，プッツ事件連邦通常裁判所判決が当該治療中止を「作為」と捉えたことに賛意を示す Hirsch も，患者の自己決定に反した治療開始，継続が違法であるとすると，それを中止すること，それを継続しないことは，違法な状態を解消するという意味で適法となりうるとしている（Hirsch, a. a. O.（Anm. 24), 39）。

止」については,「構成要件的結果に対する法的答責性の欠如」として構成要件該当性を否定するか,患者の自律から派生する独自の正当化事由を考慮するとされる[43]。

　治療中止が正当化されるための実質的な根拠として,患者の自己決定権が重要な地位を占めている。刑法は,一方で嘱託殺人罪を規定して,いわば,被殺者による生命放棄という自己決定は,生命侵害を正当化するものではないことを明示している。他方,プッツ事件連邦通常裁判所判決は,治療中止の正当化を,正当防衛(緊急救助)でも緊急避難でもなく,患者の自己決定権が決定的役割を果たしていることを明示しており,終末期における患者の自律性尊重を強化したものとして評価されている[44]。

　また,患者の自己決定権が治療中止の正当化原理の中心を成すとした場合,治療(中止)の時点における患者の明示の意思表示がある場合には,それが基準となることは問題がないとしても,その時点において患者が有効に意思表示できない場合に,患者の推定的意思を探知する必要がある。患者が自分の生命を終結させるにあたって取るべき措置について,一定の形式によって文書化されたものが「患者の指示書」とよばれ,従来から患者の意思を探知するための手がかりとされてきたが,前述のように,2009年の世話法改正によって法律上の制度として明文で規定された。もっとも,「指示書」は治療措置(中止を含む)のための必要条件でもなく,また,十分条件でもない。さらに,「指示書」の存在が刑法上どのように位置づけられるかは,刑法の解釈に委ねられることになる。

　「患者の指示書」が存在しない場合には患者の意思を推定するとして,「指示書」は推定的意思とは独立のものとして捉えられているようであるが,「指示書」が存在する場合でも,当該医療措置実施(中止)の際には,世話人などによる確認作業を要する(民法1901条a第1項)ことからも,「指示書」は当該措置時点における患者の意思探知(推定)をするための形式的手がかりであると考えるべきではないだろうか。

---

(43)　Engländer, a. a. O.(Anm. 3), 518.
(44)　Gaede, a. a. O.(Anm. 29), 2926.

Ⅶ 結　語

　これまで紹介，検討したように，ドイツでは，従来は，治療中止は不作為による「消極的臨死介助」と捉えられ，それが致死的なものであったとしても，患者の意思に合致する限りは，故殺罪，嘱託殺人罪として可罰的ではないとされてきた。しかし，それが許容されるための患者の客観的状況および（とりわけ，当該措置時点において同意能力を欠く）患者の意思を探知するための法的基礎が不明確であったため，この問題をめぐり，しばしば争いがあった。

　世話法第3次改正法は，「患者の指示書」に法的基礎を与え，また，患者の意思を推定すべき基準についても，立法上明確にされた。その際に，世話人および世話裁判所が果たすべき役割も法定された。さらに，指示書の効力について，疾病の種類および段階を問わないことを明示することによって，治療中止の許容が死の過程に限定されないことも明確にされた。

　2010年の連邦通常裁判所の判例は，この改正を前提として，患者の意思に基づいて，治療中止が「正当化」される余地を認めた。治療中止を不作為ではなく作為として捉え，故殺罪の構成要件該当性を肯定することへの抵抗が小さくなったせいか，治療中止行為を自然的観察に基づいて評価することになったと考えることもできるだろう。

　憲法上保護された生命と自己決定権の関係，嘱託殺人罪の位置づけをめぐっては，理論的にはまだ議論の余地がある。さらに，間接的臨死介助の正当化根拠が治療中止の正当化根拠と異なるのかどうか，「治療関連性」による「治療中止」を基準とすることで，禁止される積極的臨死介助との区別が明確になるのかどうかといった問題もあるだろう。他方，世話法（民法）の規定によって，刑法上の問題が全面的に解決するのか，とくに，患者の指示書，世話人の役割，世話裁判所の許可などに関する規定に違反した場合，実態としては患者の意思に合致した行為（治療中止）であった場合でも，故殺罪成立などの刑法的効力をもつのかどうかといった問題[45]は，なお残されて

---

(45) Engländer, a. a. O. (Anm. 3), 519. 医師が可罰的かどうかは世話法の形式を充足したかどうかではなく，患者の意思に合致したかどうかによるとするのは，Verrel, a. a.

いるのである。

　日本においても，東海大学病院事件，川崎協同病院事件など，少なくとも実態としては治療中止をめぐる刑事責任が臨死介助（安楽死）の中心的争点となってきた。その意味において，ドイツにおける治療中止に関する法的評価の動きは非常に参考になると思われる。

O. (Anm. 10); Putz, FRP 2012, 16 などである。

10　終末期医療とルールの在り方

辰 井 聡 子

Ⅰ　はじめに──終末期医療をめぐる規範
Ⅱ　判例における手続と実体
Ⅲ　治療中止の正当化要件と刑事裁判の限界
Ⅳ　現行ルールの確認と評価
Ⅴ　終末期医療のルール形成──刑法,特別法,ガイドライン

I　はじめに──終末期医療をめぐる規範

　現在のわが国では，終末期医療に焦点を絞った法律は存在しない。公法的な規範としては，積極的安楽死行為，治療中止行為が殺人罪に問われた事案をめぐって，刑法の解釈の限度で判例が一定の立場を示しているのが，唯一のものといってよい。

　他方，法律を離れたところでは，規範形成の動きが活発化している。厚生労働省のいわゆるプロセス・ガイドライン（「終末期医療の決定プロセスに関するガイドライン」（平成 19 年 5 月）が出されたのち，日本救急医学会は「救急医療における終末期医療に関する提言（ガイドライン）」（2007 年 11 月）を公表し，日本小児科学会「重篤な疾患を持つ子どもの医療をめぐる話し合いのガイドライン」（2012 年 4 月），日本老年医学会「高齢者ケアの意思決定プロセスに関するガイドライン──人工的水分・栄養補給の導入を中心として」（2012 年 6 月）などがこれに続いている。

　これらのガイドラインは，概して「意思決定のプロセス」に関する指針を示すものであり，とくに，患者側の意思を適切に把握することに重点が置かれている。患者の意思の確認は現代の医療においてもっとも重要な要素の一つであるから，医療の適正化を志向したガイドラインがこの点に重点を置くのは自然なことであるかもしれない。しかし，これらのガイドラインが，その遵守によって事実上刑事責任を免れる作用を持ちうることを期待されているのも事実であり[1]，また，後に見るように，裁判例においては，裁判所が，

（1）　厚労省プロセス・ガイドラインには刑事責任に関する言及はないが，検討会に参加した法律家は，後に，同ガイドラインに従って判断がなされれば，警察が介入することは考えられないと認識していた旨を発言しており[2]，所定の手続に従うことが，犯罪の成否という実体にも影響すると考えられていたようである（現代刑事法研究会「［座談会］終末期医療と刑法」ジュリスト 1377 号 95 頁（2009 年）［佐伯仁志］〔以下「現代刑事法研究会」で引用する〕）。日本老年医学会のガイドラインは，その冒頭で，「適切な意思決定プロセスを経て決定・選択されたことについては，法的にも責を問われるべきではない」と明確に主張しており，「この点について，本ガイドライン作成の過程で，法律の専門家たちに意見を求め，本ガイドラインが示すような意思決定プロセスを適切に進めて到達した選択を実行した場合，それは法的な介入がされるようなもの

患者の意思を確認し，治療方針を決定するための手続に，一方ならぬ関心を有していることが伺える。このような状況において，終末期医療におけるルールの在り方を検討するには，終末期医療において手続の適正はいかなる法的意味を有するのか，手続の適正と犯罪の成否とはどのような関係にあるのかを問題にせざるを得ないであろう。

適正な手続にしたがってなされた医療行為について刑事責任を問うべきでないということには，大方の意見の一致がすでに見られるようである。しかし，なぜそのようにいうべきなのか，その理路を明確にしておかなければ，限界領域において不適切な法的処理がなされる危険性はなくならない。さらに，どこまでをガイドラインが定めるのが適切で，どこからが法律の領域なのかを見極めることもできないであろう。

本稿では，手続的ルールと実体的ルールの関係を意識しながら，終末期医療を規律する規範形成がいかなるものであるべきかを考えていきたい。

Ⅱ　判例における手続と実体

終末期医療が刑事裁判になる場合，終末期医療に関する特別法などが存在しない現状では，焦点は，殺人罪の成否に置かれることになる。近年，問題とされる行為は，積極的安楽死行為から治療中止行為に移っているが，治療中止行為──例えば人工呼吸器を取り外す行為──が殺人罪の構成要件に該当することを前提に，何らかの理由で正当化が認められないか，ということが，法律上の争点である。終末期医療を律するガイドライン類が，一般に，医療倫理の観点から見て，望ましい医療を実現するために作られるものであるのに対し，刑事裁判では，問題はあくまでも「殺人罪の違法性があるか否か」にあり，医師の行為が全体として医療倫理に適っているか否かは二次的な問題である。

ではないとの回答を得ている」との注意書きも付記されている[3]。加えて，末尾には「本ガイドライン案に則って，関係者が意思決定プロセスを進めた結果としての選択とその実行について，司法が介入することは，実際上はあり得ず，あるとすれば極めて不適切である」という主張に賛意を示した法律家29名（2012年6月25日現在）の氏名が列挙されている。

しかし，実際には，終末期医療における医師の刑事責任が問題となったこれまでの裁判例は，いずれも，医師がどのようなかたちで患者側の意思確認を行ったか，末期であるとの判断をどのような手続に従って判断したか等に多大な関心を示してきた。裁判所は，結論を出すに当たって，ほとんど例外なく，一見すると医療倫理に属すると思われるような，手続に関連する事項にも論及してきたのである。こうした裁判所の態度に対しては，犯罪の成否とは無関係の事情について判示するものであるという批判もなされており，それらの批判には一定の合理性がある。しかし，手続に着目したガイドラインが多数出され，その遵守と刑事責任との関係性が明確に意識されている現状に鑑みると，裁判所の示した立場にも，相応の理由があったと考えるべきであろう。裁判所は，なぜ，手続を等閑視することができなかったのであろうか。手続への言及は，犯罪の成否とどのように関係しているのであろうか。

　裁判所の手続への言及が学界の関心を呼んだ最初の判例は，東海大安楽死事件判決[2]である。横浜地裁は，治療中止行為の正当化要件として，①「患者が治癒不可能な病気に冒され，回復の見込みがなく死が避けられない末期状態にあること」，②「治療行為の中止を求める患者の意思表示が存在し，それは治療行為の中止を行う時点で存在すること」の2つが必要であるとした。いうまでもなく，これらの2つは実体要件であり，横浜地裁は，治療中止行為は，終末期であること，患者の意思に合致していることの2つの要件の下で正当化されると考えていたものと思われる。議論を呼んだのは，横浜地裁が，各要件について論じる中で，各要件を医療現場において確認する手続についても詳しく言及した点である[3]。

　例えば，同判決は，末期状態の要件について「こうした死の回避不可能の状態に至ったか否かは，医学的にも判断に困難を伴うものと考えられるので，複数の医師による反復した診断によるのが望ましいということができる」と述べている。終末期であることそれ自体に一定の意味を持たせる場合に，終

---

(2) 横浜地判平成7年3月28日判時1530号28頁。
(3) 町野朔「『東海大学安楽死事件』覚書」ジュリスト1072号114頁以下（1995年），佐伯仁志「安楽死」『刑法判例百選Ⅰ 総論（第6版）』45頁（有斐閣，2008年），佐伯仁志「末期患者と患者の意思・家族の意思」樋口範雄編著『ケーススタディ　生命倫理と法　第2版』69頁（有斐閣，2012年）。

末期の判断を複数の医師や医師を中心とする医療チームでなすべきことという要件は、各種のガイドライン等においても一般に採用されており、それが手続として望ましいものであることには疑問はない。問題は、これが刑事裁判において、治療中止行為の正当化という文脈で述べられたことにある。例えば一人の医師によって末期性が判断された場合のように、裁判所の述べる手続に違反した場合には、当該治療中止行為の正当化が否定され、刑法上の違法性が認められるのであろうか。

　同判決は、治療中止行為を求める患者の意思表示についても、患者自身の明確な意思表示がない場合には、患者自身の事前の意思表示や家族の意思表示を根拠とした患者の推定的意思に基づく治療の中止が許されるとした上で、その手続的要件として、「意思表示をする家族が、患者の性格、価値観、人生観等について十分に知り、その意思を適確に推定しうる立場にあることが必要であり、さらに患者自身が意思表示をする場合と同様、患者の病状、治療内容、予後等について、十分な情報と正確な認識を持っていることが必要である」、「また、家族の意思表示を判断する医師側においても、患者及び家族との接触や意思疎通などに努めることによって、患者自身の病気や治療方針に関する考えや態度、及び患者と家族の関係の程度や密接さなどについて必要な情報を収集し、患者及び家族をよく認識し理解する適確な立場にあることが必要である。このように、家族及び医師側の双方とも適確な立場にあり、かつ双方とも必要な情報を得て十分な理解をして、意思表示をしあるいは判断するときはじめて、家族の意思表示から患者の意思を推定することが許されるのである。この患者の意思の推定においては、疑わしきは生命の維持を利益にとの考えを優先させ、意思の推定に慎重さを欠くことがあってはならない」と述べた。これも、こうした実践が医療倫理に叶うものであることは疑いないところであるが、これらの要件を満たすことと、行為の正当化との関係はやはりはっきりしない。かりに、これらの要件を満たさなければ行為は正当化されないとすれば、犯罪の成否を決する要件としては厳格すぎる。おそらく、裁判所もそれは承知していたはずで、それにもかかわらず、なぜこれらの要件を定立せざるを得なかったのかが問題である。

　川崎協同病院事件第1審判決[4]は、東海大判決と同様、正当化の根拠となる考え方として、患者の自己決定の尊重、医師の治療義務の限界の2つの言

及している⁽⁵⁾。東海大判決ほどに詳細な言及はないものの，手続の重要性についての認識も，東海大判決から受け継いでいるものと考えられる。川崎協同病院事件第1審判決は，同事案において，患者の状態が「回復不可能で死期が切迫している場合」に当たるか否かを認定する際には，「被害者の回復の可能性や死期切迫の程度を判断する十分な検査等が尽くされていないこと」を根拠の一つとして，それに当たらないと結論した。また，患者の意思の確認についても，被告人が家族らに十分な説明をしておらず，患者本人の真意の探求を尽くさなかったことを重視して，治療中止を受け容れる患者の自己決定の存在を否定している。ここでは明らかに，手続的要件を満たさないことが，実体要件として挙げられた要素を否定する理由となっているのである。

　実体要件の認定に際して，手続を併せて勘案している点は，川崎協同病院事件控訴審判決⁽⁶⁾も同様である。東京高裁は，終末期医療の法規制に関する基本的な認識として，「尊厳死を適法とする場合でも，単なる実体的な要件だけが必要なのではなく，必然的にその手続き的な要件も欠かせない。例えば，家族の同意が一要件になるとしても，同意書の要否やその様式等も当然に視野に入れなければならない。医師側の判断手続きやその主体をどうするかも重要であろう。このように手続き全般を構築しなければ，適切な尊厳死の実現は困難である。そういう意味でも法律ないしこれに代わり得るガイドラインの策定が肝要なのであり，この問題は，国を挙げて議論・検討すべきものであって，司法が根本的な解決を図るような問題ではないのである」という立場を示したが，「他方，国家機関としての裁判所が当該治療中止が殺人に当たると認める以上は，その合理的な理由を示さなければならない。その場合でも，まず一般的な要件を定立して，具体的な事案をこれに当てはめて結論を示すのではなく，具体的な事案をこれに当てはめて結論を示すのではなく，具体的な事案の解決に必要な範囲で要件を仮定して検討することも許されるというべきである」と述べた上で，基本的には，患者の自己決定権

（4）　横浜地判平成17年3月25日刑集63巻11号2057頁。
（5）　東海大判決と川崎協同病院第1審判決の異同については，辰井聡子「判批」平成17年度重要判例解説165頁で検討を加えた。
（6）　東京高判平成19年2月28日刑集63巻11号2135頁。

論，治療義務論のそれぞれを基礎として，いずれの立場によっても被告人の行為を適法とすることはできないと結論した。同判決は，「仮定」した実体要件の認定においては，第 1 審判決と同様に，手続的な要素を重視した判断を行っていると見ることができる。末期性の判断において，同判決が言及しているＫ鑑定は，被害者の余命を「①昏睡から脱却できない場合，短くて約 1 週間，長くて約 3 か月程度，②昏睡から脱却して植物状態……が持続する場合，最大数年，③昏睡・植物状態から脱却できた場合，介護の継続性及びその程度により生存日数は異なる」，と場合分けして論じており，Ｓ鑑定は，余命はもう少し短いとの見解を示していた（2157 頁）。これらの鑑定によると，実体としては，被害者の死期が切迫していた可能性は否定できないことになり，死期の切迫性を認定するにはより積極的な証拠が必要になると思われる。にもかかわらず，同判決が，比較的あっさりと死期の切迫性を否定したのは，死期の切迫性の要件の中に，例えば，十分な時間を取り，複数の医師により慎重に判断するといった手続的な要素を予め読み込んでいたためではないかと考えられる。

　東海大安楽死事件判決，川崎協同病院事件第 1 審判決，同控訴審判決が，いずれも，正当化の要件としては実体的要件を掲げ，その判断において手続的な要素を重視するという格好をとっていたと見られるのに対し，川崎協同病院事件上告審決定[7]において，最高裁が，実体要件を必ずしも前提とせず，手続的な要素を前面に出しながら，正当化を否定する判断を行ったのは興味深い。最高裁は，「被害者が気管支ぜん息の重積発作を起こして入院した際，本件抜管時までに，同人の余命を判断するために必要とされる脳波等の検査は実施されておらず，発症からいまだ 2 週間の時点でもあり，その回復可能性や余命について的確な判断を下せる状況にはなかったものと認められる。そして，被害者は，本件時，こん睡状態にあったものであるところ，本件気管内チューブの抜管は，被害者の回復をあきらめた家族からの要請に基づき行われたものであるが，その要請は……被害者の病状等について適切な情報が伝えられた上でなされたものではなく，上記抜管行為が被害者の推定的意思に基づくということもできない」ということを根拠として，「上記抜管行

（7）　最決平成 21 年 12 月 7 日刑集 63 巻 11 号 1899 頁。

為は，法律上許容される治療中止には当たらない」と結論した。これらは，前段が末期性の要件に，後段が患者の自己決定の要件に対応すると見ることが一応可能であるが，最高裁は，弁護人が，この２つの要件を満たしていると主張したことに対して応答するかたちでこれらに言及したものであり，最高裁自身が積極的に，末期において患者の自己決定があれば治療中止が正当化されるとする立場を採ったものと読むのは妥当ではないであろう。しかし，「法律上許容される治療中止には当たらない」という結論を裏付けるために，最高裁が，もっぱら，実体というよりも，一定の手続に従って判断がなされた事実を要求していることは，注目に値する。最高裁の判示を素直に読むと，患者の自己決定論や医師の治療義務の限界論による正当化というよりは，適切な手続によって治療方針の決定がなされたことそれ自体による正当化を構想しているように読めるからである。

　下級審判決のように，患者の自己決定があること，治療義務が限界に達していることが，実体として犯罪の違法性を阻却するという立場を採用する場合，その要件の判断において手続的な要素を考慮し，手続が不当であることを理由に各要件を否定することは，「疑わしきを被告人の不利益に」判断することにつながるおそれがある。実際，川崎協同病院事件において，最高裁が前提とする事実関係を見る限り，被害者が末期状態にあり，治療義務の限界に達していた可能性を否定することはさほど容易ではないように思われる。実体要件の認定において，疑わしきを被告人の利益に判断するならば，たとえ被告人の治療方針決定プロセスに不当な点があったとしても，事実として患者側の意思に合致し，治療義務の限界に達していた疑いがある以上，その疑いは，客観的な証拠に基づいて，より明確に排除されなければならないはずである。結論の当否は別として，手続を重視した各判決には，実体的要件と手続との関係について，理論的に未整理な部分があることは否定できない。

　これに対し，手続を「法律上許容される治療中止」の要件に直截組み込んで判断したようにも見える最高裁の決定においては，実体的要件の中で手続を読み込むことに伴う問題性は回避されている。しかし，それだけに，より本質的な疑問が前に出てくる。すなわち，裁判所はどのような理論構成によって治療中止行為の正当化を認めようとしているのか。かりに「法律上許容される治療中止」の要件として正面から手続を規定するものであるなら，

それはもはや裁判所による立法であり，解釈として許される範囲を超えているのではないか。

III　治療中止の正当化要件と刑事裁判の限界

　こうして，終末期医療におけるルールの在り方を考察するためには，現行法の下で，治療中止行為がいかなる根拠によって正当化しうるのかについて，ある程度の見通しを持っておくことが必要である。治療中止の正当化については別稿で考察したことがあるので[8]，以下では本稿の目的に必要な範囲で，現在の理論状況を見ておきたい。

　比較的最近まで，もっとも有力であったのは，治療中止行為の正当化根拠を患者の中止意思それ自体に求める立場であったといえる[9]。こうした立場は，医療において患者の自己決定権が重視される風潮の中で，相当に説得力のあるものであった。しかし，この立場に対しては，刑法202条が同意殺人・自殺関与を犯罪としているにもかかわらず，患者の中止意思が正当化根拠となりうることについて十分な説明がなされていないという批判が，決定的な批判として存在している[10]。さらに，この立場は，患者が末期状態であることを，患者の意思による治療中止が許される前提として要求しているが，それは終末期の生命を特別扱いすることではないのか，という疑問もある。もちろん，治療中止行為の実施に際して，患者本人の意思に最大限の配慮がなされるべきことは，誰もが認めるところである。しかし，刑法が，本人の意思に基づく生命侵害も処罰の対象としていること，また，実際上も，患者がつねに本人の意思あるいは推定的意思にしたがった治療をしなければならないとすることの妥当性には疑問があることを考えると，患者の意思を重視するとしても，患者の自己決定それ自体を正当化根拠とするのではない，別

---

(8)　辰井聡子「治療不開始／中止行為の刑法的評価――『治療行為』としての正当化の試み」明治学院大学法学研究86号57頁以下（2009年）〔以下「刑法的評価」〕。

(9)　町野朔「患者の自己決定権と医師の治療義務――川崎協同病院事件控訴審判決を契機として」刑事法ジャーナル8号47頁以下（2007年），井田良『講義刑法学・総論』（有斐閣，2008年）332頁以下。

(10)　現代刑事法研究会99頁以下〔山口発言，原田発言等〕，辰井・刑法的評価57頁以下。

の枠組みにおける考慮が必要であると考えられたのである。

　こうした状況の下で，有力になってきているのが，治療中止を「治療行為」という枠で正当化していく考え方である。治療を中止することにより，患者の死期が早まる場合，中止行為は殺人罪の構成要件に該当する。しかし，医療の役割は患者を不老不死にすることにあるのではなく，生まれて死んでいく人間に寄り添って，その生を医学的な意味で安楽に全うさせることにある。そのように考えるなら，終末期においては，治療を続けるよりも，治療を中止するのが，医療の役割に照らして，（患者の意思に沿うから，という理由ではなく）客観的に，より妥当といえる場合があると考えられる。このような場合には，端的に，適切な治療行為であるという理由によって，行為の正当化を認めようというのが，この考え方の要点である[11]。

　患者の自己決定を正当化根拠とした場合には，患者の意思に反する治療行為はいかなる場合にも違法となってしまう。この考え方の一番の利点は，そうした硬直的な判断を回避し，医療の実情，具体的な状況に応じた判断ができる点にある。欠点は，法解釈のレベルでは，抽象的な要件（医学的正当性等）と，せいぜいその判断の指針を示しうるに止まり，具体的にどのような要件を満たせば正当化されるのかを明示するのが困難な点にあるといえる。しかし，医療という業の専門性と，とりわけ終末期において，治療方針を決定する際に医学として考慮するべき要素がきわめて多岐に渡ることを考えると，これは欠点というより，ことがらの性質から来る必然的な制約と考えるべきだと思われる。もともと，刑法における違法阻却事由の解釈という枠の中で，医療行為に関する詳細で具体的な指針を提示するなどということは，およそできない相談である。かりに法律である程度具体的な指針を示すことが必要であるなら，刑法ではなく，そのための特別法が立法されなければならないであろう。

　前項で見た最高裁の判示に，はっきりした理論的立場を見いだすのは難し

---

[11] もちろん，この考え方を採った場合に，患者の意思が考慮されないわけではない。医学的に適切な選択肢が複数ある場合や，終末期における治療方針の選択がその一つの典型であるように，治療が患者の生き方に深く関わるような場合には，患者の意思に沿った治療が選択されることが，その医学的妥当性を担保するために要求されることになると思われる。以上の点について辰井・刑法的評価61頁参照。

い。しかし，その手続き的要件への傾斜は，最高裁が，実体的な要件によって端的に違法阻却を認めるのは難しいと考えていることを示唆しており，より広く医療としての妥当性に着目している点で，現在主張されている学説の中では，治療行為としての正当化を構想する立場に親和的であるといえる。そして，そのように考えると，2で検討した一連の裁判例が抱える不明確さが，裁判所が置かれた苦しい状況に由来するものであることが明らかになるように思われる。

　終末期において，医師がどのような規範に従うべきかという問題は，およそ，刑法の解釈から答えを導き出せるような事項ではない。しかし，終末期医療に関する特別法はなお策定されておらず，行為当時には有効に機能するガイドラインも存在していなかった。それにもかかわらず，事件は殺人容疑で立件され，裁判所は，刑法の解釈の枠内で，その正当化について議論をせざるを得ない立場に置かれることになった。しかも，刑事裁判以外に，事件に関する公的な評価を示す媒体は存在せず，裁判所が示す判断は相当の影響力を持つことが予想された。——こうした状況の下で，裁判所が，手続的な事項に一切言及せずに，実体的な観点から，有罪か，無罪かだけを論じるということは，実際上は期待しがたいことであろう。それを行ったとすれば，裁判所は医療現場の実際についておよそ関心がなく，理解をしようともしていないという印象を一般に与え，医療者においても，市民一般においても，司法への不信感が高まる結果をもたらしたであろう。裁判所が，終末期医療のあるべき姿について一定の言及をしたことは，司法としての役割に相応しい，必要なことであったと評価するべきだと思われる。そして同時に，その射程を図る際には，他に評価を示す適切な媒体がないという状況においてなされた判示であることを考慮に入れることが必要であろう。おそらく，各裁判所は，医師が従うべき手続的要件に言及することによって，医師を断罪しようとしたわけではない。手続への言及は，むしろ，そうした手続に依拠していた場合には罪に問うべきではないという価値判断を示すためになされたものと見るべきではないかと思われる。すでに述べてきたように，各裁判例をその内部における論理的整合性の観点のみから評価しようとすれば，様々に疑問を呈する余地がある。しかし，それらの問題点は，各裁判所が理論的な問題性はある程度承知の上で，司法の果たすべき役割を果たそうとした結

果，やむを得ず生じたものと考えるべきである。そうだとすると，各判決を理論的な観点から論難するのはあまり建設的ではない。司法による判断を，理論的・実践的により妥当なものにするためにまず必要なのは，刑事裁判に集中的にかかっている負荷を減らすことであろう。事件が殺人罪の問題として刑事裁判で争われることは，医療者にとっても患者にとっても望ましいこととは言いがたく，刑事裁判への負荷を減らすことは，終末期医療のルール作りにおける最重要課題の一つといえる。そのためには，どのようなルール形成が行われるべきなのであろうか。

Ⅳ 現行ルールの確認と評価

現在のわが国で，終末期医療のルールを構成しているのは，刑法（具体的には，刑法の解釈として，「法的に許容される治療中止」というものの存在が判例・学説により認められているという事実）と，終末期における治療方針の決定を適正に行うための行政・学会等によるガイドライン類の2種類である。

治療中止行為の正当化根拠について概観した後で，改めてこの状況を見てみると，これらのルールが有する法的意義については，つぎのような評価が可能であろう。

行政・学会等によるガイドラインは，終末期における（治療中止を含む）治療方針の決定が，医学的に妥当なかたちでなされるための指針を提供するものである[12]。先に見たように，その多くは，決定プロセスに関する指針となっており，示された手続きの遵守が医学的妥当性を構成することは疑いない。さらに，それらの指針が可能な選択肢として想定している治療方針（例

---

(12) なお，日本老年医学会のガイドラインは，「はじめに」で「AHN導入に関するガイドラインとしては，医学的妥当性を確保するためのものも考えられるが，ここで提示するのはそういう性格のものではなく，倫理的妥当性を確保するためのものである。そして，倫理的妥当性は，関係者が適切な意思決定プロセスをたどることによって確保される。……」と述べている。ここでは「医学的妥当性」の語が，医療技術の科学的妥当性といった狭い意味で用いられているようであるが，患者の人格に対峙する学問である医学は，終末期における意思決定プロセスのような事項を自らの内部に包摂するものと解するべきではないかと思われる。本稿において用いる「医学的妥当性」は，そのような広い意味を持つものとしてご理解いただきたい。

えば高齢者における人工的水分栄養補給法の実施および不実施，救急医療の対象患者に関する人工呼吸器等の取り外し）は，少なくとも状況によっては医学的に妥当なものでありうることが前提とされていると考えられる。その意味では，これらのガイドラインは，「治療行為」として正当化されうる行為の範囲を画定する作用も有しているといえる。例えば，厚労省のプロセス・ガイドライン，救急医学会のガイドラインはいずれも，いわゆる積極的安楽死行為を選択の対象に入れていないが[13]，これは，現在の医療水準において，積極的安楽死行為が少なくとも「治療行為」として正当化される行為ではないことを示唆するものといえる。

　これらのガイドラインに従ってなされた行為は，許容されうる行為の中から，必要な手続を経て，慎重に実施された行為であることになり，その医学的な妥当性は明らかであるといえる。したがって，ガイドラインに従ってなされた行為は，当然に「治療行為」として正当化されると考えられ，刑法上の責任を問われることはないことになろう。その意味で，手続的な要件を含むガイドラインの遵守は，明らかに，犯罪の成否という実体を左右するものといえる。

　問題は，ガイドラインの手続が遵守されずに，生命維持装置の取り外しなど，殺人罪の構成要件に該当する行為が行われた場合に，刑法は手続違反を理由にこれを違法と評価することになるのか，という点である。すでに述べたように，「治療行為」という枠であっても，刑法の解釈のレベルで，治療中止行為等の正当化事由として具体的な指針を示そうとするのは，現実的な試みとはいえない。しかし，少なくとも，「治療行為」としての適正を究極的に基礎づけるのが，「患者の意思に反せず，医療技術としても妥当な行為であった」等といった実体的な事実にとどまるのか，それとも手続に反しなかったことも「医学的適正」に含まれうるのかは，考察しておく必要があろう。かりに後者であるとした場合には，ガイドライン類で望ましいとされている手続のどこまでが刑法上の正当化にとって不可欠なもので，どこからはそうでないのかという問題が，解決されなければならない。

(13) プロセス・ガイドラインは「生命を短縮させる意図をもつ積極的安楽死は，本ガイドラインでは対象としない」とし，救急医学会のガイドラインは，「薬物の過料投与や筋弛緩薬投与などの医療行為により死期を早めることは行わない」と明記している。

刑法上の違法性は，法益侵害の有無によって決まるという伝統的な考え方からすると，治療中止行為が許される根拠は，治療中止が患者にとって適切な医療行為であったという事実にあると考えるのが，もっとも抵抗感の少ない立論であるといえる。しかし，終末期医療をめぐるガイドライン類がもっぱら手続に焦点を当てているという事実は，この領域における治療の妥当性を実体的要件によって担保するのが困難であることを示唆している。治療中止に関して患者がいかなる意向を持っているか，という問題も，また現在行っている治療に一定の意味がある病状かどうか，という問題も，様々な状況や徴候を基に判断されなければならない，きわめて微妙な問題であり，判断の適正は，ある程度，手続の妥当性で判断するほかないものであろう。このような問題では，かりに実体こそが重要であるという法理論を採用したとしても，裁判の過程では，手続が適正であったことを主たる要素として，実体の有無を認定せざるを得ないと思われる。そうであるなら，医学界において標準的とされている手続に従うことそれ自体を医学的適正の要素として要求することが，一概に不当であるとはいえないであろう。手続の遵守自体が医学的適正に関わると考える場合，行政・学会等が定めるガイドライン類は，そのときの医療水準における標準的手続を知るための参考資料として，重要な意味を持つことになる。

しかし，この立場から，手続の適正を含めて「治療行為」としての正当化を論じることを選択した場合，ガイドライン類が定める手続のうち，どこまでを，刑法上の違法性判断において考慮するべきかという難問が待っている。

この点について，確実にいえることは，学会等の定めるガイドライン類が定める一切の実体的・手続的要件を，そのまま法律上の正当化の判断基準として採用することはできないということである。ガイドライン類は，一般に，ベストプラクティスを実現することを目的として，そのための指針を提示するものであり，法的に許容されうる最低限の遵守事項を定めるものではない。それらに違反したことをもって直ちに刑法上の違法性を認めることが，不当な結論をもたらすことは明らかである。このことは，これまでも繰り返し指摘されてきたことであるが，重要なことであるので，改めて強調しておきたい。

これまでの裁判例は，一様に手続に言及しているが，すでに述べたように，

手続違反を犯罪として断罪する趣旨を読み取るべきではないと思われる。他方で，手続に合致している場合には，犯罪として処罰をするべきでないという含意は，推測の度合いは高いものの，読み取ることが可能である。しかし，かりに，手続的な要件それ自体を刑法上の正当化要件に組み入れるなら，合致していれば犯罪ではないが，違反があっても直ちに犯罪にはならない，というわけにはいかない。その意味で，手続違反をもって直ちに刑法上の犯罪とすることが妥当でないならば，正当化の究極の根拠は，実体的要件に求めざるを得ない。手続は，手続を満たしている場合には，事実上，末期性や患者の意思への合致といった実体的要件が満たされていると認定せざるを得ない，というかたちで意味を有するに過ぎないもの，と考える必要がある。かなり詳細に手続に言及した東海大安楽死事件判決，川崎協同病院事件第1審判決については，このように理解するのが妥当であろう。

V　終末期医療のルール形成——刑法，特別法，ガイドライン

　川崎協同病院事件上告審決定は，被害者が末期状態ではなかったという代わりに，「同人の余命等を判断するために必要とされる脳波等の検査は実施されておらず，発症からいまだ2週間の時点でもあり，その回復可能性や余命について的確な状況を下せる状況にはなかった」ことを指摘し，また被害者の治療中止意思がなかったという代わりに，「その〔家族からの〕要請は被害者の病状等について適切な情報が伝えられた上でされたものではなく，上記抜管行為が被害者の推定的意思に基づくということもできない」ことを述べた。上述のように，手続的要件を法律上の正当化の基準として組み込むことは不当ではないこと，一方で，ベストプラクティスのための規範をそのまま基準として採用するべきではないことを前提としたときにも，末期性の判断を行う際には一定の手続を踏むこと，家族の要請に基づいて治療を中止する際は，家族に十分な情報を伝えること，といった規範は，医師に対する過度の要求とはいえないであろう。

　しかし，それでも，同事件のような事案が，殺人罪に問うのにふさわしい事案か，と考えると，疑問が残ることは否めない。各裁判所は，おそらく，同事件については，被害者は回復不可能な病状ではなく，また被害者側に治

療中止意思はなかったという事実を前提としていたものと思われる。しかし，その認定に説得性を持たせたものは，医師が検査等も実施せず，自分一人で判断をしたという事実，家族に適切な情報を伝えた上で意思確認を行うことをしなかったという事実であった。実体において，被害者が末期状態であったにせよなかったにせよ，また家族の中止意思が真意であったにせよなかったにせよ，その真偽は紙一重である。もちろん，紙一重であるからこそ，慎重な判断が要請されるのではある。紙一重であるからこそ，手続の遵守が必要なのであって，手続の重要性に疑問の余地はない。しかし，いかに重要な手続であっても，その違反が殺人罪を基礎づけることに対する違和感を消し去るのは難しい。

　行政や学会によるガイドライン類は，医学的に適正な医療実践のための規範を示し，それを遵守した場合には刑事責任が発生しないであろうといえる状況を作るものである点で，法的にも，非常に重要な役割を担っているといえる。これによって，現場の医師の負担がかなり減少することは疑いないところであろう。

　残された問題は，それらの規範に反して行われた治療中止行為に，法的にどのように対応するか，という問題である。現状では，医師に公法的な責任を問おうとすれば，殺人罪で訴追し，刑事裁判でその正当化の可否を争うしか方法がない。そうすると，川崎協同病院事件がそうであったように，重要な手続において違反があった場合には，殺人罪で処断されることになる公算が高い。しかし，そうした処理の妥当性に疑問がある点は，ここまで述べてきたとおりである。

　無罪か，殺人罪か，という両極端を回避し，適切な法的責任を問う方法として考えられるのは，終末期医療に関する特別法を制定し，一定の手続違反に対して制裁を設けることであろう。終末期医療の問題に抜本的解決というものがあるとすれば，それは医師と患者の間に信頼関係が構築されること以外にはありえない。その意味で，立法が想定されるいわゆる「尊厳死法」は，しばしば提案がなされているように，患者のリヴィングウィルに法的効力を持たせたり，特定の条件を満たした場合に医師の免責を定めるような法律であるべきではなく，医師が患者と適切にコミュニケーションをとり，患者にとって最善の治療法を選択できるよう支援する仕組みを確立するようなもの

であるべきだと思われる[14]。プロセス・ガイドラインを始めとする行政・学会のガイドライン類を現場で使用していくことにより，それらに記載された手続のうち，絶対的に遵守されるべきものは何か，努力義務に止まるものは何か，状況に応じて判断を変えるべきものはなにか，といった仕分けは自ずとできて行くであろう。そうした経験が蓄積された段階で（それはそう遠くない将来であると思われる），手続が法制化されることが望ましい。

かりにそのような「尊厳死法」ができると，意思決定の手続に問題があり，殺人罪による訴追が問題となってきたような事案の多くは，同法による制裁

---

(14)「尊厳死法」の在り方につき，辰井聡子「生命の論じ方」法時81巻6号57頁以下（2009年）。なお，終末期医療に関わる立法提案はつねに論争の的となるが，支持・反対は，しばしば，想定する状況の相違に由来するようにも思われる。2012年7月にも「尊厳死の法制化を考える議員連盟」が，終末期における治療不開始について，患者の意思に基づく場合には法的責任を問わないことを内容とする法律案をまとめたことが報道され，多数の患者会や日弁連等から反対声明が出されている。推測ではあるが，立法を提案する側，あるいは少なくともその支持者の一部は，（立法がなされなかったとしても）法的に正当化されるのが当然であるような，最終末期における治療の不開始を想定しているのではなかろうか。例えば，末期癌で患者の肝臓が冒され肝不全寸前の状態にあるような場合に，心臓マッサージや気管挿管などの積極的な延命治療を行わないことは，医療としてむしろ当然のことであり，これに法的責任が問われるようなことはあり得ない。しかし，わが国では，医師はこのような場合も「尊厳死」という言葉を用い（あるいはわが国の医療界では「尊厳死」の語はこのような事項を表すものとして定着しているのかもしれない），患者側に書面による確認等を求める傾向があるようである。これを「尊厳死」というのは事柄の実質に合わないし，法的責任についての医師側の懸念は過剰であるように思われる。このような行為が適法であることは，現行法の解釈においても疑問の余地はなく，その正当性を確かめるために新たな立法を行う必要はない。医療界にはこうした行為についても法的責任が問われうるという（筆者から見れば）誤解に基づく懸念が拡がっており，しばしばその懸念を払拭するために尊厳死法が支持される。しかし，そこで想定されている事柄に「尊厳死」の語は適切とはいえず，それ故に，よりドラスティックな致死行為の正当化を狙うものではないかとの疑念が必然的に生じる。こうして，賛成派，反対派は，それぞれ異なる事象を念頭に，終わりの見えない論争に巻きこまれていく。――論争がこうした噛み合わないものであるとすれば，どちらの側にとっても不幸である。例に挙げたような行為が適法であることは明らかであるので検察官によって訴追されることはなく，裁判で適法性が証明されることもない。しかし，その適法性について，法曹，刑法研究者の間ではコンセンサスがあるといってよい。法曹界からの発信が不十分であるために，議論が混乱している面があるように思われるので，（微力ではあるが）この場を借りて活字にしておきたい。

の対象となるに止まるであろう（ここでいう制裁は刑罰に限る必要はないと思われる）。そこで初めて，「法的に許される治療中止」か否かの判断，すなわち，治療行為として正当化されるか否かの判断を，実体要件のみを基礎に行う下地が整うことになる。実際に，治療行為としての正当化が否定され，殺人罪の成立が認められるのは，本人や家族の意思に反することが明らかであったり，末期状態である蓋然性が低いにもかかわらず，医師の独断で治療が中止されたような場合に限定されることになろう。刑法のほかに，終末期医療における適正な手続を明示すると同時に一定の手続違反に対して制裁を科すことができる特別法，より具体的な指針を示す行政・学会等によるガイドライン類が揃うことで，重大事犯への制裁は刑法が，望ましい医療のための遵守事項等の提示とその担保は特別法が，より具体的・個別的な事項に関する指針の提示は行政・学会等によるガイドラインが担うという，それぞれの性格に適った役割分担が確立される。望ましい終末期医療の実現のためには，こうした体系の中で，それぞれの規範が十全の機能を発揮することが必要であるように思われる。

11　成年後見制度と終末期医療

神 野 礼 斉

Ⅰ　はじめに
Ⅱ　患者の指示
Ⅲ　推定的意思に基づく代理人による決定
Ⅳ　患者の意思と疾病の段階
Ⅴ　患者の意思を確定する手順
Ⅵ　結びに代えて

I　はじめに

　成年後見制度とは，認知症高齢者，精神障害者，知的障害者など判断能力の十分でない人を財産面および身上面において保護する民法上の制度である。ここにおける保護とは，判断能力の十分でない本人が締結した契約を取り消して無効としたり，判断能力の十分でない本人に代わって意思決定を代行することなどである（本人のために事実上の介護活動をすることなどは含まれない）。

　では，成年後見人は，判断能力の十分でない本人に代わって延命治療の中止についても決定できるであろうか。たしかに，成年後見人は，本人の財産だけではなく身上についても配慮する義務を負う（民法858条）。しかしながら，成年後見人の権限は，契約等法律行為に限られ，身体に対する強制を伴う事項（たとえば，手術や入院の強制）は含まない。わが国の成年後見制度は1999（平成11）年に大きな改正を受けたが，成年後見人に医療に関する決定権限が認められなかったのは，治療行為その他の医的侵襲に関する決定・同意の問題は，第三者による決定・同意全般の問題として，将来の慎重な検討に基づいて立法の要否・適否を判断すべき事柄であり，わが国におけるこの領域に関する議論の成熟度に鑑みて，成年後見の場面についてのみ医的侵襲に関する決定権・同意権に関する規定を導入することは，時期尚早と考えられたからである。そして，「延命治療及びその中止，尊厳死の問題についても，同様の理由から，今回の民法改正に際して成年後見の場面についてのみ決定権・同意権に関する規定を導入することは，適当でない」とされた[1]。

　他方，ドイツの成年後見制度（世話法）は，わが国より10年ほど先行して，1990年に成立したが，ドイツ法においては，成年後見人（世話人）に医療に関する決定権限が認められている。ドイツ民法1904条1項は，「健康状態の検査，治療行為または医的侵襲に対する世話人による同意は，被世話人がその措置によって死亡し，または重大かつ長期にわたる健康上の損害を被るような根拠のある危険が存在する場合には，世話裁判所の許可を必要とす

（1）　小林昭彦＝原司『平成11年民法一部改正法等の解説』269頁（法曹会，2002年）。

る」と定めている[2]。そして、この医療同意権は、法定後見人たる世話人のみならず、任意代理人にも認められている（同条5項）[3]。

さらに、その後の2009年の第3次世話法改正においては、世話人や任意代理人が、健康状態の検査、治療行為、医的侵襲に同意しない場合または同意を撤回する場合も、世話裁判所の許可を要することが明文化された（民法1904条2項）。この背景には、世話法施行後、生命維持措置（たとえば、こん睡状態にある患者への胃瘻による栄養補給）の中断についても世話人に決定権限があるかどうかの議論が生じ、その後、連邦通常裁判所が、世話人が生命維持措置への同意を拒否するためには世話裁判所の同意を要する旨判示していたことがある[4]。また、この改正においては、患者の指示（リヴィング・ウィル）の制度も明文化された（民法1901条a）。患者の指示（Patientenverfügung）とは、将来において同意能力を喪失する場合に備えて、健康状態の検査、治療行為、医的侵襲に同意するか否かを書面で定めておくものであるが、延命措置の不実施または中断に関する指示も含めて、世話人はこの指示書を尊重しなければならない[5]。

そこで、本稿では、ドイツにおける2009年の第3次世話法改正を素材として、判断能力を有しない患者の終末期医療の問題において、患者の世話人には法律上どのような役割が予定されているのか、また終末期医療の判断において患者の指示にはどのような効力が認められるのかなど、成年後見制度と終末期医療との関係について若干の検討を試みたい。

（2）世話裁判所とは、世話事件、収容事件その他の事務のために区裁判所に組織された部局（裁判所構成法23条c、家事事件手続法271条）。なお、従来は、「後見裁判所」と呼ばれていたが、2009年9月1日より、このように用語が変更されている。
（3）ただし、その場合における任意代理権は、必ず書面によって授与されなければならず、かつ、当該医的措置が代理権の内容として明確に指示されていなければならない。
（4）BGH, Beschl. vom 17.3.2003, FamRZ 2003, S. 748ff.
（5）この改正について、山口和人「『患者の指示（リビング・ウィル）』法の制定」外国の立法240-2号10頁以下（2009年）、松田純「ドイツ事前指示法の成立とその審議過程」医療・生命と倫理・社会9巻1＝2号34頁以下（2010年）、新谷一朗「世話法の第三次改正法（患者の指示法）」年報医事法学25号201頁以下（2010年）、アンネ・レーテル／冷水登紀代訳「高齢者と自律——比較法的視点からみた将来の世話を目的とした代理権の事前付与、患者による処分および臨死介助」民商142巻4＝5号1頁以下（2010年）など参照。

II 患者の指示

　ドイツ民法 1901 条 a 第 1 項は,「同意能力を有する成年者が,自己が同意能力を喪失する場合に備えて,特定の,その時点ではいまだ目前に迫っていない健康状態の検査,治療行為若しくは医的侵襲に対して同意し,又は拒否することを書面により定めているときは（患者の指示),世話人は,この定めが現在の生活状況及び治療状況に該当するかどうかを審査しなければならない。これに該当する場合,世話人は,被世話人の意思を表明し,実現しなければならない。患者の指示は,いつでも,無方式で,撤回することができる」と定める。

　患者の指示とは,同意能力を有する成年者が,将来において同意能力を喪失する場合に備えて,いまだ目前に迫っていない健康状態の検査,治療行為もしくは医的侵襲に対して同意し,または同意しないことについて決定する,書面による意思表明である。決定能力を有する患者の権利は広く認められるがゆえに,その自己決定権は,現在のみならず,将来において効力を有する指示によっても,行使することができる。

　現在において同意する場合と同様,患者の指示書において将来について定める場合も,行為能力ではなく,同意能力が前提とされる。したがって,本人において自然の弁識と統制の能力（natürliche Einsichts- und Steuerungsfähigkeit）があれば足りる。これは,本人が,当該措置の種類,意義,射程およびそのリスクを理解し,それに基づいて自らの意思を決定することができる能力とされる。そして,有効な患者の指示書が存在すれば,それは患者の意思として尊重され,もはや世話人や任意代理人による代行決定の余地はない。

1 患者の指示の定義

　民法 1901 条 a 第 1 項が定める患者の指示とは,以下のような意思表明である。すなわち,①同意能力を有する成年者が作成したものであり,②それが,書面の形式で存在しており,③特定の,その時点ではいまだ目前に迫っていない医的措置に対して同意し,または同意しないことを内容とするもの

である。

　将来の医的措置に関する意思表明であっても，上記の定義に当てはまらないものは，患者の指示とは認められない。

　たとえば，将来の医療に関する一般的な指針（たとえば，「私がいったん重篤な疾病にかかり，許容可能な（erträglich），周りの人々と関係を有する（umweltbezogen）生活を自ら営むことができなくなったときは，尊厳をもって死ぬことを希望する」）や，あるいは，治療のやり方，場所についての希望（たとえば，「私は，Y医院のX医師によって処置されることを希望する」）などは，患者の指示とはいえない。なぜならば，このような定めは，特定の医的措置に対する決定ではないからである。ただし，そのような一般的指針も，まったく尊重されないわけではなく，世話人は，民法1901条3項に従って[6]，被世話人の福祉を考慮した上で，被世話人の希望として尊重しなければならない（たとえば，X医師は，健康を維持するさらなる処置を実施しないようにするなど）。

　また，口頭の意思表明も，ここには含まれない。患者の指示は，あくまで，書面の形式において存在しなければならない。

　さらに，患者の指示とみなされるのは，いまだ直接に目前に迫っていない医的措置についての定めである。すなわち，現在において直接に目前に迫っている医的行為への同意は（現在表明される同意），患者の指示とは区別され，前者については，書面による必要はない。したがって，たとえば，目前に迫っている麻酔を伴う医的侵襲に対して同意することは，依然として口頭で可能である。また，たとえ当該医的侵襲が，それ先立って投与された鎮静剤や麻酔によって本人が同意の能力を失った後に実施されたとしても，その同意は有効である（たとえば，侵襲の前日における手術への口頭での同意）。

　なお，患者の指示書における医的措置に関する決定は，いわゆる基礎的看護（Basisbetreuung）とは区別されなければならない。したがって，人間ら

（6）　民法1901条3項は，「世話人は，被世話人の福祉に反せず，かつ，世話人に期待することができる限りで，被世話人の希望に応じなければならない。世話人の選任前に被世話人の表明した希望についても，同様とする。ただし，この希望を維持する意思が被世話人にないことが明らかな場合は，この限りでない。世話人は，被世話人の福祉に反しない限り，重要な事務を処理する前に，被世話人と協議するものとする」と定める。

しい入院措置，愛情のこもった気遣い，ボディーケア，さらには，苦痛・呼吸困難・吐き気の緩和，空腹やのどの渇きを自然の方法でいやすことなどは，患者の指示とは無関係に，医師や介護スタッフによって実施されなければならない。しかしながら，呼吸，栄養補給，排泄など人体組織の基礎的な機能を維持するために医的侵襲が必要となる場合には，他の医的侵襲と同様，患者の同意が必要である（たとえば，腸瘻や静脈栄養など）。

2 書面によること

書面の要件については，民法126条に従う[7]。書面の形式が要求されたのは，本人が軽率に指示を定めることを防ぐこと，患者の指示は本人の健康および生命に対して広範な効果を有すること，書面で作成される方が本人の欲する内容をより明確にできることなどがその理由とされる。要するに，主治医は，患者に同意能力がある場合には，患者本人との対話を通して口頭で表明される患者の意思を明確にすることができるが，患者に同意能力がない場合には，これは不可能である。このような理由から，法律は，たとえば，明日に予定されている手術への同意について書面によるは必要ないが，患者の指示において将来について定める場合には書面による必要がある，という，あえて異なった評価を意識的に受け入れた。

3 撤回の可能性

患者の指示は，いつでも無方式で撤回することができる（民法1901条a第1項3文）。たしかに，患者の指示は書面の形式で行わなければならないが，その撤回は，いつでも，無方式で可能である。要式行為の撤回は，法律に特段の定めがない限り（たとえば，ドイツ民法2351条），必ずしも一定の方式が要求されるわけではない。したがって，患者の指示の撤回も，明確に指示される限りで，口頭または言葉によらない態度（Verhalten）によっても可能である。むしろ，撤回については，本人の意思の変更が明確に表示されているかどうかが重要である。

---

(7) 民法126条1項は，「法律によって書面の形式が定められているときは，文書は作成者が名を自書することにより，または公証人によって認証された筆跡によって署名しなければならない」と定める。

ちなみに，書面による患者の指示が，その後，同意能力を有する本人によって，書面の形式ではなく，口頭で変更または撤回された場合は，具体的な治療行為を行うに際には，世話人または任意代理人による決定が必要となる（たとえば，胃瘻造設の決定を迫られた際に，人工栄養補給に関する書面による定めを口頭で変更した場合など）。

4 患者の指示書の助言と更新

患者の指示書を作成する際には専門家の助言を受け，指示書の作成後にはその内容を定期的に更新し，さらには，重大な疾患にかかった後には再度指示書の内容を見直す，これらのことは大いに推奨されるところである。ただし，このような助言と更新は，患者の指示書の有効性や拘束力に直接に影響を及ぼすものではない。

すなわち，専門家の助言を受けることによって，患者の指示はより実際的かつ具体的な定めとなりうるであろうが，作成者に助言を受ける義務は課されていない。というのも，ただ単に将来の医的措置に関する一般的な指針を残しておくにとどめることも，指示書作成者の自由であって，そのような一般的指針であっても，患者の推定的意思の間接証拠としては代理人によって尊重されるからである。

もとより，指示書の作成者が専門家による助言を放棄したことによって，その指示が十分な具体性を欠くことになれば，その指示書に拘束力が認められなくなる恐れがある。たとえば，「許容可能であり，かつ，周りの人々と関係を有する生活ができる状態に改善する見込みがないときは，私は延命治療を望まない」という定めは，民法1901条a第1項の規定においては直接の拘束力を有しない。というのも，特定の医的措置についての定めが欠けており，また，具体的にどのような状況において適用されるかの記述も欠けているからである。そこで，連邦医師会などは，患者は，多くの場合，専門家からの助言によって初めて自分の個人的な考えを十分に反映させた適切な指示書を作成することができるとして，助言を受けることを推奨している。

なお，一般に，一定の医的措置に同意する場合は医師による説明を受ける必要がある（インフォームド・コンセント。ただし，患者がその説明を放棄することは可能とされる）[8]。したがって，患者の指示書が一定の医的措置への同

意を内容としている場合，その同意は，医師による説明を伴うものであるか，もしくは，説明の放棄が表明されているものでなければならない。にもかかわらず，患者の指示書において説明の放棄が明確に表明されていなければ，その指示書は，推定的意思を探求する間接証拠として評価されるにとどまる。その場合は，当該医的侵襲の許容性については，世話人または任意代理人の決定が必要となる。

　他方，更新義務もまた，患者の指示書の有効要件とはされなかった。患者の指示書の作成・変更・確認がなされてから治療行為までの間に長期間が経過していたとしても，そのことのみをもって，患者の意思表明がもはや効力を有しないと結論づけることはできないからである。また，一定の更新期間を定めることからは，さまざまな問題も生じうる。

　第一に，個々人によって生活や疾病の経過はさまざまであり，一般的な更新期間を定めても，個別のケースにおいてそのような更新が本人の真意を確保する助けになるとは限らない。たとえば，同じ時間的間隔であっても，比較的若い時期に指示書を作成し，それゆえいまだ職に就いて間もなく，家族に対しても責任を負う若者と，さまざまな疾病と付き合いながらこれまでの充たされた人生や経験を回顧している高齢者とでは，生活における時間的間隔は相当に異なるものとなりうる。

　第二に，もし更新義務を課すと，治療行為の時点において，更新期間経過時になお作成者に更新（決定）能力があったかどうかを審査しなければならなくなり，法的安定性を著しく害する恐れがある。たとえば，認知症高齢者の長期間にわたる疾病の経過を考慮しなければならないとき，認知症が実にさまざまな経過を辿ることからすれば，更新期間経過前に本人になお同意能力があったかどうかを判断することは極めて困難であろう。

　もとより，このような更新義務はないとしても，指示書の作成・確認から

（8）　他方で，一定の医的措置を拒否する場合については，医師による助言や説明は不要とされる（BT-Drucks. 16/8442, S. 14）。もっとも，一定の医的措置を拒否することも医療技術を投入するかどうかの決定であり，同意する場合と同様に危険を伴うものであるとすれば，成功の可能性やその危険性についての情報提供が前提とされるべきとして，これに反対する説もある（Dieter Schwab, Münchener Kommentar zum BGB, 6. Aufl. 2012, § 1901a Rn.19）。

治療の実施までの間に相当の時間的間隔がある場合には，作成者がその定めを撤回によって取り消し（現在において無方式で可能），または，変更していないかが入念に審査されなければならない。

5 患者の指示の拘束力

　書面による患者の指示において，特定の健康状態の検査，治療行為もしくは医的侵襲に対する同意または不同意が定められており，かつ，それが現在の具体的な生活状況および治療状況に該当するとき，指示書に定められた医的措置について世話人の同意は不要である。なぜならば，患者はすでに自ら決定をしており，これは世話人に対しても拘束力を有するからである。一部の学説においては，具体的な治療状況に該当する患者の指示書があっても，それは患者の意思の間接証拠に過ぎないとするものもある（したがって，世話人の同意が必要）。しかし，世話法における必要性の原則などに鑑みて[9]，患者の指示書には直接的な拘束力が認められることが，法律上，明確にされた。

　しかしながら，その場合でも，世話人には以下のような職務がある。すなわち，世話人は，患者の指示が現在の生活状況および治療状況に該当するかどうか，また，患者の指示がそのような状況に備えて当該医的措置に関して決定したものかどうか，さらには，患者の指示が現在もなお患者の意思に添うものかどうかを審査しなければならない（1901条a第1項1文）。この審査は，現在の本人の生活状況および治療状況から明らかとなるあらゆる観点を含むものである。同意能力を有しない患者の現在の態度が，指示書において事前に表明された意思と矛盾するような具体的な手がかりを示していないか，本人は定めをする際に本当にこのような生活状況を意図していたか，などが審査されなければならない。その具体的な手がかりは，たとえば，実施される（または差し控えられる）医的措置に対する患者のとっさの無意識的態度からも明らかとなりうるが，本人の意思とは無関係の単なる身体の反射はこの限りではない。この審査は，とりわけ本人が認知症患者である場合に重要である。そのような場合，医師と介護スタッフとの対話，さらには，世話

（9）　ドイツ民法1896条2項1文は，「世話人は，世話が必要な職務範囲についてのみ，選任することができる」と定める。

人・任意代理人と親族との対話が重要である。

　この審査において，指示書作成後に状況が大きく変化し，事前に自らの責任で行った決定が必ずしも現在の生活状況に当てはまらないことが明らかとなったときは，世話人は，その定めに従う必要はない。しかし，そうでない限り，特定の医的措置に賛成または反対する本人の意思表明は，世話人によって修正されてはならない（もはや推定的意思の探求は許されない）。本人が自らの責任において行った決定が，患者がひょっとしたら具体的状況において異なった希望を有するかもしれないという推測によって効果を失うことがあってはならない[10]。

　ただし，たとえば，認知症患者が肺炎に罹患し，その指示書には，「私がいったん認知症になったら，生命維持措置は希望しない」と定められていたとしても，その指示書にはそもそも最初から直接的な拘束力が認められないことには注意を要する。その指示書には特定の病状における具体的な治療方法の決定が含まれていないからである（先述の「1　患者の指示の定義」参照のこと）。

　これに対して，世話人が患者の指示の該当性（Einschlägigkeit）および有効性を確信した場合，世話人は本人がその意思に従って治療されるように配慮しなければならない。患者が自らその決定を行った以上は，世話人の職務は，その決定を「表明し，実現する」[11]ことである。さらに，世話人の活動には，患者の指示書に事前に表明されていないその他の決定も含まれる。たとえば，医師や病院の選択，治療に関する財産法上の諸事務である（たとえば，医療契約や入院契約の締結など）。

　ちなみに，患者の指示書において，患者の指示が直接的な拘束力を有せず，むしろ，任意代理人または世話人が常に治療に関する決定を行い，その決定に際して任意代理人や世話人に一定の裁量が認められることを定めておくことも可能とされる。

　なお，医師およびその他の関係者（介護スタッフなど）にも審査義務があるかどうかは，法律上，明確ではない。しかし，連邦医師会などは，患者の指示書の名宛人は，医療および世話に関係するすべての者であり，したがっ

---

(10)　BGH, a.a.O.（注4），FamRZ 2003, S. 752.
(11)　BGH, a.a.O.（注4），FamRZ 2003, S. 750.

て，それらの者は，その責任において，患者が治療について何らかの意思を表明しているかどうか，企図される治療について決定をしているかどうか，それについて世話人または任意代理人による決定が必要かどうかを審査すべきであると指摘している。

Ⅲ 推定的意思に基づく代理人による決定

　民法 1901 条 a 第 2 項は，「患者の指示が存在しないとき，又は患者の指示の定めが現在の生活状況及び治療状況に該当しないときは，世話人は，被世話人の治療に関する希望又は推定的意思を確認し，これに基づいて，第 1 項の医的措置に同意するか拒否するかを決定しなければならない。推定的意思は，具体的な手がかりに基づいて探求しなければならない。被世話人の過去における口頭又は書面による意思表明，倫理上又は宗教上の確信，その他の個人的価値観については，特に考慮しなければならない」と定める。
　第 2 項は，患者の指示書に具体的な治療状況に該当する医的措置が定められていない場合の，世話人の職務について規定する。
　具体的には，①書面による患者の指示の内容が，具体的な生活状況および治療状況に該当しない場合，②書面による意思表明が存在しない場合（治療に関する書面による意思表明が，その後口頭で変更または撤回された場合も含む），③患者の指示が直接的な拘束力を有せず，むしろ任意代理人または世話人が治療に関する決定を行わなければならない旨指示書に定められている場合などが考えられる。
　このような場合における世話人の職務は，被世話人の治療に関する推定的意思を探求し，被世話人の意思を考慮しつつ被世話人に代わって一定の医的措置について決定することである。このことは，口頭による意思表明がある場合も同様である。
　推定的意思を確認するためには，個人的かつ具体的な説得力のある手がかりが必要である。このような手がかりとして，連邦通常裁判所は，過去における口頭または書面による意思表明，宗教的確信，その他の個人的価値観，残された平均余命，こうむる苦痛に対する感情を挙げている[12]。1901 条 a 第 2 項 3 文は，おおむねこの判例の基準を採用している。

Ⅳ　患者の意思と疾病の段階

　民法 1901 条 a 第 3 項は,「第 1 項及び第 2 項の規定は, 被世話人の疾病の種類及び段階にかかわらず適用する」と定める。
　患者の意思は, 患者の疾病の種類や段階にかかわりなく, 尊重され実現されなければならない。現在における決定と同様, 事前の決定においても, 疾病の種類や段階にかかわりなく, 本人が決定し, それが代理人によって実現されることが期待される。これは, 憲法が保障する自己決定権の現れでもある。
　これは, 連邦通常裁判所 1994 年 9 月 13 日判決に添うものである[13]。それによれば,「たとえ患者の死にゆく過程（Sterbevorgang）がまだ始まっていない場合でも, 医的措置を許容するかどうかの判断において患者の意思は決定的な意味をもつ。したがって, 生命維持措置の中断も, それが患者の意思に添うものであるときは, 一般的な決定の自由および身体の不可侵性への権利の現れとして許容される（広義の消極的臨死介助）。医的措置について明確に表明された意思が存在しない場合は, あらゆる事情を考量して患者がどのように行動するか, すなわち, 患者の推定的意思が探求されなければならない。そして, 過去における口頭または書面による意思表明は, 患者の推定的意思を探求する際に考慮されなければならない」。結局, この事件においては, 治療中断を希望する患者の推定的意思が確認されたため, 両被告（医師と世話人）は無罪となった[14]。
　上記の連邦通常裁判所刑事部判決（「ケンプテン事件判決」と呼ばれる）は, 患者の意思の尊重において, 患者の苦悩が不可逆的かつ致命的な経過を辿っていることまでは要求しなかった。これに対して, その後の連邦通常裁判所

---

(12)　Vgl. BGH, Beschl. vom 25. 3. 1988, NJW 1988, S. 2310f., BGH, Urt. vom 13. 9. 1994, NJW 1995, S. 205.
(13)　BGH, a.a.O.（注 12）, NJW 1995, S. 204ff. この事件は, 認知症患者への人工栄養補給が中断されたことが問題となった事件であり, 患者の指示書は存在しなかった。この判決の邦語訳として, 甲斐克則『尊厳死と刑法』233 頁以下（成文堂, 2004 年）参照。
(14)　連邦通常裁判所による破棄差戻し判決を受けて, ケンプテン地方裁判所は, 両被告に無罪判決を言い渡した（LG Kempten, Urt. vom 17. 5. 1995-2 Ks 13 Js 13155/93）。

民事部決定は，これを要求するかのような判断を下している[15]。しかし，連邦通常裁判所刑事部は，ケンプテン事件判決後において，再度，患者の自治の視点には「絶えず増大する意義（ständig zunehmende Bedeutung）」が認められなければならないとして，死が目前に迫っていることは必ずしも必要ではないことを確認している[16]。

また，連邦通常裁判所民事部も，その後の 2005 年の決定では，治療を拒否する患者の権利は疾病の段階に左右されないことを間接的に認めている[17]。それによれば，「胃瘻による人工栄養補給は，患者の身体の不可侵性への介入であるから，患者の同意を必要とする。したがって，患者が表明した意思に反して人工栄養補給が実施されることは違法であり，それゆえ，患者は，民法 1004 条 1 項（所有権に基づく不作為請求権）および 823 条 1 項（不法行為に基づく損害賠償義務）を類推することによって，そのような措置を実施しないことを要求することができる。たとえ当該措置を実施しないことで患者が死に至る場合であっても同様である。そのような強制的措置は，たとえそれが患者の生命を維持するものであっても，患者がその身体について決定する権利を侵害するものであり，不適法なものである」。

したがって，そのような強制的措置は，民法上不適法とみなされるのみならず，刑法上も原則において身体に対する侵害と評価されることになる。

---

(15) BGH, a.a.O.（注 4），FamRZ 2003, S. 748ff.
(16) BGH, Urt. vom 7. 2. 2001, NJW 2001, S. 1803. ちなみに，死が目前に差し迫っていることを要求する見解は，人間は，生死にかかわる状況に直面すると，しばしば事前に予見した決定とは異なった決定を下すものであることを指摘する。しかし，これに対しては，不可逆的に死に至る過程にある場合であっても状況は同じであることが指摘される。すなわち，一定の治療行為が，たとえ長期間ではないにせよ生命を延長させるものであるときも，患者は生存にかかわる決定を迫られるのである。国家が生命を保護する義務は，あとどのくらい長く生きられるかによって左右されるわけではない。したがって，特定の治療行為を希望しないことが明確に表示されていない限りは，自らを死に委ねた者（dem Tod Geweihten）の生命も，ただちには死に至らない者の生命と同様に保護されなければならないとされる（BT-Drucks. 16/8442, S. 17）。
(17) BGH, Beschl. vom 8. 6. 2005, FamRZ 2005, S. 1475.

V　患者の意思を確定する手順

1　医師との協議

　民法1901条b第1項は,「主治医は,患者の全体の状況及び予後を考慮して,いかなる医的措置が必要かを審査しなければならない。主治医と世話人は,第1901条aに従って行うべき決定の基礎としての患者の意思を考慮して,当該措置について協議しなければならない」と定める。

　この規定は,患者が同意能力を有しない場合の,主治医および世話人の職務を明確化している。すなわち,第一に,主治医は,どのような医的措置が必要かについて,患者の健康状態や予後を考慮して審査しなければならない。第二に,世話人が選任されているときは,必要とされる医的措置について世話人と主治医が協議しなければならない。その協議においては,1901条aにおける患者の意思が考慮されなければならない。この協議を経た上で,世話人は,1901条a第1項および第2項に従って確定された患者の意思に添うように行動しなければならない。

2　近親者および信頼できる人物からの助言

　さらに,民法1901条b第2項は,「第1901条a第1項に従って患者の意思を確定し,又は第1901条a第2項に従って患者の希望若しくは推定される意思を確定するときは,著しい遅滞なく可能な限りで,被世話人の近親者及びその他の信頼できる者に意見表明の機会を与えなければならない」と定める。

　この規定は,1901条a第1項または第2項における患者の意思の確認作業に関するものである。民法1901条a第1項において患者の指示書が解釈される場合,患者の指示書における意思表明が現在の生活状況および治療状況に該当するかどうかが確定されなければならない。また,民法1901条a第2項においては,被世話人の治療に関する希望または推定的意思が確定されなければならない。いずれの場合においても,世話人と主治医は,近親者およびその他の信頼できる人物に意見表明の機会を与えなければならない。ここでの「近親者」とは,配偶者,生活パートナー,親,兄弟姉妹,子など

である[18]。また,「その他の信頼できる者」とは,必ずしも被世話人の親族に限られるわけではなく,被世話人との間に信頼関係を有する者であればよい。したがって,場合によっては,介護スタッフもここに含まれる。世話人や主治医は,以上のような人々の関与によって,より十分な根拠に基づいて患者の指示書を解釈し,また推定的意思を探求することができる。ただし,上記の人々に意見を求めることによって著しい遅滞が生ずるときは,意見表明の機会を与える必要はない。医的措置はしばしば緊急を要するからである。著しい遅滞が生ずるかどうかは,企図される侵襲の緊急性,当該人物を費用をかけて捜し出す必要性,当該人物との連絡可能性などによって判断される。また,個別の人物を関与させることが本人の意思に反する場合も,世話人はこれらの人々を関与させるべきではない。医師ならびに世話人は,第三者と協議する際,患者の疾病に関する個人情報の伝達についても,患者の意思を尊重しなければならない。

Ⅵ 結びに代えて

以上を要するに,判断能力を有しない患者の終末期医療をめぐる判断においては,患者の指示書が存在する場合は,その指示書が本人自らの決定として直接的な効力を有する。この場合,世話人や任意代理人による代行決定の余地はない。ただし,その指示書は,具体的な状況を想定した,特定の医療行為についての指示でなければならない。したがって,特定性を有しない一般的な治療指針を定めたに過ぎない指示書や,現在の具体的な状況に該当しない指示書は,民法1901条a第1項の意味における指示書としては認められない。もっとも,その場合であっても,その指示書が全く無意味となるわけではなく,世話人が民法1901条a第2項に従って患者の推定的意思を探求する際の間接証拠として評価される。なお,1項および2項における患者の意思は,死が目前に迫っているかどうか,すなわち疾病の段階とは無関係に尊重される(3項)。

また,世話人が上記の患者の指示書を解釈し(1項),また推定的意思を

---

(18) BT-Drucks. 16/13314, S. 20.

探求するにあたっては（2項），医師と協議をし（1901条b第1項），また，患者の近親者およびその他の信頼できる者に助言を求めなければならない（同条2項）[19]。

　上記の改正法は，2009年9月1日から施行されている。そして，その後の2010年11月10日の連邦通常裁判所決定は，延命措置の中断も，民法1901条aならびに1901条bの手続を踏んでいる限り，患者の意思に基づく正当なものであることを認めている。それによれば，「患者の意思に基づく正当な治療中断が問題となる場合，民法1901条aならびに1901条bの要件が尊重されなければならない。これらの規定は，手続法上の保障を含むものであり，すなわち，これらの規定は，関係者が治療中断について患者の意思を探求し，決定するにおいて，法律上および行為上の安定性をもたらすとともに，生命を終結させる措置の正当化について刑法に対しても効力を及ぼすものである。また，これらの規定は，一方において，自らその意思を表明することができなくなった患者の（憲法上保障された）自己決定権の実現に資するものであり，他方においては，治療に関する患者の意思の確定について厳密な証拠を要求することによって，同様に憲法上重要な人間の生命の保護にも配慮しているのである」[20]。

　翻って，わが国においても，いかにして平穏な死を迎えるかについて関心をもつ人は少なくないように思われる。しかし，わが国の法律は，延命治療中断の是非については沈黙を守っている。したがって，現行法上は，「社会通念のほか，緊急性がある場合には緊急避難・緊急事務管理等の一般法理にゆだねることとせざるを得ない」[21]。しかし，このような状況においては，

---

(19)　なお，1901条a第1項から第3項までの規定，ならびに1901条b第1項および第2項は，任意代理人についても準用されている（1901条a第5項，1901条b第3項）。

(20)　BGH, Beschluss vom 10.11.2010, FamRZ 2011, S.109. 本件は，患者の義理の息子によって延命治療が中断された事案であり，患者の指示書は存在した。しかし，その義理の息子は，患者の世話人でも任意代理人でもなく，また，患者の指示書の内容を知らず，患者と協議をしたこともなかった。また，主治医との協力も一切拒否し，むしろ，主治医の医学的判断に全く耳を貸さず，医師の反対を押し切って生命維持装置のスイッチを切ったものである。裁判所は，民法1901条aならびに1901条b所定の手続が遵守されていないとして，原審の有罪判決を維持した。この決定の邦語訳として，神野礼斉「ドイツにおける任意後見制度の運用」公証法学41号21頁以下（2011年）参照。

「多くの医師は『もう寿命ですから胃瘻を付けるのはやめましょう』とはなかなか言えない」[22]。その後に，民事上・刑事上の法的責任を追及される危険性が完全には払しょくされないからである。わが国でも，延命措置を差し控え，中止する旨等の宣言をする「尊厳死宣言公正証書」などが作成されることもあるが，法的な裏付けはない[23]。判断能力を有しない患者の医療に関する決定については，リヴィング・ウィルの制度も含めて，法制度の整備が必要であるように思われる。

　もっとも，その制度設計にあたっては，より慎重な検討が必要であろう。ドイツ法においては，患者の指示書の要件は厳格に定められており，また，患者の意思が具体的にどのように実現されるかの手続きも詳細に規定されている。そして，患者の意思の実現にあたっては，成年後見人が重要な役割を果たす。もとより，患者の指示書は，成年後見人に対する指示ではなく，治療および世話に関係するすべての者を名宛人とする意思表示であり，成年後見人の選任とは無関係に効力を有する。しかし，成年後見人は，患者の指示が現在の生活状況および治療状況に該当するかどうかを審査し，該当する場合にはそれを実現する義務を負っている（民法1901条ａ第1項）。また，患者の指示書が存在しない場合，推定的意思を探求し，本人に代わって決定するのは成年後見人である（同条2項）。さらに，成年後見人は，治療の決定について医師と協力し，近親者にも助言を求めなければならない（民法1901条ｂ）[24]。

　このような代行決定権限を本人の家族に付与すべきとの見解もありえようが，家族は，治療費負担，看護労力などにおいて，本人とは利益相反の関係にある。近年，身寄りのない高齢者が増加していることなどにも鑑みれば，ドイツ法を参考に，成年後見人にこのような役割を担わせることについても，検討の余地があるのではなかろうか[25]。

---

(21)　小林＝原・前掲注(1) 268頁。
(22)　石飛幸三『「平穏死」のすすめ』83頁（講談社，2010年）。
(23)　尊厳死宣言公正証書について，日本公証人連合会『証書の作成と文例』190頁以下（立花書房，2005年）など参照。
(24)　ちなみに，患者の指示書が延命措置の差し控えもしくは中止を定めている場合，医師と成年後見人との間で，その定めが被世話人の意思に合致することについて意見が一致すれば，世話裁判所の許可は必要でない（民法1904条4項）。

【資料】患者の指示書の文例　　※ドイツ連邦司法省パンフレットより

私こと，リーゼロッテ　バイシュピール
生年月日：1926年6月18日，
住所：ツェッヘン通り623，44581　カストロプラウクセル
は，この指示書によって，私が自己の意思を形成しまたはそれをはっきりと表明できなくなる場合に備えて，下記の通り定める。

　私は，①たとえ死期が定かでなくとも，脳の障害によって，弁識し，決定し，他人と接触することがほとんど不可能となり，このことを2名の経験豊かな医師（〇〇医師と〇〇医師）が確認した場合，あるいは，②脳の崩壊過程が進んだために（たとえば認知症），自然の方法で栄養や水分を摂取できなくなった場合，あるいは③治癒不可能な病気の最終段階にある場合，以下のことを決心する。
　あらゆる生命維持措置は行わない。空腹とのどの渇きは自然の方法でいやすが，場合によっては，栄養や水分の摂取について援助を受ける。私は，口腔粘膜についての専門的ケア，人間らしい入院措置，愛情のこもった気遣い，ボディーケア，さらには，苦痛，呼吸困難，吐き気，恐怖，不安などの負担のかかる症状の緩和を希望する。
　私は，専門的な緩和ケアおよび対症療法を希望する。苦痛や症状をコントロールするその他のあらゆる手段が断念された場合は，意識低下を伴う措置であっても苦痛緩和のために実施されるべきである。その際，緩和ケアや対症療法によって，場合によっては私の死期が早まってもかまわない。
　人工的栄養補給は，それがどのような方法であっても（口，鼻，腹壁からの胃ゾンデ，静脈栄養など），行われてはならない。人工的水分補給は，医師の判断に従って，減らすべきである。

---

(25)　成年後見人に医療同意権を認めるとすれば，ドイツと同様，裁判所の関与を前提とすべきように思われるが，わが国の司法インフラは脆弱と言わざるを得ない（水野紀子「医療における意思決定と家族の役割——精神障害者の保護者制度を契機に民法から考える」法学74巻6号227頁以下（2011年）参照）。

私は，上述の状況のみならず，あらゆる循環停止や呼吸不全の場合にも，蘇生措置を拒否する。

　私は人工呼吸を拒否する。また，すでに開始された人工呼吸についても，呼吸困難を緩和する薬の投与を条件に，中止されるべきである。薬剤投与による意識低下や止むを得ない生命短縮についても，私はそれを受け入れる。

　私は，人工透析を拒否し，また，他人の組織や臓器の提供を受けることも望まない。血液ならびに血液成分については，苦痛緩和を目的する限りで受け入れる。移植目的での臓器摘出は望まない。

　私は，ホスピスにおいて，可能ならば故郷の牧師の立会いのもと，それが不可能であればプロテスタント教会の牧師の立会いのもと，死を迎えたい。

　私は，特定の医療および看護の措置について私の意思を表明した患者の指示書が，主治医ならびに治療チームによって遵守されることを期待する。私の任意代理人は，私の意思が実現されているかどうか，配慮してほしい。

　医師または治療チームが，患者の指示書に表明された私の意思に従うことを望まない場合，その他の医療および看護の措置が手配されることを希望する。その際，その他の措置が私の意思に沿うように手配されているか，任意代理人は配慮してほしい。

　この患者の指示書が具体的に定めていない状況については，できる限りあらゆる関係者の同意を得て，私の推定的意思が探求されるべきである。その場合，この患者の指示書は重要な指針となる。医療および看護の措置の実施・不実施について異なった見解がある場合は，任意代理人の見解が特に重視されるべきである。

　私が患者の指示書を撤回していなければ，具体的な場面で私の意思が変化していることを想定する必要はない。ただし，主治医または治療チームが，私の身振り，視線，その他の表現から，患者の指示書における定めと異なった治療の実施・不実施を希望していると主張した場合は，患者の指示書の定めがなお私の現在の意思に合致するかどうか，できる限りあらゆる関係者の同意を得て，探求されるべきである。この場合，異なった意見の検討においては，任意代理人の解釈が特に重視されるべきである。

　私は，この患者の指示書に加えて，健康に関する事務について事前配慮代理権を授与しており，患者の指示書の内容については，その任意代理人と協

議した。
　任意代理人：
　氏名：マックス　ルーリッヒ
　住所：ローゼンブリック　12, 98765　ムスターシュタット
　電話：0123/456789
　ファックス：0123/987654
　患者の指示書の解釈の助けとして，私の一般的価値観についての叙述を添付する。
　私がこの指示書において特定の治療行為を希望もしくは拒否する限りで，私は（さらなる）医師による説明を放棄する。
　私は，指示書における決定の内容およびその結果を理解している。
　私は，患者の指示書を，自己の責任において，かつ，他者の強制を受けることなく，作成した。私は，患者の指示書の変更や撤回が可能であることを理解している。患者の指示書は，私がこれを撤回しない限り，効力を有する。私の価値観は，以下の通りである。
　私はいまや80歳を迎えたが，これまで波乱に富んだ人生を歩んできた。私の子どもや孫はすでに職をもち，私の元を去ったが，私は彼らをたいへん誇りに思っている。
　私は15年前に夫を亡くしてから，ボーリングクラブにもあまり顔を出さなくなった。腰の手術をしてからはますますそれは難しくなっている。手術後の体の不調は私にとって気の重いことであるが，我慢している。体のことについては他者の援助を受けることもできる。しかし，私にとって耐えられないことは，精神の健全性を失って，他人に依存することである。私は，友人が認知症によって変わってしまったことを目の当たりにしている。私はそのようにして生きることを望まない。
　私にとって重要なのは，友人や家族とおしゃべりができることである。私がいったん混乱してしまい，自分がだれであるか，どこにいるのか，また友人や家族を認識できなくなったならば，もはや死に至るまでの時間を長くかけるべきではない。その場合，私は，延命のみを目的とする治療や機械装置を望まない。チューブ官や器具で覆われることは，私にとって不安なことであり，心臓が鼓動を止めたなら，救急医による蘇生も行われるべきでない。

私は数年前，レックリングハウゼンにあるホスピスの説明会のポスターを目にして，何度か足を運び，説明を受けた。私はその親切で心地のよい環境で死を迎えたいと思っている。そのホスピスの責任者からは十分に説明を受けた。私はこれでほっとしているのである。

リーゼロッテ　バイシュピール
カストロプラウクセル・2009年9月1日

リーゼロッテ　バイシュピールさんは，2009年9月1日にこの患者の指示書によって生ずる効果について私から説明を受けた。彼女はすべての点について同意能力を有している。
日時：2009年9月1日
かかりつけ医師の署名
かかりつけ医師の印

12 認知症の終末期医療ケア
——"認知症ケアの倫理"の視点から——

箕 岡 真 子

I　なぜ，我々は認知症の終末期について考えなければならないのか
II　認知症終末期の'看取り'
III　医学的視点
IV　本人の意思
V　家族による代理判断
VI　意思決定のための手続き的公正性
VII　社会のコンセンサス（ガイドライン）
VIII　おわりに

I なぜ，我々は認知症の終末期について考えなければならないのか

認知症の終末期医療ケアについて論じるために，まず認知症の病状およびそれを取り巻く状況について述べておく必要があるであろう。

1 認知症の定義

認知症とは「記憶を含む複数の認知機能が後天的に低下して，社会生活に支障をきたすようになった状態」を指す[1]。認知症の進行とともに，自分のことを自分で出来なくなる自立（Independence, Self-help）の障害や，自分のことを自分で決めることが出来なくなる自律（Autonomy）の障害が起こってくる。

認知症は，脳神経細胞の病理学的変性によって，コミュニケーション能力が低下し，基本的生活動作が営めなくなり，人格も破壊され，次第に'抜け殻'のようになってしまうのだという社会の偏見や蔑視がいまだあり，彼らの意思能力を包括的に無能力とみなし，自己決定の権利が尊重されてこなかったという経緯がある。

そして，認知症の終末期には嚥下困難が出現し，延命治療である人工的水分栄養補給（胃ろうなどの経管栄養）をどうするのかといった問題が起こってくるため，医療・介護技術の問題だけでなく，倫理的視点からの考察が必要となってくる。

2 認知症の患者数

世界一の長寿を達成した我が国においては，それに伴い認知症人口の著しい増加に直面している。現在，高齢者の9.5％である305万人が認知症を合併し，施設入所者の8割以上が認知症である。そして，2015年には345万人，2020年には410万人，2025年には高齢者の12.8％にもおよぶ470万が認知症になると予測されている。したがって，今後，日本の社会は，ただ単

（1）山口晴保編著『認知症の正しい理解と包括的医療・ケアのポイント』2頁（協同医書出版，2005年）。

に高齢というだけでなく、認知症を患った高齢者を抱えていかなければならなくなり、認知症終末期の延命治療の問題は避けてとおることの出来ない倫理的・法的課題である。

3 認知症の原因疾患

認知症は、多様な原因で一定範囲の症状（記憶や判断・思考の障害）が引き起こされる疾患群であり[2]、幾つかの原因疾患がある。認知症の原因疾患としては、アルツハイマー病・脳血管性認知症・レビー小体型認知症・前頭側頭型認知症・パーキンソン病などがあるが、中でもアルツハイマー病は最も頻度が高く、50％以上を占めている。今後、アルツハイマー病の診断方法、すなわちMRI、脳血流SPECT、糖代謝PET（FDG-PET）などの普及と向上により、さらにその割合は高くなる可能性がある。

4 認知症の病期分類

アルツハイマー病のステージ分類としてFAST分類（ステージ1〜7）がしばしば用いられる。初期にはまず記憶障害や見当識障害などの中核症状から始まり、軽度のアルツハイマー病であるFAST分類4では、買い物や家計の管理などに支障をきたすようになる。FAST分類5（中等度）では、家庭での日常生活で自立できなくなり、周辺症状BPSDである感情障害・多動・徘徊などが出現する[3]。FAST分類6（やや高度）では、不適切な着衣や入浴を嫌がるようになり、次第に尿便失禁が出現する。FAST分類7（高度）では、言語能力が低下し語彙は数語からやがて1語となる。また歩行・着座能力も喪失し、嚥下機能が低下し、やがて昏迷昏睡となる。これらの症状は進行性・不可逆性である。これらの病状の進行とともに、認知機能が低下し、自己決定する能力である意思能力も低下してくる。

5 終末期の嚥下困難

アルツハイマー病の終末期には、嚥下困難を生じ、経口摂取が不可能となる。FAST分類7(d)(e)(f)、つまり7(d)着座能力の喪失／7(e)笑う能力の

---

(2) 前掲注(1) 4頁。
(3) BPSD 行動心理症状（behavioral and psychological symptoms of dementia）。

喪失/7(f)昏迷・昏睡であれば，アルツハイマー病の終末期であると診断してもよい。終末期には，全例，自己の意思の表出は不可能である。

II　認知症終末期の'看取り'

1　'看取り'の意味するもの

　認知症の終末期医療ケアの場面では，しばしば'看取り'という言葉が用いられている。この'看取り'という言葉は，日本語特有の表現であり，'平穏な死''自然の死''お迎えがきた'などの優しいお別れのイメージがあるが，海外においては'看取り'の直訳に相当する単語はなく，'看取り'の状況においてend-of-life care（終末期ケア），延命治療の差し控え・中止，緩和ケア，ホスピスケアなどが用いられている。
　また，看取りを厳密に定義すると，「無益な延命治療をせずに，自然の経過で死にゆく高齢者を見守るケアをすること」である。したがって，医療においては最近大変問題になっている人工呼吸器取り外しなどと同様に，「延命治療の差し控え・中止」という法的・倫理的問題が内在しているが，この優しい'看取り'という言葉の響きに隠されてしまい，看取りの実践の現場においては倫理的考慮が忘れ去られがちである[4]。実際，心肺停止の状態になってもそのまま'看取る'ということは，医療における心肺蘇生不要指示DNAR（Do Not Attempt Resuscitation）にもつながるものであり，今後の倫理的熟慮が必要となってくる。

2　'看取り'の現状

　2007年の死亡統計によると，死亡総数108万人のうち病院死亡79.4%，自宅死亡12.3%，介護施設死亡3.3%である。2025年の我が国の高齢化率は30%を越え，団塊の世代が高齢化のピークを迎え死亡者数は年間160万人に増加するといわれている。そして，今後の「一体改革」による医療介護再編の医療政策のシナリオでは，病院死亡から介護施設へ，さらには在宅や

---
(4)　箕岡真子＝稲葉一人『ケースから学ぶ高齢者ケアにおける介護倫理』88頁（医歯薬出版，2008年）。

高齢者専用住宅における'看取り'が増えることが予想されている。

　実践現場における認知症の看取りの現状を見てみると，'看取り'は倫理的な熟慮なしに，漫然と実施されていることがある。例えば介護施設などで，看取りと称して治療の有益性・無益性について医学的に十分考察することなく延命治療をたやすく差し控えたり中止してしまっている場合があるし，また，反対に病院などでは過剰あるいは無益と思われる延命治療を，法的訴追を怖れて実施してしまっている場合もある。実際，法的訴追の問題だけでなく，経口摂取不可能な高齢者を入院させてしまった場合，食べられるようになるまで入院させておくとなると，入院期間はかなり長期化し，入院期間短縮化の国の政策とは相いれなくなる。しかし，経口摂取不能な患者を食べられないまま在宅に戻すわけにもいかず，どうしても早く家や施設に戻すためには，病院としては胃ろうPEGを入れざるを得ないという状況になっている。

　さらに，介護施設の入所者の高齢化および重度化が進み，介護施設における看取りが増えているが，介護専門職の終末期医療ケアにおける介護技術の研鑽だけでなく，倫理的啓発も十分にできているとは言い難い状況である。

　今まで，介護と云えば，食事・入浴・排泄介助や身の回りの世話が中心であったが，施設において看取りを実施する機会が多くなり，今後，介護従事者も，ただ単に日常生活介助だけでなく，医療機関などと同様に，人の'死''終末期医療ケア'にも関与しなければならなくなった。したがって，今後，介護技術はもとより医学的知識について学ぶだけでなく，'いのち'に関する倫理的教育も必要とされてくるだろう。

3　倫理的に適切な看取りをするために考えなければならない要素

　倫理的に適切な'看取り'を実践するためには，殊，一人の人間の'いのち'に関わる問題だけに，①医学的視点（末期であること，治療の無益性が明確であること），②本人の意思，③家族の意思（代理判断），④意思決定のための手続き的公正性，⑤法的視点，⑥社会のコンセンサス，について十分な考察がなされる必要がある。

Ⅲ　医学的視点

1　認知症における終末期の診断

　適切な'看取り'に入るためには,「本人が終末期であること」が必要である。終末期でない場合には,病状が治療によって改善の余地があるからである。終末期の診断は,アルツハイマー病単独の場合には,FAST 分類 7 (d)(e)(f)であれば,終末期と判断してよいと思われる。また,アルツハイマー病そのものが終末期でない場合でも,何らかの身体的衰弱や摂食不良をきたす他の疾患の合併がある場合には,終末期と判断される可能性もあり,個別のケースごと担当医師の適切な診断が必要となる。特に,延命治療を差し控えたり中止したりする場合には,倫理的には二人以上の医師による適切な判断が求められる。

　実際,認知症患者は,アルツハイマー病単独という場合だけでなく,しばしば,循環器疾患・呼吸器疾患ときには悪性腫瘍なども合併する。また何らかの他の原因によって摂食不良に陥ることもしばしばである。したがって「終末期である」と診断するためには,"なぜ,食べられなくなったのか？"という摂食障害の原因について,これが治る病態なのか治らない病態なのか,適切に診断がなされる必要がある。

　そして,総合的に判断して,「終末期である」と適切に診断がなされたのであれば,人工的水分栄養補給である経管栄養は,延命治療[5]ということになる。延命治療については,本人の意向や価値観によって,実施するとか,実施しないとか,今後の方針を選択する余地がある。それに対して,「まだ終末期ではない」と診断された場合には,人工的水分栄養補給である経管栄養は,救命治療[6]になると考えられるので,通常は,実施されることになる。

---

(5)　病気が治る見込みがないにもかかわらず,延命するためだけのすべての手段・医療処置。時に死の経過や苦痛を長引かせることもある。
(6)　患者の命を救うためになされる医療処置。

2 治療の無益性

延命治療をやめて，適切な'看取り'に入るためには，「治療が無益である」「治療義務の限界である」必要がある。認知症終末期において，特にその無益性が問題となる医療処置は，嚥下困難に対する人工的水分栄養補給である。認知症終末期に経管栄養 PEG をほとんど実施しない北欧や英国と異なって，日本では PEG という人工的水分栄養補給の手段が日常的に実施され，コミュニケーションもとれない終末期認知症の人々がベッドに横たわり，時間がくると，ただ経管栄養チューブから水分と栄養液が流し込まれているといった現実がある。

① PEG とは

PEG とは経皮内視鏡的胃ろう造設術（Percutaneous Endoscopic Gastrostomy）の略語である。人工的水分栄養補給の手段には，経静脈栄養と経管栄養がある。経管栄養には経鼻チューブと胃ろうチューブを用いるものがあるが，経鼻チューブは苦痛があり，患者本人によって抜管の可能性がある。それに対して，胃ろうチューブは，腹壁にしっかり固定される。皮膚・腹壁・胃壁を貫通する瘻孔を作成し，内視鏡的にチューブを留置する手技であり，安全かつ簡便に実施できるため，現在では長期経腸栄養の標準的な投与ルートになっている。

② 人工的水分栄養補給についての賛否両論[7]

認知症終末期の嚥下困難により経口摂取が不能となった場合に，人工的水分栄養補給を実施しなければ，患者の死のつながるため，その実施・不実施には賛否両論がある。

まず，人工的水分栄養補給に賛成する理由として，ⅰ）実施しなければ餓死させることになる。家族はそれによって罪の意識を生じる。ⅱ）水分・栄養補給は医学的治療ではなく，標準的ケアの一つである。ⅲ）「差し控え」はできるが，「中止」はできない。なぜなら中止をすれば，それが患者の直

（7）箕岡真子『認知症ケアの倫理』108 頁（ワールドプランニング，2010 年）。

接死因になる。iv）差し控えは虐待につながる。v）経口摂取の介助に比べ，介護者の負担や労力の節約になる，などがある。

また，人工的水分栄養補給を差し控えてもよいとする理由としては，i）死までの時間（苦痛）を引き延ばすに過ぎない。倫理的に許容できる理由で差控えられた場合は，死因は原疾患とされるべきであり，治療差し控えによるものではない。ii）水分・栄養補給の差控え・中止は患者に苦痛を与えていない。自然に経口摂取をしなくなった場合は，口渇・飢えに苦しんでいるわけではない。餓死とは異なる。悪心・嘔吐・浮腫・喀痰・分泌物・失禁も減る。脱水傾向は，エンドルフィン（内因性モルヒネ，緩和作用）の分泌を促し，平穏な死を導く。iii）これは通常のケアとは考えられない。医療である。通常ケアである経口摂取の介助をすべき。iv）認知症の人が，その治療目的を理解できないときには，侵襲的治療は負担となる。v）身体的・心理的負担やリスク・合併症がある。時に拘束される。vi）有益でない医学的エビデンス（生存期間を延長しない，誤嚥性肺炎を減らせない等）がある。vii）進行した認知症の場合は，快適ケアに焦点をあてるべきである。認知症終末期における尊厳に配慮したケアとは"Doing to 何かをすること"ではなく，"Being with 共に在る"ことである。必要なのは，カロリーではなく，愛情と思いやりである。viii）身体栄養状況を表す検査データなどの改善が，ケアの質を表すのではない。本人や家族の治療目標に沿った真の意味でのQOLの改善によって評価されるべきである。ix）嚥下機能がなくなり，経口摂取が不可能となった時点でターミナルステージにあると言ってよい。この時点では，余命も限られており，自然で平穏な死を保証することが，より倫理的である。x）変えることのできない病気の経過を無理に変えることは，必ずしも倫理的ではない，などがあげられる。

③ 認知症終末期に経管栄養は有効か？（Evidence Based Ethics 医学的エビデンスにもとづいた倫理）

医学の領域におけるEBM = Evidence Based Medicineと同様に，生命倫理バイオエシックスの領域でもEvidence Based Ethics「正しい事実認識エビデンスにもとづいた倫理」は重要である。したがって，認知症終末期患者にとって経管栄養が有用かどうかについての医学的エビデンスを知っておく

必要がある。

　2000年のNew England Journalに掲載された論文「Rethinking the role of Tube Feeding in patients with Advanced Dementia 終末期認知症患者における経管栄養の有用性を再考する[8]」においては、＊経管栄養は【経口摂取→誤嚥→肺炎のサイクル】を断ち切ることができなかった，＊経口摂取患者群と経管栄養患者群において，生存率に差はなかった，＊経管栄養によって身体的快適さComfortを増すことはできなかったし，苦痛を軽減することもできなかった。かえって気道分泌物の増加・拘束抑制があり，寄り添って口から物を入れてもらえないための孤独があった，としている。したがって，「経管栄養の適応は，個々の患者のPEGによるリスクとベネフィットを比較考量し，現在のQOLと，予測されるQOLに基づいて判断すべき」であり，「認知症終末期患者における経管栄養は標準的治療とされるべきではなく，経口摂取が第一とされるべき」であるとこの論文は述べている。

　また，1999年のJAMAに掲載された論文[9]では，終末期認知症患者にとって経管栄養が有益かどうかを，30年間分のデータを検索して客観的医学的エビデンスとして示そうとした。①誤嚥性肺炎を予防できるか？　②生存率を改善できるか？　③褥創や感染リスクを減らせるのか？　④身体機能を改善できるか？　⑤緩和に役立つのか？　といった問いについて検討しているが，結論として「これらを支持するエビデンスを見つけることはできなかった」としている。この論文で強調されていることは，経管栄養の有益性に関する問いとして，『経管栄養は低栄養を改善するのか？（すなわち目前の低栄養を示唆する検査データを改善するか）』という問いではなく，『経管栄養は低栄養による悪い結果（すなわち消耗や死亡のリスクなど）を改善できるのか？』という問いが，今後は投げかけられるべきであるということである。経腸栄養液を入れれば，検査データは一時的にせよ改善するわけだが，その

（8）　Murirel R. Gillick, M.D.：Rethinking the role of Tube Feeding in patients with Advanced Dementia -Hebrew Rehabilitation Center For Aged, Boston. The New England Journal of Medicine, January 20: 206-210, (2000).

（9）　Thomas E. Finucane, Colleen Christmas, Kathy Travis：Tube feeding in Patients with Advanced Dementia -A Review of the Evidence. JAMA, 282, (14): 1365-1370, (1999).

一時的なデータの見かけ上の改善をよしとするのではなく，終末期認知症患者の尊厳を守るためには，経管栄養によって予後や生存率，あるいは身体的快適さやQOLが本当に改善するのかを問題にすべきであるとしている。

④ 無益性（futility）の概念に関する議論[10]

本人にとって治療の無益性（futility）が確実な場合には，延命治療を差し控えたり中止して，看取りに入ることができる。ただし，本人が望む治療のゴールやQOLによっても，"無益性futility"の概念は変わってくる。つまり，「無益である（futile）」ということは，医学的事実判断だけでなく，倫理的価値判断をも含むということを意味する。この曖昧かつ複雑な「無益」の概念に関する議論をここでしておきたい。

（a）「頻度」に関する言葉の曖昧性　我々医療者は，治療が無益だと考えるとき，その治療による回復の可能性や成功率について，本人や家族に，ほとんど回復の見込みが「ない」「稀である」「可能性は少ない」などの頻度に関する言葉を日常臨床において使用するが，これらの言葉を数量化した場合，回答した個人によって，そのイメージするパーセンテージは大きく異なっていたとしている研究結果[11]がある。また，医師が「無益である」と言った場合，イメージする成功の可能性は0％〜13％までと幅広く，医療者の個人的考え方によって異なっていたとしている研究結果もある[12]。

（b）「無益性の定義」の曖昧性　さらに，「無益の定義」も，それぞれの医療者が想定する ⅰ）治療目標，ⅱ）QOL，ⅲ）結果の評価基準によって，その意味するところが異なる。

ⅰ）治療目標による無益性の定義　医療者は，その治療によって価値のある結果が得られないと考える場合に，その治療を無益であると判断する。しかし，何を治療目標にするのかによって，無益（価値がない）の意

---

(10) 箕岡真子『蘇生不要指示のゆくえ――医療者のためのDNARの倫理』（ワールドプランニング，2012年）。
(11) Nakao MA, Axelrod S: Numbers are better than words; verbal specifications of frequency have no place in medicine. Am J Med, 74:1061-1065(1983).
(12) Lantos JD, Singer PA, Walker RM, et al.: The illusion of futility in clinical practice. Am J Med, 87: 81-84(1989).

味は変わってくる。治療目標については，医療専門家同士でも異なっているし，医療専門家と一般の人々（患者や家族）とで異なっている可能性がある。一般の人々の中には，意識がなくてもただ生きているだけで意味があると考える人もいる。医療者は，自分だけの判断で，治療目標について決めるのではなく，患者や家族と対話をもつことが重要である。

　ii) QOL による無益性の定義　　医療者は，その治療によって患者のQOL を十分に改善しない場合に，その治療を無益であると判断する。しかし，医療者が想定するよい QOL と，患者が望む QOL は異なっている可能性がある。"何をよい QOL と考えるのか" は，個人の価値観の違いが最も明瞭に出る場面である。また，幾つかの調査研究によって，医師は患者の QOL を，より低く見積もる傾向があると言われている[13][14]。したがって，将来の QOL が低いという理由で，医師が自分自身の価値観を押し付けて一方的に治療の是非を決めることには問題がある。患者の価値観や願望を尊重すべきだし，それを明確にするためのコミュニケーションが必要である。

　無益性が問題となった裁判として，Baby K 事件がある。判決において「期待される QOL が極めて低い場合には，医師が治療を断念してもよい」ということを退けている。また，キャサリン・ギルグーン裁判は，医師が，予想される患者の QOL から，CPR は無益であると判断し DNAR 指示を出したが，娘は「できるだけのことをやってほしい」と言い，医療者と家族が対立した事例である。医師たちは病院倫理委員会の了解のもと，家族の意思に反して，気管内チューブを抜管したが，その後，告訴され裁判となった。

　iii) 結果の評価基準による無益性の定義　　また，その後の患者の生存期間などによって，医療処置の無益性を評価する場合もある。ただ，ここで注意しなければならないことは，生存期間という結果が，医療者による価値観の評価基準にすり替えられる危険性があるという点である。医療者

---

(13)　Pearlman RA, Uhlmann RF. Quality of life in chronic disease: perceptions of elderly patients. J Gerontol. 1988; 43: M25-30.

(14)　Danis M, Patrick DL, Southerland LI, et al.: Patients' and families' preferences for medical intensive care. JAMA 1988; 260:797-802.

は，ときに，患者の価値観や人生観を考慮しないで「この患者がこの程度の期間生きることは意味がない」「この病状の患者はこの程度の期間生きれば十分だろう」と医療者自身の価値観というフィルターをとおして解釈・翻訳してしまう傾向があることに注意を払う必要がある．

IV 本人の意思

認知症終末期において，倫理的に適切な'看取り'に入るためには，「これ以上の積極的治療を望まない」という本人意思・事前意思があることが望ましい．

1 認知症者の意思能力

認知症の進行とともに，認知機能および意思能力は低下してくる．実際，医療ケアの現場においては，認知症高齢者の今後の治療方針を決める際に，その都度，意思能力の有無を判定・評価しなければならないという現実に直面する．しかし，認知症であっても，すべての場面において意思能力がない患者と，場面によっては意思能力がある患者があり，包括的に無能力とは言えない．

① 意思能力の評価

「認知症だから」という先入観で意思能力を過少評価して，必要以上の自己決定の制限をすることは倫理的に正しくない．意思能力は，「特定の課題ごと」「経時的に」「選択の結果の重大性に応じて」変化するため，認知症の人すべてに意思能力がないわけではない．軽度認知症では自己決定ができる場合が多く，中等度認知症でも自己決定ができる可能性がある．医療に関する要望を伝えたり，代理判断者を指名するなどの事前指示作成に関しては，軽度・中等度認知症において「可能であった」とする多くの研究がある[15][16][17]．したがって，認知症における意思能力は，エンハンスメント（強

---

(15) Brechling B.G., Schneider C.A.: Preserving autonomy in early stage dementia. Journal of Gerontological Social Work, 20(1-2): 17-33, (1993).
(16) Burgener S.C.: Care decisions in irreversible dementia-Who speaks for the

化）されたりスライド尺度化[18]される必要がある場合もあり，その概念はより treatment specific, relative, flexible, fluctuate なものが要求されることになる。

　実際，医療に関する意思能力については，主治医が評価することになるが，精神知的機能検査（質問式）のみでは「医療に関する意思能力」については十分な sensitivity をもっているとはいえず，「何を尺度にして，医療に関する意思能力を決定するのか？」という問題が出てくる。したがって，意思能力について主治医が評価困難である場合には，専門医にコンサルトすることになる。

② Appelbaum らによる意思能力の構成要素[19]

　「医療に関する意思能力がある」というためには，ⅰ）選択の表明 Expression（選択する能力とそれを相手に表明する能力），ⅱ）情報の理解 Understanding（疾患・予後・治療法の利点と危険性・代替治療について理解する能力，ⅲ）状況の認識 Appreciation（その治療法を選択した場合，それが自分にどのような結果をもたらすのかを認識する），ⅳ）論理的思考 Reasoning（決定内容が自分の価値観や治療目標と一致していること），ⅴ）選択した結果の合理性 Reasonable（決定内容が客観的にみて，患者の最善の利益に一致し，合理的であること）が必要であるといわれている。ただしⅴ）を含める必要はないという立場の意見もある。

③ 認知症における自律 Autonomy の概念

　認知症の人の尊厳に配慮するためには，自律 Autonomy の概念をより広くとらえて意思能力の評価をし，できるだけ自己決定の支援 Shared Deci-

---

　　patients?. Journal of Gerontological Nursing, 25(8): 53-55(1999).
(17)　Fazel S., Hope T., Jacoby R.: Dementia, intelligence, and the competence to complete advance directives. The Lancet, 354(9172): 48(1999).
(18)　スライド尺度化；客観的にみて，本人が最善の利益に適わない決定をし，危険性の大きい選択肢を選ぶ場合には，より厳しい意思能力の評価基準を用いるべきであるという考え方。
(19)　Thomas Grisso, Paul S. Appelbaum: Assessing Competence to Consent to Treatment. P.17-30, Oxford University Press, New York, (1998).

sion making（共有された意思決定）をするする必要がある。すなわち，自律を「個別に単独で自己決定できること」と狭くとらえるのではなく，「周囲との関係性の中で自己決定をすること」，すなわち「合理的な判断能力が不十分でも，大切な人々との関係性の中で自己という感覚を維持でき，それを表現したり価値観や願望を表現できる」というより広い概念でとらえなおすことである[20]。認知症における自律の概念とは，ひとりで自己決定をするという自律の個的側面だけでなく，関係性の中での自律にも焦点をあてる必要がある。

2　事前指示の重要性

しかし，上記のように，いくら認知症の人々の自律の概念を広く柔軟に解釈しても，認知症終末期においては，既に意思能力はなく，終末期医療に関する自己決定をすることはできない。したがって，本人の自律を尊重するためには，本人の意思である「事前指示」を，意思能力があるうちにしておくことが重要となる。

①　then-self（かつてのその人）と now-self（現在のその人）との関係

このように，かつて正常だった頃の本人の意思を尊重することはたいへん重要であるが，高齢者差別の ageism と同様な，認知症差別の dementism ともいうべき偏見がいまだあり，認知症本人のかつての意向や価値観が尊重されていない現実がしばしばある。

認知症は"脳の神経細胞の病理学的変性が原因である病気"であるという点に主眼がおかれ[21]，それによって当然に人格は変化し，次第に失われ，崩壊してしまい，'抜け殻'となってしまうと考えられてきた。すなわち，人格をもったひとりの人（one-self）は，認知症のない健常なかつてのその人（＝ then-self）から，現在の認知症になり（＝ now-self），やがてその人格も失われてしまい（＝ no-self），「抜け殻」「脳が空っぽ」という汚名をきせられてしまうというものであった[22]。そのような認知症のとらえ方においては，

---

(20)　Tony Hope et al.; Dementia; Ethical issues, Nuffield Council on Bioethics, 2009,
(21)　Tom Kitwood: Dementia Reconsidered - the person comes first. P.7-19, Open University Press (2008).

認知症の人を目の前にすると，「普通の人と違う何かおかしな人」ということになり，かつての本人の自己決定を尊重しなくてもよいという傾向になりがちである。

しかし，認知症の人々の尊厳に配慮するためには，'then-self'（認知機能が正常だった過去のその人）と'now-self'（認知機能が低下した現在のその人）との間に，アイデンティティーや連続性を認める必要がある。これに関連して，事前指示の内容が，現在の最善の利益と一致しない場合が，しばしば問題となる。その場合には「本人の意思である事前指示を優先すべきだ(A)」と「現在の状況は変化しているのだから，現在の最善の利益を優先すべきだ(B)」という二つの意見の対立がみられることになる。

事前指示は，｛以前のその人（＝then-self）｝の自己決定Autonomyの権利を延長するはたらきがあるが，(A)の立場は，以前の自律・自己決定権を厳格に守る立場だが，この立場を強調しすぎると，代理判断者はあたかも事前指示の人質のようになり，｛現時点の認知症の人（now-self）｝に不利益を与えてしまう結果になることがある。また(B)は，事前指示の重要性を最小限にしている立場だが，｛以前の自己（then-self）｝との継続性・アイデンティティーを軽視してしまうことになる。したがって，(A)，(B)のどちらかに偏るのではなく，「事前指示（then-selfのAutonomy自律）」と「now-self現在の最善の利益」を，本人に対して思いやりの気持ちをもって，比較衡量し，柔軟に解釈する必要がある[23]。

② 事前指示が有用である理由

事前指示が有用な理由として，ⅰ）患者の自己決定権を尊重することになる，ⅱ）家族が，患者本人の意思を根拠無く憶測することの心理的感情的苦悩を避けることができる，ⅲ）医療介護従事者が法的責任追求を受けないで済む，ⅳ）事前指示はコミュニケーションツールとして機能し，その作成のプロセスそのものが，患者・家族・医療介護関係者とのコミュニケーション

---

(22) Stephan G. Post：The Moral Challenge of Alzheimer Disease-Ethical Issues from Diagnosis to Dying. Second Edition, p.127-142, The Johns Hopkins University Press, Baltimore and London (2000).

(23) 箕岡・前掲注(7) 124-125頁.

を促進し，信頼関係を深めることになるなどがある。そして，世界各国の多くの終末期医療に関するガイドラインにおいても，その第一番目に「患者の意思・事前意思が確認できる場合はそれを尊重する……」と事前指示の尊重を掲げている。

　このように事前指示は有用なコミュニケーションツールとなり得るわけだが，コミュニケーションツールとして利用する場合には，その対話のプロセスが重要となってくる。対話の内容として，医学的事項（現在の病状・将来起こりえること・治療法・その治療法による治癒の可能性など）だけでなく，倫理的価値に関する事項（患者本人の価値観・人生観・治療目標など）も，たいへん重要である。したがって，医療・介護専門家の役割は，患者に代わって決定をするのではなく，十分な情報提供・アドバイスをし，患者（家族）サイドが自分で方針を決めるお手伝いをすることになる。「その人の最期の生き方」を決めることになる事前指示作成においては，終末期の医療・ケアについて，「その患者さんのために」「皆で考えてみよう」というプロセスが大切だということになる[24]。

③　事前指示書『私の四つのお願い』[25]

　認知症終末期ケアにおいて，意思能力があるうちに事前指示を作成しておくこと（Advance Care Planning）の重要性に鑑み，現在，我々は，事前指示『私の四つのお願い』の普及活動をしている。その目的について以下の記述がある。『私たちの人生には，自分自身ではどうすることもできない病気・死などの苦難・苦しみがあります。この"私の四つのお願い"は自分の意思を伝えることができなくなった時に，ⅰ）あなたに代わって，あなたの医療やケアに関する判断・決定をしてほしい人，ⅱ）あなたが望む医療処置・望まない医療処置について，ⅲ）あなたの残された人生を快適に過ごし，充実したものにするためにどのようにしてほしいのか，ⅳ）あなたの大切な人々に伝えたいこと，以上4つのお願いを，家族をはじめ親しい人々に伝えることをお手伝いするものです。』ⅰ）は「医療に関する代理判断者」の指名，

---

(24)　箕岡・前掲注（7）121-124頁。
(25)　箕岡真子『私の四つのお願い――医療のための事前指示書』（ワールドプランニング，2011年）。

ⅱ）はリビングウィルに相当する。

④　代理判断者を指名することの重要性

　事前指示の内容が，現在の最善の利益と一致しない場合に備えて代理判断者を指名しておくことが大切である。確かに，医療内容の指示であるリビングウィルには，将来の病状の予測が的確にできない場合，不安がつきまとうことになるが，自分の最も信頼する代理判断者を指名することは，自分の自己決定の権利 Autonomy を行使する，より実践的な方法と言える。ここで忘れてはいけないたいへん重要なことは，その患者は，かつて意思能力が正常だった時に，その代理判断者を，自分自身の最善の利益のために信頼して選んだという事実である。

　そこで，事前指示書『私の四つのお願い』の中では，『医療についての事前指示を書くにあたって，将来の身体的に衰弱してしまった自分にとって不利な決定をしてしまうのでなないかと心配する方もおられるでしょう。しかし，あなたが指名した代理判断者は，あなたの変化した身体状態や周囲の状況，あるいは医学の進歩を考慮して，「その時の」「あなたにとって」「もっともよい決定（最善の利益判断）」をしてくれるはずです。事前指示の中に，その旨，書き添えておいてください』と述べている。

Ⅴ　家族による代理判断

　認知症終末期において，倫理的に適切な'看取り'に入るためには，本人の「積極的な延命治療を望まない」「平穏な最期を望む」という意向に家族が異議を唱えないこと。あるいは，本人に意思能力がなく意思表明ができない場合には，'適切'な家族（代理判断者）が，'適切'な代理判断の手順を踏んで，決定することが必要である。

1　代理判断の手順

　倫理的に適切な代理判断の手順は　①事前指示の尊重　②代行判断（患者意思の推定）　③最善の利益判断の順となる。前述のごとく，患者本人の事前指示があれば，まずそれを尊重することになるが，明確で具体的な事前指

示がない場合には，代行判断を実施することになる。代行判断とは「現在意思能力がない患者が，もし当該状況において意思能力があるとしたら行ったであろう決定を代理判断者が推定すること」である。このような患者意思の推定さえもできない場合には，最善の利益判断 Best Interest「本人にとって最も良いと思われる決定を代理判断者がすること」を実施することになる。何が患者の最善の利益なのかを判断するにあたっては，家族・医師・看護師・介護担当者などの関係者が，互いにコミュニケーションを深め，十分に話し合いをし，独断を避けることが重要である。

代理判断に際しては，家族の意見は，「家族自身の願望・都合なのか？」それとも「患者の意思願望を適切に推測・反映しているのか？」という倫理的違いに敏感になる必要がある。それは，前者の家族の意向や都合によるのであれば，「家族による自己決定」になってしまう可能性があるからである。さらに，「本人と家族とは利益相反はないのか？」「虐待など家族関係に問題はないのか？」等についても，代理判断の内容に影響するので確認をする必要がある。

ときに，認知症者全体に対する偏見も，代理判断の内容を歪めてしまうことがあるため注意が必要である。しばしば，「もう齢にとって不足はない」という ageism 的考え方や，「認知症だからこれ以上の治療はいらない」という dementism 的考え方が，第三者による助言もない密室の決定の場合には，認知症の人々の尊厳を傷つけてしまうことになる。認知機能や意思能力が正常だった then-self かつてのその人だけでなく，now-self 現在の認知症本人にも，敬意を払った代理判断であることが大切である。

2　誰が代理判断者になるか

医療やケアの内容は代理判断者の価値観により左右される可能性があるため，「誰が代理判断者になるのか？」は大きな問題である。

欧米における自己決定が"個人を中心とした自己決定"であるのに対して，日本における自己決定は,"家族という関係性の中での自己決定"が多い。又，実際，家族の治療やケアへの協力・配慮が，結果として患者本人の利益ともなるため，日本においては家族の果たす役割はより大きなものとなる。

しかし，「医療への同意」が法律行為ではなく「一身専属的法益への侵害

に対する承認」のため，代理できるかどうかについても争いがあり，「家族等による同意は，本人の同意権の代行にすぎず，第三者に同意権を付与しているものではない」と解釈されている。したがって，ただ，家族だからと言って，当然には代理判断ができるわけではない。

① 代理判断者の順位

代理判断者には，本人と利益相反がなく，本人の考え方や人生観を知り共感をもって判断できる人が望ましいといえる。

本人が事前指示などで，代理判断者を指名していた場合には，その指名された人（Proxy[26]）が優先順位の一番目になることには異存はないであろう。なぜなら，その認知症の本人が，かつて意思能力が正常だった時に，その代理判断者を，自分自身の最善の利益のために信頼して選んだからであり，本人の自己決定権 Autonomy を尊重することになるからである。

本人によって代理判断者が指名されていない場合の優先順位については，現在，明確な規定がない。実際，家族の定義も法的に定まっているわけではない現状がある。また，成年後見人についても，現時点では，治療方針や終末期医療の意思決定に関する事項は代理権の内容に含まれないと考えられている。現実には，家族が代理判断する役割をになうことが多いであろうし，また家族が本人の療養生活にもっとも大きな役割を果たすことになる。しかし，患者と家族の関係がよくない場合や，介護を負担に感じている場合，あるいは虐待や利益相反などがある場合には，必ずしも患者本人の意思や利益を反映・代弁しているのか，あるいは本人の最善の利益を推測できるのか疑問のある場合もあり，患者を害する結果にもなりうる。

② 家族による意思推定が許される場合（東海大学事件）

家族による患者意思の推定が許される場合として，平成7年東海大学事件判決では①家族が，患者の性格・価値観・人生観等について十分に知り，その意思を的確に推定しうる立場にある　②家族が，患者の病状・治療内容・

---

(26) Proxy は患者によって指名された医療に関する代理判断をする者を指し，Surrogate は意思能力を失っている患者に代わって代理判断する人一般を指す。しかし，日本の法にはこのような言葉の区別はない。

予後等について十分な情報と正確な認識をもっている　③家族の意思表示が，患者の立場にたった上で，真摯な考慮に基づいたものである　④医師が，患者または家族をよく認識し理解する立場にあるとしている。このような「適切な家族」が，「適切な代理判断の手順」を踏めば，家族が本人に代わって，終末期医療ケアについて決定することは，本人にとってもよいことだろう。

③　家族による意思推定は慎重に（川崎協同病院事件）

　しかし，家族の意見について，慎重な姿勢を見せている 2007 年川崎協同病院事件控訴審判決もある。『家族の意思を重視することは必要であるけれども，……家族の経済的・精神的な負担の回避という患者本人の気持ちには必ずしも沿わない思惑が入り込む危険性がつきまとう。……自己決定権という権利行使により治療中止を適法とするのであれば，このような事情の介入は，患者による自己決定ではなく，家族による自己決定にほかならないことになってしまうから否定せざるを得ない……。』としている。

　先程，家族の意見は，「家族自身の願望・都合なのか？」それとも「患者の意思願望を推定・反映しているのか？」という倫理的違いは重要であると述べたが，前者の「家族の願望」であれば，それはまさしく「家族による自己決定」となってしまうであろうし，「患者本人の意思願望を反映」していれば，それは倫理的に適切な代理判断の手順を踏んでいるということになる。

VI　意思決定のための手続き的公正性

　倫理的に適切な'看取り'を実践するためには，意思決定のプロセスの公正性に留意する必要がある。とかく，高齢者の看取りに関しては'そろそろお迎えがきた''もう齢にとって不足はない'などと，倫理的に十分配慮されず，密室の決定になりがちである。

　看取りの意思決定のプロセスにおいては，患者の現在の意向，および以前の意向（事前指示）や家族の考えを十分に考慮する必要があるし，適切な記録をカルテに残しておく・第三者の意見を聴取するなど中立性や透明性の確保が重要となる。

　そして，合意を形成するためには関係者間の十分なコミュニケーションが

大切である。「終末期かどうか？」「治療は無益なのか？」「本人の意向や人生観はどうか？」「本人の望む治療のゴールや QOL は何か？」といった点について，本人のために共感をもって話し合うことである。

もし，意見の不一致やコンフリクトが生じた場合には，「独断はしない・一人で決めない」といった協働的な意思決定プロセスが大切であり，倫理コンサルテーションや倫理委員会が助言をする役割をになうことになる。

VII 社会のコンセンサス（ガイドライン）

倫理的に適切な'看取り'を実践するためには，社会的にコンセンサスがある手順に従う必要がある。ここでいくつかのガイドラインを見てみたい。

日本では，厚生労働省による終末期医療の決定プロセスに関するガイドライン（平成19年5月）がある。患者意思・事前指示の尊重→患者意思の推定→最善の利益判断の順になっている。

イギリスの General Medical Council によるガイドラインでは，53条；事前指示を尊重すること。ただし患者がその状況を予見して意思表示したかどうかを考慮すること。54条；患者の意思が不明な場合には，医師が患者の最善の利益になる決定をすること。ただし患者の願望について，他の医療従事者や患者の近親者にコンサルトすることとしている。

また，オーストラリアのガイドラインは，『終末期における延命治療について，それを受けるのか，あるいは拒絶するのかを自分自身で決める権利があります。適切な end-of-life care とは，「その患者さんにとって」「その時に」もっとも相応しい医療・ケアを提供することです。もし，治療目標を'完治'から'快適さ''尊厳への配慮'に変更しなければならない時期がきたと，適切に判断された場合には，延命治療を差し控えたり中止したりすることは，死に逝く患者さんの'最善の利益'のために許されることであるといえます。』としている[27]。

フランスでは，Leonetii Law（2006）という法律で終末期の意思決定プロセスを規定している。1条；不合理で執拗（過剰）な医療を拒否できること。

---

(27) Guidelines for end-of-life care and decision-making, New South Wales.

5条；協働的手続きの重要性；意思能力がなく，治療の制限・中止が生命にかかわる場合には事前指示の確認・家族の意見の聴取すること。6条；患者による治療拒否の場合には緩和ケアの義務があること。7条；事前指示の権利があり，3年以内有効としている。

また，WHOも2011年6月に認知症をはじめとする高齢者の慢性疾患における緩和ケアの重要性に鑑みて，ガイドラインPalliative Care for older people; Better Practiceを出した。その中で【高齢者の認知症終末期ケアにおいて不適切と思われるもの】の項で，恩恵が少ない過剰な医療ケアとして，経管栄養，輸液，検査，抑制・拘束があげられている。

日本においても，日本老年医学会の立場表明（2012）において，「経管栄養などが，患者本人の尊厳を損なったり苦痛を増大させたりする可能性があるときには，治療の差し控えや治療からの撤退も選択肢として考慮する必要がある」としている。

Ⅷ　おわりに

現時点における認知症終末期医療・ケアには以下の問題があると考えられる。
① 治療の無益性（futility）を認識していないこと
② 今後の方針を決定する人々の間のコミュニケーションが不足していること
③ 終末期ケアの経過について合意がないこと
④ 時宜を得た終末期緩和ケアの実施がなされていないこと

特に，── Cure sometimes, Comfort always（ときに治療，常に快適ケア）──のスローガンが示しているように，苦痛の少ない認知症終末期を過ごすためには，緩和ケアの概念を認知症終末期ケアに取り入れることが必要である。認知症終末期の緩和ケアにおいては，がん患者と異なり余命も長いため，"死"を強調するのではなく，"生きること"をより意識する必要がある。そして，緩和ケアは，消極的安楽死と異なり，決してすべての治療をやめることではない。このスローガンにあるように，無益な延命治療をやめても，「必要な治療」や「快適ケア」は実施されるべきものである。

また，認知症終末期ケアにおいて，自分の価値観に沿った平穏な終末期を過ごすためには，まだ自分のことを自分で決めることができる病気の初期に話し合っておくことが大切であり，今後の事前指示の普及「自分自身の終末期ケアについて一度考えてみること」が重要である。

13　小児の終末期医療

甲 斐 克 則

Ⅰ 序——　小児の終末期医療の問題の基本的視点：「人間の尊厳」と「最善の利益」
Ⅱ 小児の終末期医療と家族の役割
Ⅲ 比較法的観点からみた重度障害新生児の延命処置の差控え・中止
Ⅳ 結語——小児の終末期医療に関する日本でのルール作り

I　序——　小児の終末期医療の問題の基本的視点：「人間の尊厳」と「最善の利益」

　1　小児の終末期医療ないし看取り，とりわけ重度障害新生児の処置をめぐる法と倫理の問題は，大変重い，難しい問題である。新生児・小児医療は，成育面でも意思決定能力の面でも，本人に対するインフォームド・コンセントや本人自身による「治療を選択する権利」を柱にすることができない点で，成人と異なる。しかも，意思決定能力のない新生児から意思決定能力のある子どもまで幅があるので，より複雑である。もちろん，年齢によっては一定の範囲で小児の意思を汲み取ることができる場合もあるが，その限界は困難を伴うことが多い。そこで，新生児・小児の看取りの医療の問題を考える前提としては，やはり「人間の尊厳」を根底に置くべきだと思われる。新生児・小児の「人間の尊厳」は，大人のそれと本質的には変わりがない。ただ，その表れ方が少し違う部分がある。子どもというのは，病気であろうとなかろうと，本質的に，周囲の人々によって保護されるべき存在である。保護されないことには成長しえないという前提がある。当たり前ともいえるこの本質を十分に踏まえたうえで，新生児・小児の看取りの医療の問題も考える必要がある[1]。

　2　また，子どもの「最善の利益（best interests）」が重要であることもしばしば説かれる。しかし，その内容は法律で規定するのになじみにくいためか，あるいは小児医療との関係では両親と小児科医・看護師との心理的・物理的葛藤を含みがちなナイーブな領域となるためか，世界的にみても，法律の明文で「最善の利益」の内容について規定したものはあまりなく，むしろガイドライン等の生命倫理規範ないし医療倫理規範で対応していることが多い。しかも，その判断は，ケース・バイ・ケースで行われることが多い。

　アメリカ医師会のルールでは，「最善の利益」の内容について5つのファクターを挙げている。第1に，治療が成功する可能性，第2に，治療の実施および不実施に関するリスク，第3に，その治療が成功した場合に生命が延

（1）　甲斐克則「小児医療」甲斐克則編『レクチャー生命倫理と法』220頁以下（法律文化社，2010年）参照。

長される程度，第4に，治療に付随する痛みおよび不快さ，第5に，治療実施の場合と不実施の場合に予想される新生児の生活の質（quality of life），である[2]。これで十分かどうか，なお検討の余地はあるが，これを手掛かりに具現化することは可能であろう。実際上，この判断は，ケース・バイ・ケースで行わざるをえない。問題は，誰が最終的にその判断を行うか，であり，これは法律問題と絡む場面がある。いずれにせよ，特段の濫用がないかぎり，その生命倫理規範が遵守されていれば，この領域で，法は，敢えて表に出過ぎるべきではないといえよう。

　小児医療の領域でもしばしば引き合いに出される「児童の権利に関する条約」（1989年国連総会で採択，日本国は1990年書名，1994年批准，公定訳）は，18歳未満のすべての者を対象にしているが（同条約1条），同条約3条1項によれば，「児童に関するすべての措置をとるに当たっては，公的若しくは私的な社会福祉施設，裁判所，行政当局又は立法機関のいずれによって行われるものであっても，児童の最善の利益が主として考慮されるものとする。」という具合に，子どもの「最善の利益」を家族の「最善の利益」から独立したものとして位置づけている。

　3　小児の治療について最も踏み込んだ宣言と思われる世界医師会「ヘルスケアに対する子どもの権利に関するWMAオタワ宣言」（1998年10月カナダ，オタワにおける第50回WMA総会で採択，2008年改定，日本医師会訳）の第4条は，「すべての子どもは，生まれつき生存権を有し，同様に健康増進，疾病の予防と治療，及びリハビリテーションのために適切な施設を使用する権利を有している。医師並びにその他の医療提供者は，これらの権利を認識し，かつ増進し，物的並びに人的資源がそれらの権利を支持し遂行するために提供されるよう働きかける責任を有する」として，特に以下の10項目に対してあらゆる努力をするよう規定している。

　①子どもの生存と発育を最大限可能な限り擁護し，両親（あるいは法定代理人）が子どもの発育の基本的責任を有し，両親がこの点に関しての責任を共有していることを認識すること。②ヘルスケアにおいては，必ず子どもの最善の利益が第一義に考慮されるべきであること。③医療およびヘルスケア

（2）　田村正徳＝玉井真理子編『新生児医療現場の生命倫理』11-12頁（玉井真理子執筆）（メディカ出版，2005年）参照。

の提供においては，年齢，性，疾病あるいは障害，信条，民族的血統，国籍，所属政治団体，人種，性的オリエンテーション，子どもないし両親あるいは法定代理人の社会的地位を考慮したいかなる差別も拒絶すること。④母子に対して産前産後の適切なヘルスケアを確立すること。⑤すべての子どもに対して，プライマリ・ケアそして必要とする子どもには適切な精神科ケア，痛みに対する処置および障害児の特別なニーズに関連したケアなどを重視して，適切な医療とヘルスケアの提供を確保すること。⑥不必要な診断行為，処置および研究からすべての子どもを擁護すること。⑦疾病と栄養不良を克服すること。⑧予防的ヘルスケアを発展させること。⑨子どもに対するさまざまな形態の虐待を根絶すること。⑩子どもの健康に有害な伝統療法を根絶すること。

　ここに示された10項目は，まさに小児医療をめぐる生命倫理と法の問題を考えるうえで重要な具体的内容を明示している。また，同宣言9条は，同意と自己決定に関して，「小児患者およびその両親あるいは法的代理人は，子どものヘルスケアに関するあらゆる決定に，積極的に情報を持って参加する権利を有する」こと，「子どもの要望は，そのような意思決定の際に考慮されるべきであり，また，子どもの理解力に応じて重要視すべき」こと，そして「成熟した子どもは，医師の判断によりヘルスケアに関する自己決定を行う権利を有する」ことを規定している。ここには，子どもの権利条約を意識した，子どもの主体性と要保護性を正面に据えた思考をみることができる。これは，妥当な方向といえよう。

　4　以上の基本的視点を踏まえて，以下，本稿では，まず，小児の看取りと家族の役割について論じ，つぎに，特に問題の大きい重度障害新生児と延命処置の差控え・中止の問題について比較法的観点から論じ，最後に，小児の終末期医療に関する日本でのルール作りについて考察を加えることにする。

II　小児の終末期医療と家族の役割

　通常，両親は，「子どもの最善の利益」を確証して対応するであろうし，医師も両親の判断を尊重する。したがって，「最善の利益」の判断主体は，両親であることが多い。しかしながら，両親の考えが社会の支配的な考えと

大きく食い違う場合もあり，特に両親の判断が子どもに著しく不利益を与える場合には，危害防止の観点から，あるいはパターナリズムの観点から，法的規制が介入してくる余地もある。その意味では，家族の役割は，重要だが，万能ではない。

また，子どもの年齢には幅があることから，子どもの決定と両親の選択とが食い違う場合にいずれを優先すべきか，という問題が生じるが，15歳以上の子どもであれば，法的にも一般に同意能力が認められる。また，15歳未満であっても，個別的に判断して，成熟した子どもについては，可能なかぎり同意能力あるいは事実上の賛意能力を認めてよいであろう。近年，前述の「児童の権利に関する条約」に基づいて，インフォームド・アセント（informed assent）やインフォームド・ヴュー（informed view）という視点が強調されるのは，方向としては妥当である。そして，それを支えるのも，実際は家族である場合が多い。

ところが，アメリカの生命倫理学者トリステラム・エンゲルハートが述べるように，家族の形態が多様化し，伝統的な家族観だけをモデルにして考えることができない時代になりつつある[3]。家族に子どもの医療についての判断を全面的に委ねることができない事態も想定しておかなければならない。しかし，道徳的に多様な社会にあっても，最小の社会的ユニットとしての家族が治療への同意について限定的ながらも大きな役割を果たし続けることは否定できないように思われる。なぜなら，「子どもの最善の利益」を最もよく知りうるのは，結局は家族，とりわけ（両）親である場合が多いからである。しかし，児童虐待が確認されるような家族の場合，法的規制を発動して子どもを守る必要があるし，また，一定の場合には，家族への様々な社会的支援（医療スタッフのみならず弁護士等多様な観点からの支援）がなければ，親であっても「最善の利益」の判断を行えないことも自覚する必要がある。とりわけ小児の終末期医療をめぐる問題では，この点を常に念頭において慎重な判断が望まれる。

（3） H. トリステラム・エンゲルハート（甲斐克則・新谷一朗訳）「治療への同意――家族の役割」比較法学 43 巻 2 号 157 頁以下，特に 162 頁以下（2009 年）参照。

III 比較法的観点からみた重度障害新生児の延命処置の差控え・中止

1 小児の看取りをめぐる法と倫理の前提

　成人の場合の問題と異なり，小児・新生児の終末期医療の問題は，「自己決定」を柱に据えることはできないので非常に複雑である。この問題を考える前提としては，上述のように，やはり「人間の尊厳」を根底に置くべきだと思われる。例えば，子どもが重度の障害を持って生まれた場合，医療関係者あるいは家族にしてみると，どこまでどういう治療を施してよいか，あるいはどこまで希望を持って対処してよいか，判断が難しいところがある。安易に治療の中止を認めると，「優生思想の濫用」といった事態になりかねない。「人格的生命観」（いわゆる「パーソン論」）を強調すると，例えば，知能指数の高低にウエイトを置くことにもなりかねず，重度の障害を持っていた場合には「人格」という面で劣る，ということに結び付きやすい傾向があるので注意を要する。他方，「ノーマライゼーション思想」によれば，障害を持っているということを特別視せず，「共生」という考えに繋がるので，出発点としてはこの考えが妥当であろう。

2 アメリカのルール

　諸外国では，どのようなルールになっているのかをみておこう。この問題を世界に投げかけたのは，1982年にアメリカのインディアナ州で起きたインファント・ドゥ事件（Doe v. Bloomington Hospital, 104 S.. Ct. 394, 52 U.S.L.W.3369（1983））である[4]。ある病院で生まれた男の子は，ダウン症候群と食道閉鎖症を患っており，この子の処置をめぐって小児科医と産婦人科医との意見が分かれた。小児科医たちは，手術を受けさせるために転院させたらどうか，という意見であったが，産婦人科医たちは，そのまま病院に留めておいて苦痛，不快感を与えないようにするための手当だけを施して，

（4）　丸山英二「重症障害新生児に対する医療とアメリカ法（上）」ジュリスト835号104頁以下（1985年）参照。

死にゆくにまかせるべきだ、と主張した。手術が成功しても、最低限の適切さを持つ「生命の質」（あるいは「生活の質」(quality of life)）が得られる可能性がない、というのがその理由であった。病院は両親に判断を求めたが、両親は、医師たちと相談した結果、転院せずにこの子を死にゆくにまかせるという治療方針に従うことが、この子と自分たちと他の2人の子ども、そして自分たち家族全体の「最善の利益」にかなう、という決定をして、水分・栄養を差し控える趣旨の同意書に署名をした。病院は、その主張を受け入れてよいのかを確認する訴訟を起こしたが、裁判所は、両親の意向を尊重してよい、という命令を出した。その数日後にその子は死亡した。この事件は、各方面にインパクトを与えた。

もう1件、1983年に類似のジェイン・ドゥ事件（Weber v. Storney Brook Hosp., 60 N.Y. 2d 208, 456 N.E.2d. 1186, N.Y.S. 2d 63 (1983)）がニューヨーク州で起きた[5]。ある病院で生まれた女児が、脊髄髄膜瘤、小頭症、水頭症等を患っており、やがて小児科医の指示で、二分脊椎と水頭症を矯正するために転院された。両親は矯正手術に反対した。病院は裁判所に確認を求めたが、本件でも裁判所は、両親の決定がその子の「最善の利益」に沿うものである、と判断した。アメリカの裁判例は、総じて「最善の利益」は親が決定する、というスタンスを維持しているようである。しかし、この判決が、「子の『最善の利益』」に限定していることに対して、先のインファント・ドゥ事件判決では、「この子と自分たちと他の2人の子ども、そして自分たち家族全体の『最善の利益』にかなう」と述べており、両者の間には「最善の利益」に関して理解に差異がある。ジェイン・ドゥ事件判決の論理の方が妥当と思われる。

なお、プロライフ（生命尊重）派といわれたレーガン大統領は、即座にこれに反応し、障害者の差別にならないような配慮が必要であるということから、1982年から1983年にかけて、特に障害を理由とする差別禁止の通知を出し、1984年に終局規則ができた[6]。確かに、障害があるというだけで治

(5) 丸山英二「重症障害新生児に対する医療とアメリカ法（下）」ジュリスト836号88頁以下（1985年）参照。
(6) 丸山英二「重症障害新生児に対する医療についてのアメリカ合衆国保健福祉省の通知・規則（1）（2）」神戸法学雑誌34巻3号616頁以下（1984年）、35巻1号325頁

療をしなくてよいということになると，障害者差別の問題に繋がる可能性があるので，注意を要する。

3 イギリスのルール

イギリスでは，いくつかの注目すべき判決を経た後に，医学界のガイドラインを策定して，この問題に対応している。

まず，いくつかの著名な判例を取り上げておこう。1981年の有名なアーサー医師事件（R v Arthur (1981) 283 Br. Med. J. 1340, 2 Lancet 1101）では，ダウン症候群の新生児を両親が受け入れることを拒否したので，小児科医アーサー医師がカルテに，「両親は子どもを望んでいない。ナーシングケアのみ」とカルテに記載し，その結果，子どもが69時間後に死亡した。本件は殺人罪として刑事事件になり，審理の途中で殺人未遂罪に減じられ，最終的には陪審裁判で無罪になった[7]。しかし，その裁判の説示の中で裁判官が，「障害を持ったどんな子どもに対してであれ，いかなる医師もその子どもを殺害する権利を有しない」と念を押している点は重要である。したがって，本件は，その行為が「適法である」ということを正面に打ち出したものではない，と理解すべきである。

また，同じ1981年のB事件（In Re B (A Minor) [1981] 1 W.L.R 1421 (C.A.)）では，ダウン症と腸閉塞に罹患した女児Bが数日生きようとすればその障害を除去する手術を必要とした。もし，その手術が実施されなければ彼女は数日内に死ぬであろうが，手術が実施されて成功すればおそらく20年間か30年間は生きることが可能な状況であった。両親は，その子が精神的に障害を持って生きるよりは，死にゆくにまかせた方がより思いやりがあるだろうと決意した。病院は，本当に両親の主張を受け入れてよいのかを裁判所に確認した。判決の中で裁判官は，次のような有名な言葉を述べて請

以下（1985年），永水裕子「アメリカにおける重症新生児の治療中止」桃山法学8号1頁以下（2006年）参照。なお，関連する重要文献として，永水裕子「未成年者の治療決定権と親の権利との関係——アメリカにおける議論を素材として」桃山法学15号153頁以下（2010年）がある。

[7] 詳細については，家永登『子どもの治療決定権』211頁以下（日本評論社，2007年），甲斐克則「イギリスにおける小児の終末期医療をめぐる法と倫理」比較法学45巻1号5-6頁（2011年），同『安楽死と刑法』117-118頁（成文堂，2003年）参照。

求を棄却した。すなわち，「赤ちゃんの精神的若しくは身体的欠陥がどの程度まで明白なのか，苦しむのだろうか，それとも部分的に幸せになるであろうか，これは誰にも言うことができない。その子は生きなければならないと決定することが当裁判所の義務である」，と[8]。この判決の論理は妥当であり，一般的な理解を得ている。

これに対して，1997年のC事件（Re C [1998]1 FLR 384）では，生後16か月の女児Cが，脊髄性筋萎縮症（SMA I 型）と診断され，人工換気を受けていた。主治医たちは，1997年に公表された英国小児科小児保健勅許学会（Royal College of Paediatrics and Child Health=RCPCH）のガイドライン『小児の生命維持治療を差し控えることおよび中止すること──実践のための枠組み』（Withholding and Withdrawing Life Saving Treatment in Children: A Framework for Practice）における延命治療中止の基準の1つである「見込みのない状況」にあると判断して，無期限の人工換気はCの最善の利益にならないので中止すべきだと考えたが，両親は，宗教的理由（正統派ユダヤ教の教え）から，医師らの治療方針はCの「最善の利益」にならない，として治療中止に同意しなかった。そこで，主治医たちは，「自分たちにはもうこれ以上の治療はできない」と裁判所に申し立てた。裁判所は，人工換気中止がCの「最善の利益」になるとして，病院の申立を認めた[9]。

1997年の上記RCPCHガイドラインは，その後，2004年に『小児の生命維持治療を差控えることまたは中止すること──実践のための枠組み』（Withholding or Withdrawing Life Saving Treatment in Children: A Framework for Practice）（Second Edition）へと改定されたが，その中で呈示された「小児における生命維持治療の差控え・中止」についての，以下の5つの状況は，当初と変わっていない。すなわち，1）脳死状態（Brain Dead），2）永続的植物状態（Permanent Vegetative State），3）見込みのない状況（No Chance Situation）（疾患が非常に重篤で，生命維持治療は苦痛を著しく緩和することなく，単に死を遅らせるにすぎないとき），4）目的のない状況（No Purpose Situa-

---

（8）詳細については，甲斐・前掲注（7）「イギリスにおける小児の終末期医療をめぐる法と倫理」7-8頁参照。
（9）詳細については，横野恵「重篤な疾患を持つ児への治療をめぐる諸外国での議論」助産雑誌58巻6号29頁以下（2004年）参照。

tion)（治療を受ければ患者が生きのびる可能性はあるが，身体的または精神的障害の程度が非常に大きいため，患者がそれに耐えることを期待するのが不合理であるとき），5）「耐え難い状況」(Unbearable Situation)（児および／または家族が進行性でかつ不可逆的な疾患に直面して，これ以上の治療を行うことは耐えがたいと考えるとき）[10]。以上の提言は，C事件でも裁判所がこれを尊重しているので，法的意義は大きいと思われる。

　その背景には，生命維持治療の差控え・中止に関する多くの判例が確立してきたポイント4点がある(pp.16-17)。すなわち，「（1）無益（futile）で負担の大きい治療を施す義務はない——実際，これは，その子どもに対する暴行（assault）とみなされうるであろう。（2）治療の目的は，死にゆく子どもの場合に変化するかもしれない。（3）栄養補給およびその他の治療は，その植物状態が永続的と考えられる患者においては，中止することができる（ただし，各ケースにおいて，法的アドバイスがなされるべきである）。（4）もし継続が患者の最善の利益でないならば，患者から治療を中止することができる」。この4点が，おそらくこの問題に関してイギリスにおいて合意がある基本的ルールになっていると思われる。それを踏まえて，このガイドラインは，以下の13項目を挙げている（pp.17-19：2.3.2.1から2.3.2.13までであるが，ここでは単に（1）～（13）で記す）。

（1）治療を中止することと差し控えることとの間には，同様の倫理的異議があったとしても，何ら重要な倫理的相違はない。
（2）子どもに関する最適の倫理的意思決定は，彼らの価値と信念，および倫理と人権の基本的原理を尊重しつつ，ヘルスケア・チームとその子どもおよび家族との間のオープンで時宜にかなったコミュニケーションを要求する。
（3）両親は，明らかに子どもの最善の利益に反して行動しているのでなければ，もしくは子どものために意思決定を行うことができないとか，それを望まないとか，もしくは自由にそれができないということでなければ，その理由が何であれ，好みを意思表示できない子どもの利益のた

---

(10)　以上の詳細については，甲斐・前掲注（7）「イギリスにおける小児の終末期医療をめぐる法と倫理」11頁以下参照。

めに倫理的および法的に決定することができる。
（4）治療選択の評価において十分に理解力と経験がある子どもの願望は，意思決定プロセスにおいて，実質的に考慮されるべきである。
（5）子どもの事前の願望および好みは，もしそれが分かっていれば，その時点での行為の条件が事前に予想された人に合う場合，かなりの重みを持つべきである。
（6）一般に，意見の不一致は，議論，コンサルテーション，および合意によるべきである。
（7）ケアの義務は，是非とも生命を保持する絶対的義務に必ずしもなるわけではない。以下の場合には，生命維持治療を提供する義務はない。
　・その利用が適切な治療計画の目的および目標と矛盾する場合，
　・その治療のベネフィットが患者に対する負担を上回らない場合。
（8）能力ある子どもにより拒否された場合，もしくは，ヘルスケア・チームおよび親/ケア担当者がそのような治療はその子どもの最善の利益にならないことに合意する場合，もしくは願望および好みを意思表示できない子どもの場合，生命維持治療を中止することは倫理的である。
（9）生命維持治療から緩和ケアへと方向転換することは，恩恵的目的および目標における変更を示しており，ケアの中止となるものではない。
（10）生命維持治療の射程範囲は，広くて，患者の個別的環境により変わるであろう。苦痛を緩和しもしくは快適さを増進するためにデザインされた措置を中止することは，決して許されない。
（11）死にゆく患者の治療と安楽死（euthanasia）とは区別される。死にゆく患者が緩和ケアを受けている場合，死の根本原因は，その疾患のプロセスである。安楽死においては，意図された行為は，死を惹起する行為である。
（12）付随的に死期を早めるかもしれない薬剤およびその他の治療の利用は，その第一次的目的が苦痛を除去・緩和することである場合，正当化できる。英国小児科勅許学会倫理助言委員会（The EAC-RCPCH）は，安楽死の考えを支持しない。
（13）ヘルスケア・チーム，子ども，両親，およびケア担当者の間での論争が，合意に達する試みによって解決されえない場合には，法的介入を

考えるべきである。

　以上の13に亘るガイドライン項目および内容は，概ね妥当であると評価できる。特に（1）の「治療を中止することと差し控えることとの間には，同様の倫理的異議があったとしても，何ら重要な倫理的相違はない」とする点は，かねてからの私見と相通じるものがあり，法律論，特に刑法理論においても参照すべきものである。日本では，因果的行為論の呪縛からか，法律家も臨床医も，生命維持治療の最初からの差控えはかなり認めるのに対して，一度これを装着した後に中止することに対しては，「犯罪になる可能性がある」作為であるという理由から，なかなかこれを許容しない。このことが，多くの混乱を招いている。刑法理論的には，社会的行為論の観点から，当該医療処置の行為環境を考慮すれば，両者とも不作為と考えられる。なぜなら，例えば，救急患者として病院に運ばれてきて，不確定要因はあるが，取り急ぎ救命を目指して人工呼吸器を装着し，それで救命できる場合もあるが，予後の見通しもないまま延々と人工呼吸器を装着された状態が続く場合もあるからである。もし，「一度人工呼吸器を装着すれば，後に中止することは困難で煩わしくなるから，最初から差し控えておこう」という事態が蔓延すれば，それこそ本末転倒ではなかろうか。そういう現状もあると聞く。しかし，まずは救命の途を探るのが鉄則であり，その後に一定の医学的条件と「子どもの最善の利益」を考えて，途中で様子を見ながら，関係者が真摯な意思決定に基づいて中止の判断をする場合，その行為は，「それ以上の治療をしない」という意味で，最初から救命困難であるがゆえに生命維持治療を差し控える不作為と同視可能な不作為と考えるべきではないか。イギリスでヒアリングを行った上記4名の学者も，専門はそれぞれ異なるにもかかわらず，この点では，私の見解と（したがって当然ながら本ガイドラインの見解と）同じ立場であった。日本の関係者の反省を促したい点である。その他の点も，日本の議論においてもっと活用できるのではないかと思われる[11]。

---

(11)　以上の詳細については，甲斐・前掲注（7）「イギリスにおける小児の終末期医療をめぐる法と倫理」17頁以下参照。なお，小児科医の立場から見たイギリスの臨床現場の状況については，多田羅竜平「小児医療とインフォームド・コンセント」甲斐克則編『医事法講座第2巻　インフォームド・コンセントと医事法』259頁以下（信山社，2010

その後，イギリスでは，2010年に英国一般医療審議会（General Medical Council=GMC）が終末期医療報告書『終末期に向けた医療とケア：意思決定の良き実践』（Treatment and care towards the end of life: good practice in decision making）を公表した（2010年5月20日公表，7月1日施行）。GMCは，まさにイギリスの医療問題の根幹に関わる部分を専門的に検討する審議会であるだけに，その提言は重みを持つ。このガイダンス（ガイドライン）は，小児の終末期医療だけではなく，成人も含め，終末期の意思決定一般についての医師のためのガイドラインである（全体で88頁）。ここでは，当然ながら，小児の終末期医療に関する部分の骨子のみ取り上げておく[12]。

基本理念は，人の生命の尊重，患者の健康保護，尊重と尊厳をもって患者を処遇，患者のケアである。このガイドラインは，Paragraphs 90-108において，「新生児，子ども，および若い人々（Neonates, children and young people）」と題して，子どもの終末期医療のあり方についてのガイダンスをまとめている。その骨子は，以下のとおりである。

90　新生児を含む子どもおよび若い人々は，尊重されなければならない権利を有する個人である。子どもが意思を表明できれば，それを尊重すべきである。医師は，子どもおよび若い人々の健康と福祉を防護し保護すべき義務がある。

92　治療の決定は，つねに子どもおよび若い人々の最善の利益において行われなければならない。このことは，個々の子どもにとってのベネフィット，負担，およびリスクに重きを置くことを意味する。子どもの最善の利益は，必ずしも臨床上の考慮に限定されるわけではなく，各子どもの状況にとって重要なその他のファクターも考慮すべきである。

93　終末期に近づく子どもおよび若い人々の最善の利益を同定することは，骨の折れること（challenging）でありうる。このことは，特に，長期にわたる治療の成果が不確定的な場合，救急の場合，および生存の見

年）参照。
(12)　以上の詳細については，甲斐・前掲注(7)「イギリスにおける小児の終末期医療をめぐる法と倫理」26頁以下参照。

込みが非常に乏しいきわめて未成熟な新生児の場合に当てはまる。例えば、新生児に蘇生措置を施すべきか、濃厚治療を施すべきか、侵襲的な濃厚治療を施すべきか、緩和ケアに切り替えるべきか。治療によって惹起される苦痛の程度を含めて、負担とリスクが患者に対する治療のベネフィットをいつ凌駕するかは、判断が非常に難しい。

94　最善の利益の判断に際しては、アップツーデートなものを考慮しなければならない。

95　子どもの最善の利益を評価するに際しては、両親は重要な役割を演じる。両親をサポートし、情報を共有すべきである。

96　最善の利益の決定に際して、個人的価値に依拠してはならない。

106　新生児または幼児の最善の利益が何であるかに基づいて決定をすることは、特に困難であるといえる。（蘇生措置や栄養分・水分の補助を含め）治療のベネフィット、負担、およびリスクを考慮する際、両親およびヘルスケア・チームと合意のうえで、治療の中止または差控えが子どもの最善の利益であるとの結論に至れば、そうしてよい。

　以上のように、GMCのガイドラインは、小児勅許学会ガイドラインの不十分なところを補足する意味合いもあり、実に重要である。もちろん、両者の基本的スタンスは同じものと思われる。そして、権威あるGMCが出したものだけに、このガイドラインは、小児勅許学会ガイドラインと共に、小児の終末期医療の問題に関するイギリスの実践的支柱となるものと思われる。

　なお、イギリスでは、医学界のガイドラインに即して「最善の利益」が判断されているといえるが、通常は両親の判断も加味しているともいわれている。

4　ドイツのルール

　ドイツでは、難病（脚部形成異常から下肢骨格発育障害、腸開口閉塞、肛門閉鎖症）の新生児の治療を両親の希望で施さずに死にゆくにまかせたフライブルク事件（1980年：刑法上適法行為の期待可能性がないとして捜査打切り）と医師が重度障害であると勘違いをして新生児の積極的な生命終結を行ったミュンヘン事件（1982年：有罪）の2つの事件[13]を契機として、1986年にドイツ

医事法学会がアインベック勧告の中で 10 項目ほどの勧告を出した。そして，その第5項目に，治療を差し控えてよい3つの例が挙げられた。

第1は，生命がそれによって長期にわたって維持できず，もはや確実な死が引き延ばされるにすぎないような場合（例：重度の内臓破裂症候群，手術不能の心臓疾患），第2は，治療にもかかわらずコミュニケーションが不可能な場合（例：重度の小頭症とか最重度の脳障害），第3は，生命機能が集中治療上の措置によってのみ長期時に維持されるにすぎない場合（例：治療の見込みのない換気障害あるいは腎機能障害）である。しかし，こうした特定の疾患名を例示して，治療中止を明示的にルール化してよいのかをめぐり，争いがあったため，ドイツ小児科医学会とドイツ医事法学会の連名に変更のうえ，同勧告は，1992 年に改定され，9 項目になった。

まず，この勧告の出発点は，人の生命はドイツの法秩序および良俗の中で最高位の価値であり，また，人の生命の保護は国家の義務であり（基本法2条2項），それを維持することは，医師の最高の任務である（Ⅰ.1），という点に置かれ，社会的価値，効用，身体的または精神的状態に応じて生命の保護に段階を設けることは，良俗および憲法に違反する（Ⅰ.2），とされている。また，積極的侵襲により新生児の生命を意図的に短縮することは，殺人であり，かつ法秩序および医師の職業秩序に違反するし（Ⅱ.1），障害を伴う生が新生児に真近に迫っているという状況は，生命維持措置を差し控え，または中止することを正当化しない（Ⅱ.2）。さらに，治療義務および人的世話義務は，新生児の死亡の確認と共に終了する。死亡は，合意を得られた

---

(13) この2つの事件の詳細については，町野朔＝西村秀二＝山本輝之＝秋葉悦子＝丸山雅夫＝安村勉＝清水一成＝臼木豊編著『安楽死・尊厳死・終末期医療』250 頁以下（信山社，1997 年）（臼木豊執筆），保条成宏「ドイツ──『治療行為制約論』と『治療義務限定論』の交錯」小山剛＝玉井真理子編『子どもの医療と法〔第2版〕』230 頁以下（尚学社，2012 年），甲斐克則『医事刑法への旅Ⅰ（新版）』248 頁以下（イウス出版，2006 年），同「ドイツにおける小児の終末期医療と刑法」比較法学 44 巻 3 号 5 頁以下（2011 年），久藤克子「重症障害新生児の生命維持治療放棄・中断と刑法（一）（二・完）」広島法学 22 巻 2 号 207 頁以下（1998 年），3 号 109 頁以下（1999 年），上田健二「いわゆる『早期安楽死』問題と刑法」犯罪と刑罰 9 号 59 頁以下（1993 年）〔同著『生命の刑法学──中絶・安楽死・自死の権利と法理論』（ミネルヴァ書房，2002 年）所収〕等参照。

医学的および法的見解により，脳の不可逆的機能停止（全脳死）として定義されるべきである（Ⅲ），とされる。

つぎに，医師は，最良の知識と良心に従って生命を維持する義務，ならびに現存する障害を除去しもしくは緩和する義務を有する（Ⅳ.1），とされるが，医師の治療義務は，医学の可能性のみによって決定されない。それは，同様に，倫理的基準および医師の治療の任務にも従うべきであり，入念な衡量による責任ある個々の事案の決定の原理は，放棄されてはならない（Ⅳ.2），とされる。したがって，医師が医学的な治療の可能性の全範囲を汲み尽くしてはならない事案が存在するが（Ⅳ.3），この状況が存在するのは，医学上の経験の現状および人間の判断に従って新生児の生命が長く維持されうるというのではなく，まもなく待ち受けている死が引き延ばされるにすぎない場合である（Ⅴ）。さらに，医学において常に限界づけられる予後の確実性に鑑みて，医師には，医学上の治療措置の適応について，特に，これが新生児に回復のチャンスがない外的な重度の障害を伴う苦痛しかもたらしえない場合には，判断の枠が存在するが，それは，現在利用できる治療の可能性による負担が，期待すべき援助上回り，かつそれによって治療の試みが反対になるかどうかについて吟味する医師の倫理的任務に合致する（Ⅵ），とされる。しかも，個々の事案において絶対的な延命措置義務が存在しない場合でも，医師は，新生児の十分な基本的扶助，すなわち，苦痛緩和および人間らしい心遣いに配慮しなければならない（Ⅶ）。

さらに，両親の権限については，両親／配慮権限者は，自己の子どもに存する障害およびその結果，ならびに治療の可能性およびその効果に関して説明を受けなければならず，それを超えて相談および情報を通じて決定過程に共に組み込まれなければならない（Ⅷ.1）。また，決定過程において，決定の承認には，子どもの世話および監護を任された人の経験も共に取り上げられ（Ⅷ.2），さらに，両親／配慮権限者の意思に反して，治療が差し控えられ，もしくは中止されてはならない，とされている点，および，両親／配慮権限者が医師により提供される措置への同意を拒否し，もしくは同意することができない場合，後見裁判所の決定が得られなければならず，これが不可能な場合，医師は，医学上緊急に指示される処置（緊急措置）を行わなければならない（Ⅷ.3），とされている点に注目する必要がある。なお，取り上

げられた所見，採られた措置，ならびに延命治療の放棄の理由は，証明力を有する形式で記録されなければならない（Ⅸ）[14]。

その後，1999年に，後期妊娠中絶の後に骨盤位で生まれてきた26週目の早産児（未熟児：体重690g，身長32cm，頭の大きさ20.5cm）に対して何らの補給をせずに死にゆくにまかせたオステンブルク事件も起きたが，捜査打切りとなっている[15]。この改定アインベック勧告は，現在，法的にも尊重されるべき規範性を有しているとのことである。

5 オランダのルール

この問題について，オランダはデータも公表している数少ない国である。毎年約600人が生命終結に関する医療上の決定によって死亡しているといわれているが，この種の小児をめぐる問題が表に出てきたのは1990年代に入ってからである。その契機となった事件が，多発性障害新生児の積極的生命終結に関するプリンス事件判決（1995年11月7日にアムステルダム高等裁判所で無罪）と第13トリソミーの生後25日目の新生児の積極的生命終結に関するカダイク事件判決（1996年4月4日にルーワルデン高等裁判所で無罪）という2つの有名な刑事事件である[16]。2つの事件では，刑法上の不可抗力に基づく緊急避難が無罪の理由であったが，この論理は，オランダでは，成人の安楽死についてしばしば使われていた。

その後，2001年に安楽死等審査法が成立し，2002年4月から施行されたが[17]，これは原則として16歳以上が対象である（場合によっては12歳から

---

(14) 以上の詳細については，甲斐・前掲注(13)「ドイツにおける小児の終末期医療と刑法」10頁以下参照。

(15) 本件の詳細については，甲斐・前掲注(13)「ドイツにおける小児の終末期医療と刑法」15頁以下参照。

(16) 詳細については，山下邦也「重度障害新生児に対する治療の中止と生命終結──オランダのプリンス事件判決をめぐって」『中山研一先生古稀祝賀論文集　第一巻』（成文堂，1997年），同『オランダの安楽死』139頁以下（成文堂，2005年），同「プリンス事件・補遺──重度障害新生児の治療中止をめぐって」香川法学19巻2号75頁以下（1999年），同「重度障害新生児の生命終結に対する第二の無罪判決──オランダのカダイク事件判決をめぐって」香川法学16巻1号1頁以下（1996年），同「重度障害新生児の生命終結──カダイク事件高裁判決・その他」香川法学16巻3＝4号1頁以下（1997年）参照。

16歳までが考慮される余地がある）。したがって，重度障害新生児の終末期医療をめぐる問題は，安楽死法の想定外の悩ましい問題であった。オランダ小児科学会は，すでにこの問題について検討し，1992年に『なすべきか，それとも差し控えるべきか（To Act or to Abstain）』という報告書を出して，一定の場合に新生児の治療を中止してよい，という提言をしていたが，なおその考えは一般化しておらず，議論がずっと続いた[18]。そして21世紀に入り，2004年にフローニンゲン大学のチームが独自に作ったフローニンゲン・プロトコール（The Groningen protocol）が登場した[19]。ポイントは3点ある。

第1に，診断とか予後が確実でなければならない。第2に，希望なく耐え難い苦痛が存在するという前提も必要である。第3に，セカンド・オピニオンが必要である。第4に，承認された医学的基準に合致していることが必要である。以上の4点を充足すれば，場合によっては治療を中止する，あるいは場合により生命終結を行うことが認められる。このプロトコールは，生命終結を認める点で諸外国から批判を受けた。しかし，2009年にフローニンゲン大学メディカルセンターでその作成に携わったエドアード・フェアハーゲン博士とヨーゼフ・ドルシャイト博士に対して訪問調査したところ，一般に誤解されている部分も多く，現在は，生命終結は，きわめて例外とされて

---

(17) ペーター・タック（甲斐克則編訳）『オランダ医事刑法の展開——安楽死・妊娠中絶・臓器移植』31頁以下（慶應義塾大学出版会，2009年），山下・前掲注(16)『オランダの安楽死』233頁以下，甲斐克則「オランダにおける安楽死・尊厳死」甲斐克則＝谷田憲俊編『安楽死・尊厳死（シリーズ生命倫理学：第5巻）』218頁以下（丸善，2012年），同「ベネルクス3国の安楽死法の比較検討」比較法学46巻3号（2013年・近刊）参照。

(18) 山下邦也「オランダにおける新生児医療の限界論と法的論議」香川法学15巻4号69頁以下（1996年），タック（甲斐編訳）・前掲注(17)137頁以下，平野美紀「オランダ——重度障害新生児に対する生命終結問題の行方」小山＝玉井編・前掲注(13)302頁以下参照。

(19) フローニンゲン・プロトコールについては，タック（甲斐編訳）・前掲注(17)144頁以下，平野・前掲注(18)322頁以下参照。また，その邦訳として，エドアード・フェアハーゲン／ピーター・J・J・サウアー（飯田亘之・小野谷加奈恵訳）「フローニンゲン・プロトコール——重篤な疾患を持つ新生児の安楽死」『生命倫理研究資料集Ⅵ　世界における終末期の意思決定に関する原理・法・文献』（基盤研究(B)一般）（2012年）120-121頁がある。オランダのこの問題については，別稿を予定している。

いるとのことである[20]。

　その後，このプロトコールを基に，2005年から2006年にかけて『終末期の医療上の決定』という報告書に対応すべく，保健副大臣と司法大臣が「相当の注意（due care）」の5つの基準を提唱した。第1に，医学的所見によれば，耐え難い苦痛が存在すること，および回復の見込みがないことが確実であり，その結果，治療行為を差し控えることが正当化される場合。第2に，両親が生命終結に同意している場合。第3に，両親が診断および予後について医師により注意深く情報提供を受けている場合。この場合，医師と両親の両方が合理的な他の選択肢がないという結論に達していなければならない。第4に，医師が，少なくとも他の1名の医師に相談している場合。他の1名の医師とは，その新生児を診たことがなければならず，「相当の注意」の基準に従って独立した意見に到達している医師のことである。第5に，生命が「医療上の相当の注意」を伴って終結された場合[21]。

　以上の基準を遵守していれば，小児についても，終末期の決定を行うことができるが，重要なのは，その場合に，検察庁も刑事訴追をしないという協約がオランダ小児科学会との間で結ばれている点である（2009年9月のオランダ訪問調査による）。なお，スイスでも，小児の看取りに関する法律はないが，ガイドラインや勧告があり，これを遵守していれば，刑事訴追はないということである（2008年11月のスイス訪問調査による）。

Ⅳ　結語──小児の終末期医療に関する日本でのルール作り

　日本でも，小児の看取りないし終末期医療は重要問題として認識されつつ

---

(20) See Josef H.H.M. Dorscheid, End-of-life decisions in neonatology and the right to life of the disabled newborn child. Impressions from the Netherlands, in Luke Clements / Janet Read (Ed.), Disabled People and the Right to Life. The protection and violation of disabled people's most basic human rights, 2008, pp.176-194; Eduard Verhagen/Pieter J.J. Sauer, The Groningen Protocol ─ Euthanasia in Severely Ill Newborns, New England Journal of Medicine, 352;10 (2005), pp.359-962; A.A.E. Verhagen/P. J.J. Sauer, End-of-Life Decisions in Newborns: An Approach From the Netherlands, Pediatrics 2005;116; pp.736-739.

(21)　タック（甲斐編訳）・前掲注(17) 146頁参照。

あるが，明確な公的ルールはまだない。諸外国をみても，法律で明文化している国はなく，しかるべきガイドラインや勧告で対応している。ナイーブな領域だけに，後者の方向が妥当であろう。今後ルール作りを行う場合でも，いくつかの点を考えておく必要がある。

1 決定権者は誰か

まず，決定権者は誰かという根本問題がある。両親にすべて判断をゆだねてよいか，それとも医師にすべて判断をゆだねてよいか，あるいは裁判所に判断をゆだねるべきか。結論からいえば，誰かが単独で決めてよいとは思われない。したがって，最終的には両親の決定に重きを置くとしても，両親のほかに，医師，看護師，法律家，生命倫理等の専門家が加わり，慎重な判断を行うべきであろう。現行法では，日本の裁判所が直接最初から関係するということはないかもしれない。

2 手続き

日本でも，有志による「重篤な疾患を持つ新生児の家族と医療スタッフの話し合いのガイドライン」が2005年に公表されている[22]。この中で10項目のポイントが挙げられているが，要するに，医療者と両親を中心とした関係者が話し合いをもって，「子どもの最善の利益」に基づくという基本的スタンスのもとで，信頼関係を築いて，子どもの治療をどうするか，という方針決定を行うことをルール化したものある。このガイドラインは，公的なものではないが，現時点では，出発点として，取り込むことのできるものである。これにより，話し合いをして関係者が不満を持つ形での決定はしない，という点が重要である。

日本小児科学会も，2012年に「重篤な疾患を持つ子どもの医療をめぐるガイドライン」をまとめた。これは，話し合いを重視しつつ，9項目のポイントを挙げて，チェックリストも付したものである。専門医学会が苦悩してルールを策定したことは，意義がある。しかし，「話し合いのガイドライン」だけでは，法理論的には，まだ論拠が弱いと思われる。

---

[22] 田村＝玉井編著・前掲注（2），玉井真理子＝永水裕子＝横野恵編『子どもの医療と生命倫理——資料で読む』138頁以下（法政大学出版局，2012年）参照。

3　法理論的課題

　そこで，いかなる根拠でどこまで決定できるか，法的処理はどうなるかを検討しなければならない。イギリス，ドイツ，オランダのガイドラインないし勧告は，問題点もなおあるが，それを遵守していれば刑事訴追をしないという法的効果をもたらしている点で参考になる。少なくとも，両親，医療者，裁判所がすべて了解する場合には，おそらく延命治療の中止もやむをえないと思われる。そのときの根拠は，やはり「人間の尊厳」ということになるであろう。新生児も，もはや人間といえないような扱いを受けて，ひたすら実験台のように延命されるということであっては，逆に「人間の尊厳」を冒す場面があるであろう。もちろん，それが一体どういう場面かは，もっと詰める必要がある。

　それと関連して，法理論的には，違法性阻却（正当化）の可能性があるであろうか。成人の延命治療中止でさえ，正当化の是非をめぐり議論があるほどなので，新生児の場合も，「最善の利益」を漠然と持ち出しても，違法性阻却（正当化）が十分に可能かは，かなりきわどい。しかし，「最善の利益」の内実は，さらに分析する必要がある[23]。さらに，刑法理論上は個別的ケースに応じて，責任を阻却する（免責）という考えがある。もはや誰も，延命治療中止以外の選択肢が考えられない，というような場合には，適法行為の期待可能性がないという論理（期待可能性の理論）で，特に責任を負わないと考えられる。少なくとも，諸外国を調べてみても，延命治療中止で有罪になったケースはない。もちろん，積極的生命終結を行った場合は，やはり，違法性が残るであろう。そこのところで一線を画して，死にゆくにまかせるというのであれば，刑事法の介入は控えるべきだと思われる[24]。

---

[23] 「最善の利益」についての興味深い分析として，Sarah Elliston, The Best Interests of the Child in Healthcare, 2007 がある。これについては，別途検討予定である。
[24] 示唆深いものとして，保条成宏・永水裕子「日本法の現状と課題」小山＝玉井編・前掲注(13) 29頁以下がある。

〈編　者〉

甲斐克則（かい・かつのり）

1954年10月　大分県朝地町に生まれる
1977年3月　九州大学法学部卒業
1982年3月　九州大学大学院法学研究科博士課程単位取得
1982年4月　九州大学法学部助手
1984年4月　海上保安大学校専任講師
1987年4月　海上保安大学校助教授
1991年4月　広島大学法学部助教授
1993年4月　広島大学法学部教授
2002年10月　法学博士（広島大学）
2004年4月　早稲田大学大学院法務研究科教授（現在に至る）
　　　　　　日本刑法学会常務理事，日本医事法学会代表理事，日本生命倫理学会理事

〈主要著書〉

アルトゥール・カウフマン『責任原理──刑法的・法哲学的研究』（九州大学出版会，2000年，翻訳）
『海上交通犯罪の研究［海事刑法研究第1巻］』（成文堂，2001年）
『安楽死と刑法［医事刑法研究第1巻］』（成文堂，2003年）
『尊厳死と刑法［医事刑法研究第2巻］』（成文堂，2004年）
『医事刑法への旅Ⅰ』（現代法律出版、2004年）
『責任原理と過失犯論』（成文堂，2005年）
『被験者保護と刑法［医事刑法研究第3巻］』（成文堂，2005年）
『医事刑法への旅Ⅰ［新版］』（イウス出版，2006年）
『遺伝情報と法政策』（成文堂，2007年，編著）
『企業犯罪とコンプライアンス・プログラム』（商事法務，2007年，共編著）
『終末期医療と生命倫理』（太陽出版，2008年，共編著）
『ブリッジブック医事法』（信山社，2008年，編著）
『企業活動と刑事規制』（日本評論社，2008年，編著）
『企業活動と刑事規制の国際動向』（信山社，2008年，共編著）
ペーター・タック『オランダ医事刑法の展開──安楽死・妊娠中絶・臓器移植』（慶應義塾大学出版会，2009年，編訳）
『医事法講座第1巻　ポストゲノム社会と医事法』（信山社，2009年，編著）
『医事法六法』（信山社，2010年，編集）
『刑法は企業活動に介入すべきか』（成文堂，2010年，共著）
『レクチャー生命倫理と法』（法律文化社，2010年，編著）
『生殖医療と刑法［医事刑法研究第4巻］』（成文堂，2010年）
『生命倫理と法』（法律文化社，2010年，編著）
『新版　医療事故の刑事判例』（成文堂，2010年，共編著）
『確認　医事法用語250』（成文堂，2010年，編著）
『医事法講座第2巻　インフォームド・コンセントと医事法』（信山社，2010年，編著）
『中華人民共和国刑法』（成文堂，2011年，共編訳）
『医事法講座第3巻　医療事故と医事法』（信山社，2012年，編著）
『現代社会と刑法を考える』（法律文化社，2012年，編著）
ウルリッヒ・ズィーバー『21世紀刑法学への挑戦──グローバル化情報社会とリスク社会の中で』（成文堂，2012年，共監訳）
『シリーズ生命倫理学第5巻　安楽死・尊厳死』（丸善，2012年，共編著）
『医療事故と刑法［医事法研究第5巻］』（成文堂，2012年）

◆ 医事法講座 第4巻 ◆
　　　　終末期医療と医事法

　2013年2月15日　第1版第1刷発行

　　　　編　者　　甲　斐　克　則
　　　　発行者　　今　井　　　貴
　　　　発行所　　株式会社　信山社
〒113-0033 東京都文京区本郷6-2-9-102
　　　　　　　　Tel 03-3818-1019
　　　　　　　　Fax 03-3818-0344
　　　　　　　　info@shinzansha.co.jp
　出版契約 No.2013-1204-4-01010　Printed in Japan

Ⓒ甲斐克則，2013　印刷・製本／亜細亜印刷・渋谷文泉閣
　　ISBN978-4-7972-1204-4-01010-012-050-015 C3332
　　　　　分類328.700.b004 P316.医事法

[JCOPY]〈(社)出版者著作権管理機構　委託出版物〉
本書の無断複写は著作権法上での例外を除き禁じられています。複写される場合は，
そのつど事前に，(社)出版者著作権管理機構(電話 03-3513-6969，FAX03-3513-6979，
e-mail:info@copy.or.jp)の許諾を得てください。

◆医事法講座◆

甲斐克則 編

法理論と医療現場の双方の視点から、また、日本のみならず、広く世界の最新状況も見据え、総合的に医事法学の深化を図る待望のシリーズ

◆第1巻 ポストゲノム社会と医事法

◆第1部◆医事法学の回顧と展望／1 日本の医事法学—回顧と展望／甲斐克則 2 医事(刑)法のパースペクティブ／アルビン・エーザー〔訳：甲斐克則・福山好典〕 ◆第2部◆ポストゲノム時代に向けた比較医事法学の展開—文化葛藤の中のルール作り／〈序論〉現代バイオテクノロジーの挑戦下における医事法のパースペクティブ／アルビン・エーザー〔訳：甲斐克則・新谷一朗・三重野雄太郎〕◆第1編 人体利用と法的ルール／ 4 人体商品化論—人体商品化は立法によって禁止されるべきか／粟屋剛 5 フィリピンにおける腎臓提供／ラリーン・シルーノ〔訳：甲斐克則・新谷一朗〕6 人格性と人体の商品化：哲学的および法倫理学的パースペクティブ／ジョージ・ムスラーキス〔訳：一家綱邦・福山好典・甲斐克則〕7 日本法における人体・臓器の法的位置づけ／岩志和一郎 ◆第2編 ゲノム・遺伝情報をめぐる比較医事法—生命倫理基本法への途／ 8 ポストゲノム時代における遺伝情報の規制：オーストラリアのおよび国際的なパースペクティブ／ドン・チャーマーズ〔訳：新谷一朗・原田香菜〕9 日本における遺伝情報の扱いをめぐるルール作り—アメリカ法との比較憲法的視点から／山本龍彦 10 人体組織・遺伝情報の利用に起因する紛争等の処理のための法的枠組みについて／手嶋豊 11 比較法的観点からみた先端医療・医学研究の規制のあり方—ドイツ・スイス・イギリス・オランダの議論と日本の議論／甲斐克則 12 ポストゲノム社会における生命倫理と法—わが国における生命倫理基本法の提言／位田隆一

◆第2巻 インフォームド・コンセントと医事法

1 インフォームド・コンセント法理の歴史と意義／手嶋豊 2 インフォームド・コンセントの法哲学的基礎づけ／野崎亜紀子 3 治療行為とインフォームド・コンセント(刑事法的側面)／田坂晶 4 終末期とインフォームド・コンセント／加藤摩耶 5 生殖医療とインフォームド・コンセント／中村恵 6 遺伝子検査とインフォームド・コンセント／永水裕子 7 臨床研究とインフォームド・コンセント／甲斐克則 8 疫学研究とインフォームド・コンセント／佐藤恵子 9 ヒトゲノム研究とインフォームド・コンセント／佐藤雄一郎 10 高齢者医療とインフォームド・コンセント／寺沢知子 11 精神科医療とインフォームド・コンセント／神野礼斉 12 小児医療とインフォームド・コンセント／多田羅竜平

◆第3巻 医療事故と医事法

1 未熟児網膜症姫路日赤事件最高裁判決と医療現場感覚との落差—司法と医療の認識統合を求めて／川崎富夫 2 医療事故に対する刑事処分の最近の動向／押田茂實 3 医療事故に対する行政処分の最近の動向／勝又純俊 4 医療水準論の機能について—医療と司法の相互理解のために／山口斉昭 5 診療ガイドラインと民事責任／手嶋豊 6 注意義務論と医療慣行—日米比較の視点から／峯川浩子 7 術後管理と過失／小谷昌子 8 看護と過失／和泉澤千恵 9 診療録の記載内容と事実認定／鈴木雄介 10 医療過誤紛争におけるADR(裁判外紛争解決)／大澤一記 11 医療過誤と刑事過失責任—イギリスにおける刑事医療過誤の動向を参考にして／日山恵美 12 刑事医療過誤と過失の競合及び管理・監督過失／甲斐克則 13 医療事故の届出義務・医事審判制度・被害者補償／甲斐克則

信山社